Protocolos para
Restaurações Estéticas Previsíveis

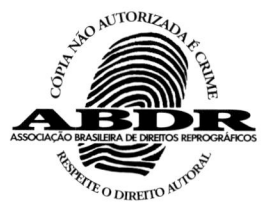

A286p Ahmad, Irfan
    Protocolos para restaurações estéticas previsíveis / Irfan Ahmad ; tradução Gabriela Langeloh. – Porto Alegre : Artmed, 2008.
    232 p. : il. ; 25 cm.

    ISBN 978-85-363-1099-2

    1. Odontologia - Restaurações. 2. Dentística Restauradora. I. Título.

    CDU 616.314-089.23

Catalogação na publicação: Juliana Lagôas Coelho – CRB 10/1798

Irfan Ahmad

BDS, The Rigeway Dental Surgery, Middlesex, UK.
Active member European Academy of Esthetic Dentistry.

Protocolos para Restaurações Estéticas Previsíveis

Tradução:
Gabriela Langeloh

Consultoria, supervisão e revisão técnica desta edição:
Ewerton Nocchi Conceição
Professor Adjunto da disciplina de Dentística da Faculdade de Odontologia da
Universidade Federal do Rio Grande do Sul (UFRGS).
Coordenador do Curso de Especialização em Dentística da Faculdade de Odontologia da UFRGS.
Especialista em Dentística Restauradora pela Faculdade de Odontologia da
Universidade Federal de Santa Catarina (UFSC).
Mestre e Doutor em Materiais Dentários pela Faculdade
de Odontologia da Universidade Estadual de Campinas (UNICAMP).
Membro credenciado da Sociedade Brasileira de Odontologia Estética (SBOE).

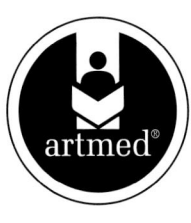

2008

Obra originalmente publicada sob o título
Protocols for Predictable Aesthetic Dental Restorations

ISBN 978-1-4051-1820-0

© 2006 I. Ahmad
This edition is published by arrangement with Blackwell Publishing Ltd, Oxford.
Translated by Artmed Editora S.A. from the original English language version.
Responsibility of the accuracy of the translation rests solely with Artmed Editora S.A.
and is not the responsibility of Blackwell Publishing Ltd.

Capa: *Mário Röhnelt*

Leitura final: *Carla Bigliardi*

Supervisão editorial: *Letícia Bispo de Lima*

Editoração eletrônica: *Techbooks*

Reservados todos os direitos de publicação, em língua portuguesa, à
ARTMED® EDITORA S.A.
Av. Jerônimo de Ornelas, 670 – Santana
90040-340 – Porto Alegre – RS
Fone: (51) 3027-7000   Fax: (51) 3027-7070

É proibida a duplicação ou reprodução deste volume, no todo ou em parte, sob quaisquer
formas ou por quaisquer meios (eletrônico, mecânico, gravação, fotocópia, distribuição na Web
e outros), sem permissão expressa da Editora.

SÃO PAULO
Av. Angélica, 1.091 – Higienópolis
01227-100 – São Paulo – SP
Fone: (11) 3665-1100   Fax: (11) 3667-1333

SAC 0800 703-3444

IMPRESSO NO BRASIL
PRINTED IN BRAZIL

Dedicatória

Para Samar, minha esposa e companheira, e meu filho, Zayan.

Prólogo

Sempre acreditei que qualquer professor de beleza, inclusive da odontologia estética, deve ter um "olho" artístico. Em minha opinião, Irfan Ahmad se enquadra nesse pré-requisito. Na primeira vez que assisti a sua palestra, fiquei muito impressionado com seu entendimento e a atenção dispensada a tudo o que é classificado como estético. Assim, é apropriado que o Dr. Ahmad seja o autor de *Protocolos para restaurações estéticas previsíveis*. Sua abordagem dos princípios básicos e avançados da estética é bem embasada. Embora cada um de nós possa ter seu próprio modo de realizar um procedimento em particular, devemos ter consciência de que existe mais de uma maneira de alcançar o mesmo objetivo e, assim, o modo particular de o Dr. Ahmad abordar os problemas merece nossa atenção. Suas excelentes fotografias são criativas e esclarecedoras, tornando mais fácil a compreensão dos procedimentos, mostrados passo a passo. Muito freqüentemente observamos profissionais que criam o próprio estilo, que lecionam e publicam livros como se tivessem dado origem a cada uma das técnicas que demonstram, com pouca ou nenhuma evidência para sustentar suas teorias. Dessa forma, é reconfortante observar que o Dr. Ahmad conta com princípios baseados em evidências para dar embasamento a seu talento artístico. A singularidade de nossa profissão se dá pelo fato de que não somos todos "clones", cada um de nós tem seus próprios "truques" ou técnicas para alcançar um objetivo comum – o de agradar ao paciente e conseguir um bom resultado funcional e estético. Assim, é uma experiência de aprendizado agradável descobrir o modo único com que o Dr. Ahmad alcança seus objetivos estéticos.

Já se passaram mais de trinta anos desde que escrevi a 1ª edição de *Esthetics in dentistry*. Esse foi o primeiro livro-texto abrangente a descrever as técnicas de estética como uma entidade, bem como uma parte vital da odontologia interdisciplinar. Ao trabalhar com especialistas de praticamente todas as disciplinas da odontologia, esse conceito finalmente foi aceito dentro do que se conhece como o padrão predominante de cuidado, tanto no que se refere ao diagnóstico quanto ao plano de tratamento.

O Dr. Ahmad compreende esse conceito, dedicando a maior parte de seu texto a lidar com detalhes de como ele e nós podemos conseguir maior sucesso com todas as coroas e próteses fixas cerâmicas. Da mesma forma como fiz em meu primeiro livro, o Dr. Ahmad destina um capítulo para cada um dos seis passos essenciais para obter uma restauração bem-sucedida. Podemos tirar disso uma grande lição, que é não apenas aprender dicas novas para uma maior eficiência, ou saber se existe método melhor do que aquele que estamos acostumados a utilizar, mas também lembrar-nos de que cada passo é uma entidade separada. Isso nos ajuda a lembrar constantemente de dedicar tempo suficiente e de estar atentos para os detalhes, de forma que, ao final, tenhamos desempenhado nosso melhor em cada fase da restauração. É essa atenção ao detalhe que pode fazer a diferença entre uma restauração comum e uma extraordinária. O Dr. Ahmad reconhece essa diferença, e fico muito feliz por ele ter decidido compartilhar essa "diferença" com todos nós.

Roland E. Goldstein, DDS

Prefácio

O objetivo deste livro é disponibilizar ao clínico o conhecimento para a realização de restaurações dentárias estéticas que sejam virtualmente indistinguíveis dos dentes naturais. A estética dentária é intangível, influenciada pelos desejos do paciente, pela experiência do profissional e pelas habilidades artísticas e técnicas do ceramista. Ela se localiza na fronteira obscura entre a arte e a ciência. A arte não é suficiente para criar restaurações estéticas, enquanto a ciência sozinha é inadequada na busca de resultados agradáveis. No entanto, os protocolos clínicos necessários para as restaurações estéticas são tangíveis, baseados em conceitos biológicos combinados com as pesquisas científicas. Utilizando a tríade saúde, função e estética (SFE), o clínico e o ceramista podem criar próteses que sejam duráveis e se harmonizem com os tecidos moles e mineralizados circundantes. A aparência das restaurações dentárias é subjetiva: o paraíso para uma pessoa pode ser o inferno para outra. A estética é uma paixão, não um ofício, devendo ser mais perseguida do que ensinada. De acordo com Carl Jung, "um homem que não passou pelo inferno de suas paixões nunca as conquistou".

O modo de apresentação deste livro é uma jornada clínica cronológica, começando pelo plano de tratamento e terminando com a cimentação. Os capítulos que ficam entre esses pontos de partida e de chegada transportam o leitor através de sucessivos estágios com o intuito de realizar restaurações dentárias estéticas. A maioria dos capítulos inicia com as bases científicas e termina com a prática clínica, aplicando a teoria a um ambiente prático. Enquanto a linha de aprendizado pode parecer árdua em alguns momentos, as técnicas, uma vez aprendidas, podem ser empregadas para que se consiga realizar restaurações estéticas previsíveis, funcionais e duráveis. Além disso, a abordagem sistemática adotada neste livro tem como retorno a gratidão do paciente e a satisfação do profissional.

Tenho uma dívida de gratidão com Ronald Goldstein, que é, sem dúvida, o pioneiro da odontologia estética. Cito ainda duas pessoas que me incentivaram – Bernard Touati e Nitzan Bichacho –, bem como os eminentes profissionais que contribuíram, direta ou indiretamente, com este projeto – Avishai Sadan, Gerard Chiche, Markus Blatz, Tom Trinkner, William Liebenberg, Alan Gluskin, Homa Zadeh, Fereidoun Daftary, Stefano Gracis, Mauro Fradeani, Douglas Terry, Stephen Hancocks, Rafi Romano, Galip Gürel, Alan Sidi, Eric van Doreen, Youval Elyat, Ervin Weiss, Nitzan Fuhrer, Ilan Gilboa, membros da European

Academy of Esthetic Dentistry e do grupo de estudo *Dentology*, especialmente Sanjay Sethi, que o fundou para os profissionais que compartilhavam as mesmas idéias.

Meu agradecimento especial para Stephen Chu, por seu apoio e amizade, cujo livro de grande sucesso sobre cores foi a inspiração para o Capítulo 4 deste livro. Também gostaria de expressar minha gratidão aos ceramistas cujo talento aparece ao longo desta publicação, incluindo Willi Geller (Maestro), Gerald Ubassy, Jason Kim, Paul Sturridge, Jean Marc Etienne, John Hubbard e David Korson. Meus queridos amigos Karl Theis, Magnus Persson, Ann-Louise Holding, Hina Halai, Sital Patel, Bob Muggleston, meu pai, Mansur Ahmad, minha segunda mãe, Bilqis Bibi, minha tia Razia Khanum e minhas irmãs, Ayesha e Samina. Também sou grato a Omowunmi Braithwaite, por sua gentileza e compaixão, e por estar presente quando minha esposa e eu mais precisamos dela.

Finalmente, sou muito grato a Caroline Connelly e a toda a equipe da Blackwell Publishing, por seu trabalho árduo e eficiência ao tornar esse projeto uma realidade.

Irfan Ahmad

Sumário

1 Plano de tratamento: avaliação, planejamento e tratamento   **15**

Avaliação   15
Planejamento   17
    Diagnóstico   17
    Avaliação do risco   18
    Tomada de decisão e tratamento baseado em evidências   20
    Apresentando as propostas de plano de tratamento ao paciente   22
Tratamento   25
Estudo de caso clínico   26
    Avaliação   26
    Planejamento   27
    Tratamento   30

2 A tríade saúde, função e estética   **35**

Saúde   35
    O periodonto   36
    Implicações restauradoras   43
    Implantes   43
Função   44
    Oclusão   44
    Fonética   50
Estética   51
    Composição facial   52
    Composição dentofacial   55
    Composição dental   59
    Composição gengival   62

3 Seleção do sistema cerâmico   **69**

Bases científicas   **69**
Razões para restaurações de cerâmica pura   69
Propriedades físicas e mecânicas da cerâmica   72
    Sistemas cerâmicos de camada única e de camada dupla   72
    Etiologia das fraturas   73
Cerâmicas odontológicas   74
    Cerâmicas com base de sílica   74
    Cerâmicas com base de alúmina   79
    Cerâmicas com base de zircônia   82

Longevidade	83
Metalocerâmica	83
Dicor e Cerestore	84
IPS-Empress 1	84
In-Ceram Alúmina	84
Procera	84
Próteses Parciais Fixas (PPFs)	84
Prática clínica	**87**

4 Análise da cor   91

Bases científicas	**91**
Estímulo para a cor	92
Iluminador	92
Objeto	93
Sensação (detector)	95
Sinopse do estímulo para a cor	97
Percepção	97
Determinação da cor do dente	99
Variáveis físicas	99
Variáveis fisiológicas	100
Variáveis psicológicas	100
Variáveis dentárias	101
Outras variáveis ópticas que influenciam a cor	103
Escalas de cor	104
Tipos de escalas de cor	105
Limitações das escalas de cor	107
Avaliação por instrumentos	107
Espectrofotômetro	108
Colorímetro	108
Câmera digital e dispositivos vermelho, verde e azul (VVA)	108
Prática clínica	**108**
Avaliação visual da cor	109
Avaliação da cor por instrumentos	110

5 Núcleos e suporte intra-radicular   113

Introdução	113
Dentes vitais: bases científicas	**113**
Dentes vitais	113
Retenção	*114*
Dentes vitais: prática clínica	**117**
Avaliação prévia para núcleos em dentes vitais	117
Exame radiográfico	*117*
Exame intra-oral	*117*
Seqüência clínica para núcleos em dentes vitais	117
Dentes não-vitais: bases científicas	**118**
Materiais para pinos	118
Ligas metálicas fundidas	118
Metálicos pré-fabricados	118
Cerâmicas	119
Fibras	119
Critérios para seleção do pino intra-radicular	121
Dentina coronária e o efeito férula	121
Cônico versus cilíndrico	121
Liso versus serrilhado	122
Passivo versus ativo	122
Técnica direta versus indireta	122
Dentes unirradiculares versus polirradiculares	124
Seleção dos agentes cimentantes	124
Estética	125
Tipos de núcleos	128
Tipos de falhas	130
Perda de retenção	130
Fratura do pino	131
Fratura radicular	131
Avaliação prévia à colocação do pino	132
Fatores endodônticos	132
Fatores periodontais	133
Seleção da restauração definitiva	133
Dentina coronária remanescente	133

Localização do dente	133
Resumo	134
Dentes não-vitais: prática clínica	134

6 Preparo dentário — 141

Bases científicas	141
Razões para restaurações extracoronárias	141
Espaço biológico	143
Localização da margem	144
Geometria da margem	146
Desenho do preparo	147
Manutenção da integridade do tecido dentário mineralizado	149
Eficiência de corte	151
Prática clínica	**151**
Preparo dos dentes anteriores	151
Avaliação	151
Planejamento	152
Tratamento	153
Preparo dos dentes posteriores	156
Avaliação	156
Planejamento	156
Tratamento	157

7 Restaurações temporárias terapêuticas — 161

Introdução	161
Bases científicas	**161**
Saúde	161
Função	163
Estética	163
Biocompatibilidade	166
Resistência	167
Ação paliativa	167
Integridade marginal	168
Prevenção do acúmulo de placa bacteriana	169
Estabilidade cromática	171
Características de manipulação e facilidade de confecção	171
Seleção do material	171
Polimetil metacrilato (PMMA)	172
Polivinil etilmetacrilato (PVEMA)	172
Resina bis-GMA	173
Resina composta bisacrílica	173
Resina uretano dimetacrilato (UDMA)	173
Prática clínica	**174**
Confecção	174
Matrizes	174
Forma anatômica existente	174
Forma anatômica proposta	175
Coroas pré-fabricadas metálicas e plásticas	175
Técnicas	176
Técnica direta	176
Técnica indireta	178
Técnica direta-indireta	178

8 Moldagens biológicas — 181

Introdução	181
Bases científicas	**181**
Determinantes secundários	182
Moldeiras de estoque versus *moldeiras individuais*	182
Inter versus *intra-arcos dentários*	182
Moldeira fechada versus *moldeira aberta*	183
Fase única versus *fase dupla*	183
Passiva versus *não-passiva*	184
Ambiente quente versus *ambiente frio*	184
Mistura manual versus *mistura mecânica*	184
Retração gengival física versus *química*	184
Materiais de moldagem	185

Determinante primário	188
Fatores do paciente (avaliação do risco)	189
Fatores do operador	190
Prática clínica	193
Moldagens biológicas dentárias	193
Moldagens biológicas gengivais	197

9 Procedimentos de prova — 201

Prática clínica	**202**
Avaliação extra-oral	202
Inspeção da restauração sobre o modelo troquelado	202
Inspeção da restauração sobre o modelo não-troquelado	204
Avaliação intra-oral	205

10 Cimentação e adesivos dentinários — 207

Bases científicas	**207**
Tipos e propriedades dos cimentos	207
Óxido de zinco e eugenol (ZOE)	207
Fosfato de zinco (FZ)	208
Policarboxilato (PC)	208
Ionômero de vidro (IV)	208
Ionômero de vidro modificado por resina (IVR)	208
Resinas de polimerização dual (RPD)	208
Resinas auto-adesivas de polimerização dual (RAPD)	208
Resinas auto-adesivas autopolimerizáveis (RAAP)	209
Primers cerâmicos	209
Eficácia dos agentes cimentantes	209
Adesão	209
Estresses oclusais	210
Integridade marginal e infiltração	211
Retenção	212
Tratamento prévio do preparo	212
Sistemas adesivos	213
Eficácia	217
Tratamento prévio da superfície interna da restauração	218
Prática clínica	219
Índice	227

Plano de tratamento: avaliação, planejamento e tratamento

O plano de tratamento envolve a aplicação do conhecimento científico aprendido de forma didática à realidade clínica. Para alcançar esse objetivo, é necessária uma abordagem sistemática, utilizando o acrônimo APT (avaliação, planejamento e tratamento) (Figura 1.1). O tratamento estético, diferente de outras formas de tratamento dentário, requer uma abordagem radicalmente diversa. Por exemplo, o protocolo para o tratamento endodôntico é a remoção da infecção e o subseqüente selamento do(s) canal(is), necessitando de pouca ou nenhuma participação do paciente. De fato, normalmente o paciente ignora a modalidade de tratamento, tomando conhecimento apenas da resolução dos sintomas. Por outro lado, o tratamento estético é altamente subjetivo e envolve a participação ativa do paciente. A cor, a forma e a caracterização das restaurações estéticas anteriores são sujeitas às críticas do paciente, de sua família e de seus amigos. Assim, o profissional precisa adotar um protocolo diferente para enfrentar esses desafios, a fim de evitar desentendimentos e resultados insatisfatórios.

Os seguintes itens são pré-requisitos para executar um tratamento estético de forma bem-sucedida:

- Tempo
- Capacidade
- Conhecimento
- Habilidade
- Experiência
- Paciência

Sem essas qualidades, o tratamento estético não é possível, quanto mais bem-sucedido. Para alcançar esses objetivos, a utilização de uma abordagem sistemática como a APT maximiza o sucesso e minimiza a ocorrência de falhas.

Avaliação

A avaliação começa com uma consulta inicial que consiste no mútuo conhecimento do paciente e do profissional. Essa sessão gera uma renda menor do que a média habitual da hora do profissional, mas compensa em longo prazo. O encontro inicial é predominantemente psicológico, sendo que o profissional determina a personalidade do paciente, seu modo de ser e suas necessidades emocionais, e o paciente avalia sua confiança na equipe, bem como o ambiente da clínica. A abordagem do profissional deve ser de empatia e sinceridade, e não displicente e autoritária, já que esse encontro determinará a possibilidade de uma boa relação entre o cirurgião-dentista e o paciente.[1] Como o tratamento estético é demorado e freqüentemente envolve um plano de tratamento com várias fases, deve-se estabelecer

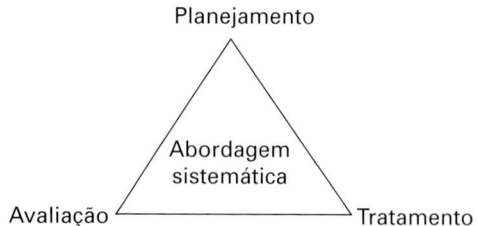

Figura 1.1 O modelo APT (avaliação, planejamento e tratamento) utilizado para uma abordagem sistemática do plano de tratamento.

e manter, durante todo o período, respeito mútuo. Quando não há a manutenção do respeito mútuo e da harmonia, o tratamento está destinado ao fracasso, independentemente da habilidade clínica e da colaboração da equipe odontológica.

A consulta seguinte é muito mais longa, envolvendo informações reunidas por meio de uma variedade de exames. Pode ser necessária mais de uma consulta para reunir informações, havendo necessidade de encaminhamento para clínicas especializadas ou hospitais para a realização de exames diagnósticos específicos. O processo de reunir informações é dividido em histórico, exame clínico e exames complementares de diagnóstico. Evidentemente, nem todos os itens são necessários para todos os pacientes, e sua necessidade depende dos sintomas apresentados. A seguir, está sugerida uma lista, juntamente com os pontos mais importantes de cada item.

(1) Histórico:
- História médica: diabete, comprometimento do sistema imune, medicação.
- História dos fatores de risco: médicos (xerostomia, diabete, imunossupressão), genéticos (doença periodontal e cáries), comunitários (prioridades culturais e de estilo de vida), flúor (demográfico), *status* (socioeconômico, educacional), ambientais (perigos ocupacionais), incapacidades (síndrome de Down, epilepsia), hábitos (fumo, mastigação de alimentos duros, controle de placa bacteriana deficiente).
- História nutricional: dieta, refluxo gástrico, bulimia.
- História odontológica: freqüência às consultas, tratamentos prévios, registros do cirurgião-dentista anterior, fobias, prioridades odontológicas, higiene oral.

(2) Exame clínico:
- Verbal: consulta inicial (escutar o paciente e identificar a queixa principal, bem como sondar sua personalidade, expectativas e desejos).
- Visual:
  - Extra-oral: simetria facial, contornos faciais, fissuras e sulcos labiais, perfil esquelético, espasmos musculares, linfonodos, fala.
  - Estético: linha do sorriso, grau de exposição gengival ao sorrir, grau de exposição dos dentes em repouso e ao sorrir, forma, cor e textura dos dentes.
  - Intra-oral: lesões nos tecidos moles. O tamanho da língua e o padrão respiratório, devido ao aumento de volume das tonsilas que causa a obstrução das vias aéreas e a projeção da língua, podem comprometer as restaurações anteriores. Cáries, biótipos e bioformas periodontais, largura da gengiva inserida, configuração da crista alveolar edêntula de acordo com a classificação de Misch[2], forma do arco dentário (ântero-posterior e lateral), apinhamentos e espaçamentos, espaço interoclusal (checando extrusões dentárias), deslocamento dos côndilos, perda óssea devida a extrações prévias, desgastes dentários (erosão, atrição, abrasão, abfração), dentes fraturados com o uso da transluminação.
  - Exame oclusal: oclusão cêntrica (OC), relação cêntrica (RC), guia de lateralidade, guia anterior, sobremordida horizontal e vertical, Curva de Spee e de Wilson, contatos excêntricos, bruxismo, restaurações deficientes.
- Tátil: palpação muscular, articulação temporomandibular (ATM), frêmito, percussão dentária (avaliação endodôntica).
- Escrito: documentação dos achados verbais e visuais. Utilizar questionário(s) para determinar as expectativas estéticas do paciente. Estes formulários devem questionar sobre qual aspecto do tratamento estético o paciente considera importante, por exemplo, a cor, a forma, o alinhamento dentário, etc.

(3) Exames complementares:
- Modelos de estudos articulados com registro das relações maxilomandibulares.
- Articuladores e instrumentos para análise dos movimentos mandibulares e dos registros.
- Enceramentos diagnósticos (Figuras 1.2 e 1.3).
- Radiografias (recentes e as fornecidas pelo dentista anterior ou que fez o encaminhamento).
- Documentação fotográfica (intra-oral e em câmeras de 35 mm).
- Tomografias: tomografia computadorizada (TC), tomografia linear ou TC interativa a fim de verificar a adequação da largura vestibulolingual e da extensão da crista alveolar para a colocação de implantes (Figuras 1.4 e 1.5); e ressonância magnética (RM) como exame complementar na suspeita de artropatia.
- Análise da cor: visual, digital, visita ao ceramista (ver Capítulo 4).
- Detecção instrumental e química de cáries e doença periodontal.
- Testes de vitalidade pulpar (térmico e elétrico).
- Testes bacterianos e biópsias.

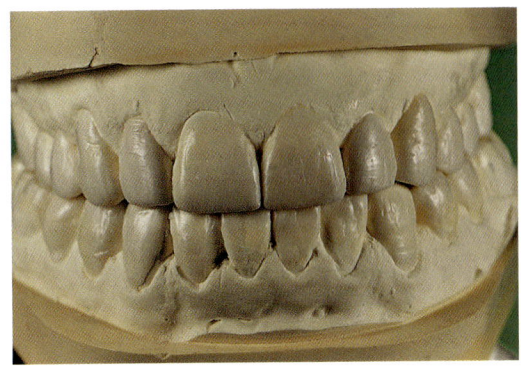

Figura 1.3 Enceramento diagnóstico da proposta de aumento da dimensão vertical de oclusão do paciente da Figura 1.2 (trabalho laboratorial de Gerald Ubassy, França).

Planejamento

Após completar a consulta inicial, os históricos, o exame clínico e os exames complementares, o próximo passo é o planejamento. Essa fase envolve o diagnóstico, a avaliação do risco, a tomada de decisão com base em evidências e a apresentação do plano de tratamento ao paciente.

Diagnóstico

Antes que possa ser estabelecido o diagnóstico, o profissional deve integrar todas as informações de maneira coerente e lógica, não muito diferente de um quebra-cabeça, criando uma imagem do estado médico e dentário do paciente. Dependendo da experiência do profissional, os dados mais relevantes são destacados, enquanto a informação menos importante é deixada de lado, permitindo o início do processo de diagnóstico.

O diagnóstico é a premissa do planejamento, precedendo qualquer prescrição de tratamento. Ele não é limitado meramente aos sinais sintomáticos presentes, mas incorpora a etiologia da patologia apresentada.

Antes de iniciar o tratamento, o diagnóstico definitivo é essencial. Por exemplo, o reparo de um dente ou de uma coroa fraturada somente com a substituição da restauração é insuficiente. A identificação da causa verdadeira da fratura do dente ou da coroa é essencial para que o reparo seja bem-sucedido (Figura 1.6). Fatores como anormalidades oclusais, doença periodontal, estado endodôntico, etc. requerem investigação, de modo que a etiologia seja definida e tratada antes que o reparo seja feito.[3]

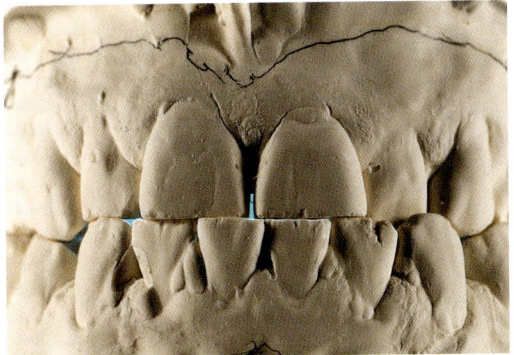

Figura 1.2 Modelos de estudo prévio ao tratamento mostrando redução da dimensão vertical.

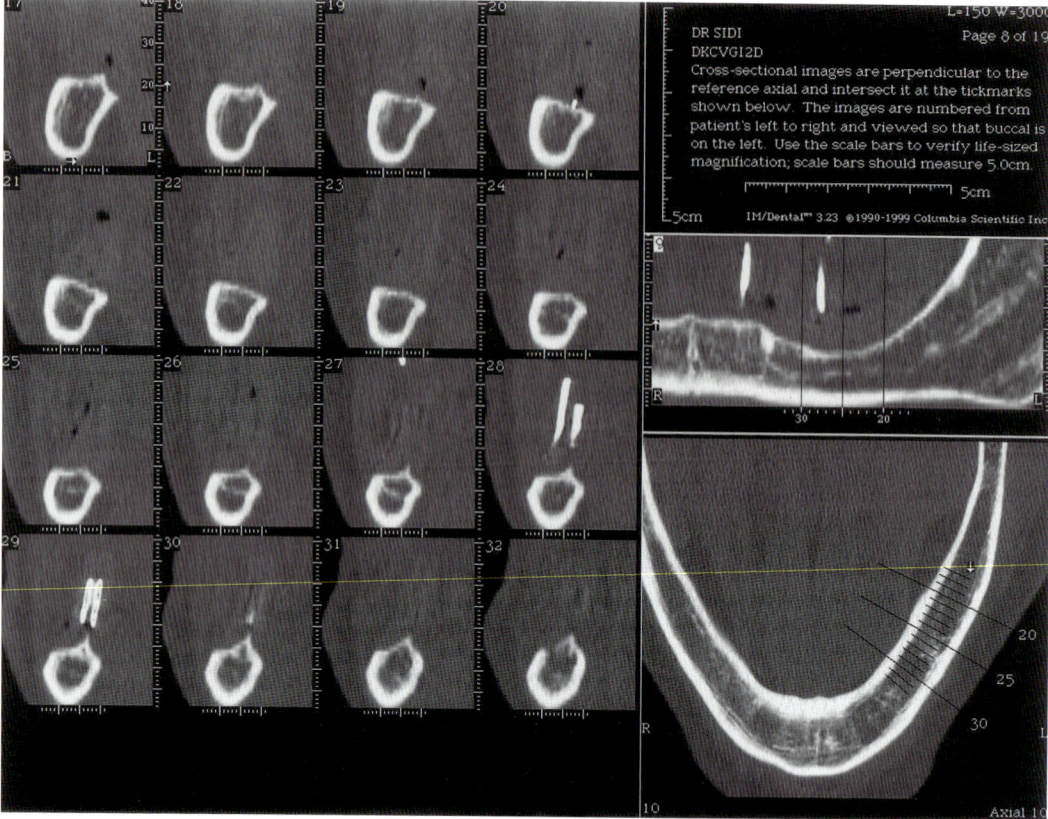

Figura 1.4 Tomografia computadorizada mostrando a ausência de tecido ósseo suficiente para instalação de implantes endósseos (cortesia do Dr. Alan Sidi, Reino Unido).

Avaliação do risco

Atualmente, a maior parte do risco avaliado pelos profissionais é altamente subjetiva, levando a inconsistências e falta de exatidão. Normalmente isso resulta na subavaliação da severidade da doença e, mais tarde, na necessidade de um tratamento mais complexo e dispendioso. O objetivo da avaliação do risco é individualizar os planos de tratamento de acordo com o perfil dentário do paciente, afastando-se, assim, do "modelo restaurador" e direcionando para um "modelo de promoção de saúde". Isso fará com que haja menor recorrência da doença e possibilitará saúde bucal em longo prazo.

Muitas pesquisas têm afirmado que as duas maiores doenças dentárias, a cárie e a doença periodontal, são passíveis de prevenção. Essa assertiva se baseia na identificação e redução do risco e na implementação de medidas preventivas apropriadas.[4] Por exemplo, o diagnóstico da doença periodontal grave não subentende o risco de doença periodontal. O diagnóstico avalia os achados clínicos atuais, enquanto o risco avalia ou prediz os padrões futuros de doença. Isto porque o diagnóstico tradicional é bidimensional (2D) (exame clínico e radiográfico), o que indica a gravidade da doença. A terceira dimensão, a avaliação do risco, é omitida. Um diagnóstico tridimensional (3D) da doença periodontal incorpora os seguintes itens (Figura 1.7):

- Exame e achados clínicos
- Avaliação radiográfica
- Predição do risco

Utilizando um diagnóstico 2D, todos os pacientes receberão o mesmo tratamento, independentemente do risco. Entretanto, quando o risco individual do paciente é incorporado em um diagnóstico 3D, o plano de tratamento difere para cada paciente, mesmo que o diagnóstico 2D seja idêntico. Os fatores de risco periodontais são cruciais quando se

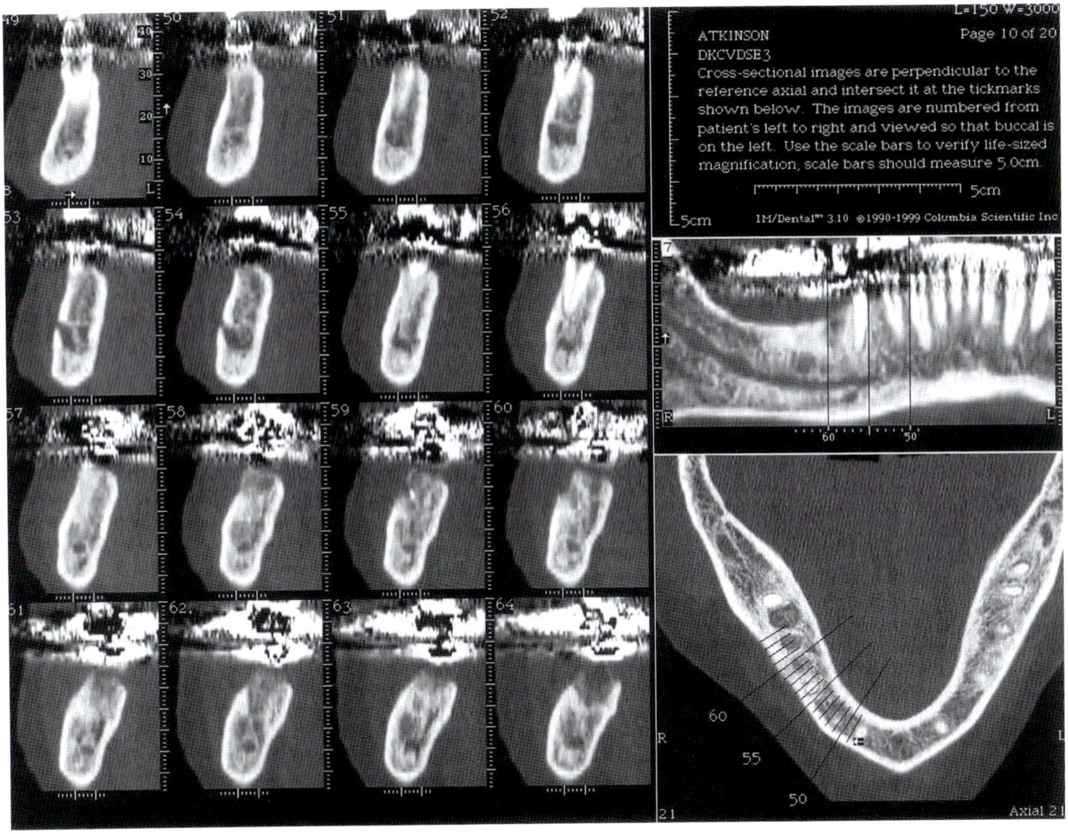

Protocolos para restaurações estéticas previsíveis 19

Figura 1.5 Tomografia computadorizada mostrando tecido ósseo adequado para a colocação de implantes endósseos (cortesia do Dr. Alan Sidi, Reino Unido).

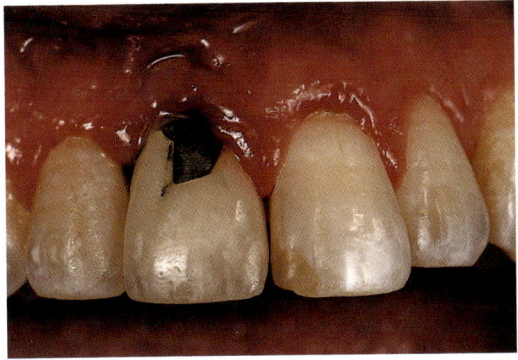

Figura 1.6 Fratura de parte da face estética de uma coroa metalocerâmica.

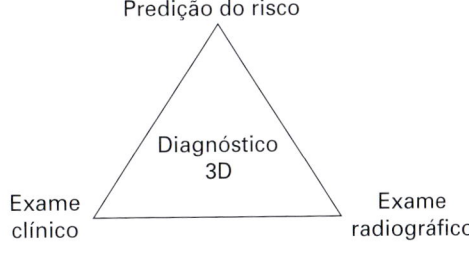

Figura 1.7 O modelo tridimensional de diagnóstico.

considera implantes ou próteses estéticas. Para pacientes de baixo risco, procedimentos de profilaxia simples são suficientes, e a possibilidade de sucesso das restaurações estéticas ou dos implantes é bastante grande. Esse não é o caso dos pacientes que apresentam risco moderado a alto de doença periodontal; estes requerem tratamento periodontal extenso e rechamadas mais freqüentes de modo a assegurar que a saúde periodontal seja estabelecida e mantida. Nesse tipo de caso, o paciente deve ser informado de que, a não ser que seu estado periodontal seja mantido, as restaurações estéticas ou implantes terão sua longevidade seriamente comprometida.

A próxima questão é como avaliar o risco de forma previsível e exata. Um estudo recente mostra que somente 20% de concordância ficou evidente entre especialistas, indicando que a avaliação entre examinadores não é confiável. O significado clínico disso é que tanto o sobretratamento quanto o subtratamento são prescritos, dependendo da opinião do examinador.[5] Foi proposta uma análise quantitativa utilizando o *Previser Risk Calculator*, que prediz, com certo grau de exatidão, o risco de doença periodontal, a partir de uma escala de 1 (baixo risco) a 5 (alto risco). Esse teste utiliza a mais moderna tecnologia computadorizada e foi avaliado por um período de mais de 15 anos. Além de avaliar o risco, o teste também fornece a classificação da doença atual de 1 (saúde periodontal) a 100 (periodontite grave generalizada).[6] Essa avaliação objetiva é mais um passo em direção à possibilidade de o profissional modificar o tratamento de acordo com o risco, alcançando e mantendo a saúde periodontal, e evitar tratamentos futuros, que serão mais complexos e dispendiosos. Essa análise quantitativa é uma mudança de paradigma de um modelo restaurador para um modelo de promoção de saúde.

Tomada de decisão e tratamento baseado em evidências

Historicamente, a odontologia estava muito à frente da medicina no que dizia respeito à implementação de medidas preventivas para cárie e doença periodontal. Essas intervenções profiláticas eram sustentadas por quase quatro décadas de pesquisas científicas e estudos clínicos. Entretanto, atualmente a profissão está tão enamorada da tecnologia que se desprendeu da sólida sustentação científica em favor do *marketing* enganoso. Materiais e dispositivos recém-inventados são prontamente adotados, endossados por palestrantes carismáticos e empregados nos pacientes sem que haja nenhuma evidência de sucesso clínico em longo prazo. Muitos "formadores de opinião" que realizam palestras freqüentes em encontros de odontologia reiteram um ponto de vista particular que pode ou não ser baseado em evidências. Uma opinião que é repetida um sem número de vezes eventualmente acaba tornando-se verdade, independentemente da sua validade.

Não há nada de errado com essa abordagem, desde que o público seja previamente informado de que o palestrante expressa sua experiência empírica, e não regras e protocolos cientificamente provados. A experiência clínica, como será visto mais adiante, constitui uma parte da abordagem baseada em evidências. Além disso, há a pressão da mídia e dos colegas, que castigam aqueles que preferem a abordagem científica tradicional tachando-os de arcaicos ou antiquados. No entanto, às vezes a sorte não é o bastante, e a observação ou leitura de casos clínicos anedóticos é insuficiente para uma sólida tomada de decisão.[7]

Observando da perspectiva do fabricante, as companhias odontológicas são ávidas por introduzir novos produtos e obter lucro, o que, indiretamente, reverte para a profissão em patrocínio para simpósios educacionais. Além disso, as pesquisas são onerosas, caras e extensas e, algumas vezes, quando os resultados são publicados, o produto já está obsoleto, sendo muitas vezes substituído por uma versão mais nova. Esse ciclo vicioso é, então, repetido e perpetuado.

A abordagem científica, embora utópica, dificulta a inovação e o avanço tecnológico. Muitas novas tecnologias enfrentaram problemas antes do surgimento de um produto confiável. No final é o cirurgião-dentista, e não o fabricante, o responsável pelas decisões clínicas que causam impacto no tratamento do paciente. Se as coisas dão errado, o paciente não irá culpar o fabricante pelo fracasso. Assim, o ônus de escolher materiais apropriados, sustentados por evidências científicas, fica para o profissional, a fim de evitar reprovações e processos jurídicos por negligência na eventualidade de um fracasso. O tratamento baseado em evidências[8] é resumido como uma combinação de (Figura 1.8):

- Erudição clínica
- Pesquisas científicas sólidas
- Necessidades e vontades do paciente

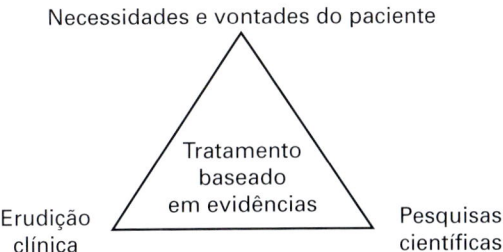

Figura 1.8 Componentes do tratamento baseado em evidências.

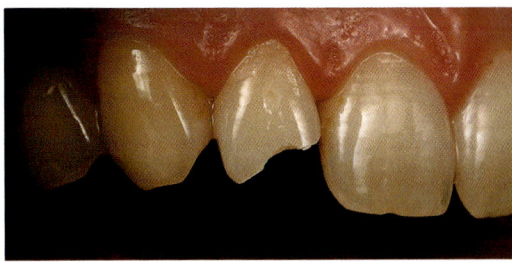

Figura 1.9 Trauma externo que resultou na fratura do incisivo lateral superior direito.

A realização de um tratamento bem-sucedido é uma combinação de informações baseadas em evidências, julgamento clínico e experiência pessoal. É essa combinação, e não um único fator, que assegura resultados válidos e bem-sucedidos. Cada fator requer um exame minucioso. A informação com base em evidências tem sua sustentação em ensaios clínicos randomizados, como o padrão-ouro, e não meramente em estudos de casos anedóticos baseados em eventos resultantes da sorte. O julgamento clínico baseia-se no estudo da literatura apropriada e no acompanhamento de simpósios de boa reputação. Finalmente, a experiência pessoal, embora inestimável, não deve encobrir ou influenciar de modo desfavorável a tomada de decisão. O que se aplica para um paciente não é um tratamento universal para todos os pacientes.

A escolha do tratamento mais apropriado para um dado achado clínico é influenciada pelos três componentes do tratamento baseado em evidências: a erudição clínica, as pesquisas científicas sólidas e as necessidades e vontades do paciente. Para qualquer situação difícil, existem muitas soluções que produzem o resultado desejado. No entanto, cada modalidade deve ser avaliada de acordo com seus riscos e, eventualmente, benefícios.[9] Por exemplo, uma fratura acidental do incisivo lateral superior tem as seguintes possibilidades de tratamento (Figura 1.9):

(1) Restauração com resina composta direta:
- Benefícios: minimamente invasivo, imediato, econômico.
- Riscos: procedimentos adesivos sensíveis à técnica, futuro manchamento do compósito, microinfiltração que pode levar ao envolvimento endodôntico e ao comprometimento da estética, demandando a substituição da restauração e o possível tratamento endodôntico.

(2) Restauração com prótese cerâmica indireta (faceta ou coroa de cobertura total):
- Benefícios: estética excelente ao utilizar uma restauração de cerâmica pura.
- Riscos: procedimentos altamente destrutivos e sensíveis à técnica, possível envolvimento endodôntico devido ao trauma do preparo dentário, necessidade de um ceramista competente (e, assim, caro) para conseguir disfarçar uma única coroa entre os dentes naturais adjacentes, tratamento demorado e caro, ocorrência de fratura da porcelana devido a falhas clínicas ou de laboratório.

(3) Extração e substituição imediata por implante endósseo e coroa implanto-suportada:
- Benefícios: imediato, evita complicações endodônticas futuras.
- Riscos: envolvimento cirúrgico, cicatrização imprevisível dos tecidos moles e mineralizados com comprometimento da estética, necessidade de um ceramista competente (e, assim, caro) para disfarçar uma coroa entre os dentes naturais adjacentes, procedimento demorado e caro.

Outro exemplo é uma fratura coronária na margem cervical de um pré-molar tratado endodonticamente, com presença de radiolucidez apical, mas sem supuração ativa (Figuras 1.10 e 1.11). As opções de tratamento são:

(1) Retratamento endodôntico e suporte intrarradicular mais coroa protética:
- Benefícios: protocolos clínicos estabelecidos para as modalidades de tratamento.
- Riscos: maior trauma pelo retratamento e pela colocação do pino em uma estrutura radicular já fragilizada, retratamento mal realizado, comprometimento da retenção

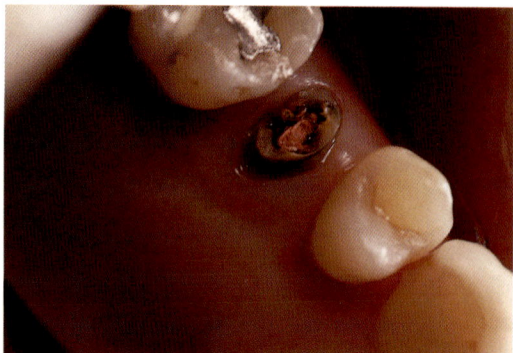

Figura 1.10 Fratura coronária de um segundo pré-molar tratado endodonticamente.

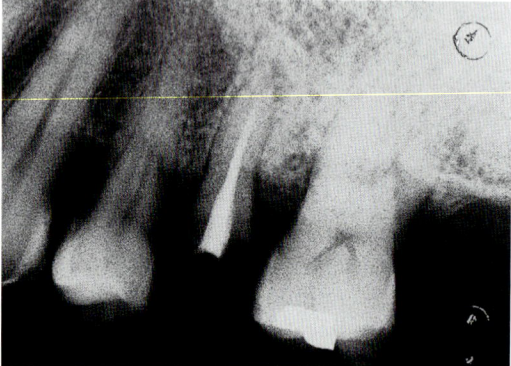

Figura 1.11 Radiografia do dente da Figura 1.10 mostrando a fragilidade da raiz e uma zona de radiolucidez periapical.

da coroa definitiva e plano de tratamento demorado.

(2) Apicectomia e suporte intra-radicular mais coroa protética:
- Benefícios: obturação retrógrada sem infligir mais trauma à raiz fragilizada com o retratamento.
- Riscos: encurtamento da raiz, resultando em uma menor proporção coroa/raiz e comprometendo a retenção da coroa definitiva, e plano de tratamento mais longo.

(3) Aumento de coroa clínica ou extrusão ortodôntica para aumentar a retenção e a forma de resistência da coroa definitiva em conjunto com as opções (1) ou (2):
- Benefícios: exposição da superfície radicular para o posicionamento correto da margem da coroa definitiva.
- Riscos: encurtamento da raiz, resultando em uma menor proporção coroa/raiz e comprometendo a retenção da coroa definitiva, e plano de tratamento mais longo.

(4) Extração e imediata substituição com implante endósseo e coroa implanto-suportada:
- Benefícios: conveniente e previsível, mas requer experiência e conhecimento cirúrgico.
- Riscos: envolvimento cirúrgico. A anatomia local deve possibilitar o procedimento, havendo necessidade de qualidade e quantidade suficientes de tecido mole e tecido ósseo para que haja sucesso.

O paciente optou pela última proposta. Primeiramente, os custos de todas as opções eram semelhantes. Em segundo lugar, o tecido ósseo e a anatomia do tecido mole possibilitavam o sucesso da colocação do implante com temporização imediata, havendo, inclusive, tecido ósseo suficiente na região apical para permitir uma boa estabilidade primária, boa distância mésio-distal de implante para a raiz vizinha, de 1,5 mm, e espaço interoclusal (Figuras 1.12 a 1.16).

A obtenção do plano de tratamento mais adequado envolve achados clínicos e diagnóstico definitivo, avaliação do risco, seguidos de uma abordagem baseada em evidências (erudição clínica, pesquisas científicas sólidas e as necessidades e vontades do paciente). A utilização da tomada de decisão e o plano de tratamento baseado em evidências mantém a competência e a competitividade do profissional para que ele execute um tratamento de boa qualidade e previsível. Ao utilizar uma abordagem com base em evidências, é importante notar que esse princípio não é dogmático, mas pragmático, incorporando a experiência clínica, bem como o respeito às preferências e aos desejos do paciente.[10]

Apresentando as propostas de plano de tratamento ao paciente

Um plano de tratamento é uma proposta, não um procedimento militar. De fato, o tratamento pode ser alterado por uma infinidade de razões, inclusive pela ambivalência do paciente, pelos

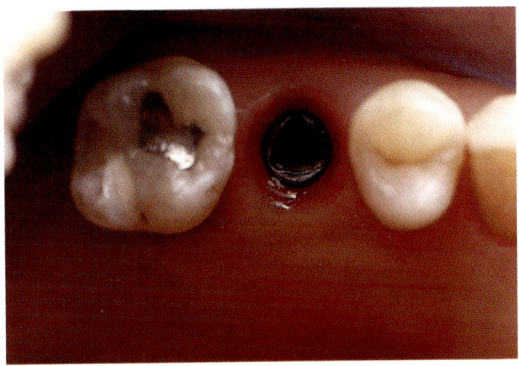

Figura 1.12 Colocação imediata de um implante (Replace Select, Nobel Biocare) após extração atraumática.

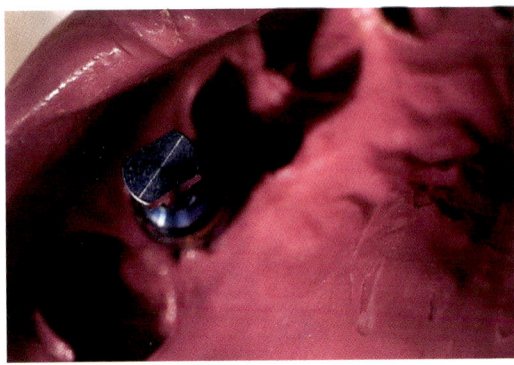

Figura 1.15 Moldagem com o análogo do implante em posição para confecção da coroa definitiva.

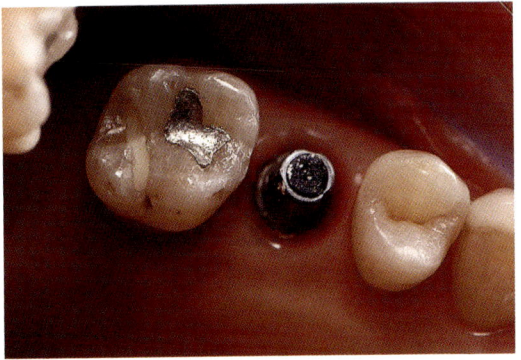

Figura 1.13 Pilar colocado, antes da temporização imediata.

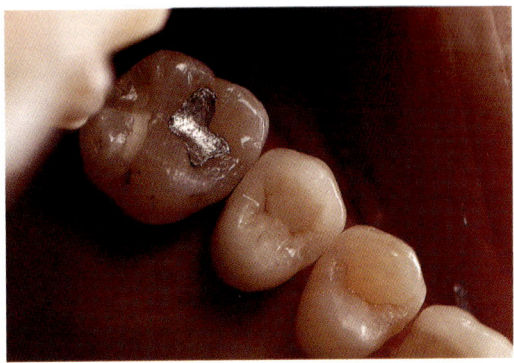

Figura 1.16 Coroa de cerâmica pura implanto-suportada cimentada (comparar com a Figura 1.10).

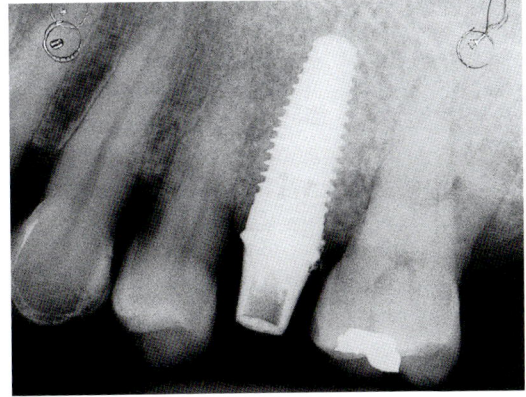

Figura 1.14 Radiografia de controle após 4 meses mostrando a osseointegração.

aspectos clínicos predominantes, por complicações imprevistas, por problemas financeiros, etc. No momento de sua apresentação, cabe ao profissional comunicar a flexibilidade e a fluidez do tratamento proposto, indicando que, conforme o tratamento progride, as alterações ou mudanças podem ser desejáveis ou imprescindíveis.

A apresentação deve ser feita de forma clara, através de comunicação verbal e escrita. Meios auxiliares visuais, como radiografias, tomografias, modelos de estudo e fotografias, agregam credibilidade à conversa. Ao iniciar uma nova técnica estética, é bastante difícil para o profissional apresentar tratamentos realizados por ele mesmo, e a utilização de panfletos informativos ou revistas odontológicas é de grande valia. No entanto, ao longo do tempo, é muito importante construir um *portfolio* de trabalhos, especialmente para aqueles pacientes céticos

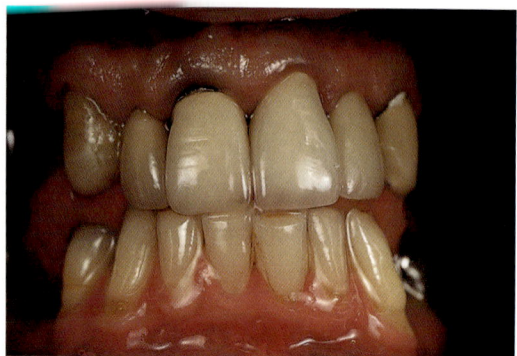

Figura 1.17 O paciente não tinha conhecimento das restaurações deficientes dos dentes anteriores superiores, as quais são potenciais sítios para futuro processo de doença.

que podem questionar a competência do profissional. Além disso, a exibição do próprio trabalho aumenta a confiança do paciente e o convence de que o que está sendo proposto já foi realizado pelo cirurgião-dentista que irá tratá-lo.

Muitos pacientes não tomam conhecimento dos processos de doença que ocorrem em sua boca, daí a importância dos auxiliares visuais para que eles se dêem conta dos problemas existentes ou potenciais (Figura 1.17). Muitos auxiliares visuais estão disponíveis, desde um espelho de mão até o mais moderno programa de computador. Para o tratamento estético, as câmeras intra e extrabucais são de importância crucial em todos os estágios do tratamento, incluindo a situação pré-operatória, a análise estética, a análise de cor, as potenciais complicações, a aceitação da estética pelo paciente e os resultados pós-operatórios.[11] Além de serem ferramentas de apresentação, as imagens de alta qualidade são importantes para a comunicação paciente-cirurgião-dentista-especialista-ceramista e para a documentação médico-legal, especialmente se o tratamento não ocorre como o esperado. Uma lista de pontos a verificar, juntamente com sua importância diagnóstica, é apresentada a seguir:

- Fotografias extra e intra-orais: análise estética e de cor, patologias e restaurações defeituosas existentes.
- Simulações computadorizadas mostrando as possibilidades de tratamento. Embora seja útil, essa forma de simulação é potencialmente problemática, já que ela pode não ser clinicamente factível. Parece ser mais prudente utilizar o enceramento, um objeto tridimensional "real" em oposição ao "virtual", que pode mostrar as possibilidades de um opção específica.
- Radiografias: infecções, cáries, margens defeituosas, tratamentos endodônticos, perda óssea, estruturas vitais.
- Tomografias mostrando a qualidade e quantidade óssea ao considerar implantes.
- Modelos de estudo montados: avaliação oclusal.
- Enceramento diagnóstico: o delineamento idealizado para a restauração (Figuras 1.18 e 1.19).
- Resultados de testes bacteriológicos: modificam o tratamento periodontal.
- Testes tecnológicos para cárie e doença periodontal: verificam achados clínicos.
- *Site* da clínica na *internet:* útil para mostrar ao paciente o perfil da clínica e o tipo de trabalho que pode ser realizado pelo profissional.

Após reunir os auxiliares visuais, o próximo estágio é apresentá-los ao paciente de uma maneira lógica e organizada. A comunicação deve ser verbal e escrita. A comunicação verbal deve acontecer em uma ambientação tranqüila, livre, relaxada e sem pressa. A escolha das palavras não deve envolver expressões técnicas, emotivas ou que gerem fobias.[12] Por exemplo, descrever minúcias intrincadas de uma apicectomia, incluindo detalhes da supuração e hemorrágicos, pode causar o afastamento do paciente. Ao invés disso, descrever uma apicectomia como a remoção das bactérias, a melhora da função e da aparência, é

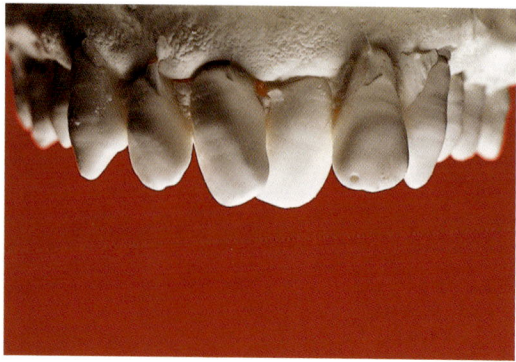

Figura 1.18 Desalinhamento severo do sextante anterior superior.

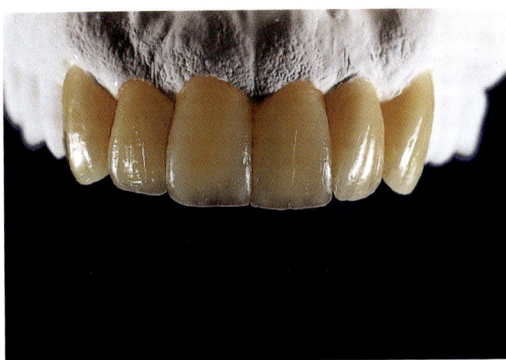

Figura 1.19 Enceramento diagnóstico mostrando a aparência proposta para os incisivos e caninos superiores do paciente da Figura 1.18 (trabalho laboratorial de Jason Kim, Nova York).

formado. O consentimento informado, requisitado pela maioria dos estados norte-americanos, compreende os seis elementos seguintes:[13]

- Diagnóstico correto dos sinais e sintomas
- Natureza e propósito do tratamento proposto
- Riscos do tratamento
- Probabilidade de sucesso
- Opções alternativas
- Prognóstico

Tratamento

uma forma mais palatável de abordagem. É necessário que haja cautela quanto à febre atual pelas transformações cosméticas radicais. Essas tendências são predominantemente propagadas pela mídia, criando no leigo a crença de que as maravilhas cosméticas podem realizá-lo e enriquecer sua existência. Essa visão tem invadido rapidamente a odontologia, tendo como resultado o fato de o tratamento ser controlado pelo paciente. Também há uma tendência crescente de pré-julgamento dos profissionais em relação aos desejos do paciente e da influência daqueles sobre as decisões deste em favor das transformações radicais. Infelizmente, a razão por trás dessa influência é puramente financeira, em um ambiente no qual a propaganda suplanta a ética e a necessidade clínica. Além disso, a odontologia não é a indústria da moda. É muito fácil jogar fora um vestido quando ele sai de moda, situação que não se aplica a "restaurações cosméticas" criadas por meio da destruição irreversível de dentes naturais. A moralidade desse dilema cabe ao profissional.

Finalmente, a palavra escrita forma um contrato entre o cirurgião-dentista e o paciente. Mais uma vez, o palavreado não deve ser técnico, delineando a situação clínica atual, as opções de tratamento com os riscos e benefícios e cada procedimento (com prognósticos cientificamente baseados para uma opção de tratamento específica), tempo previsto, custos, modalidades de pagamento, regras da clínica (por exemplo, nas faltas às consultas) e garantias. O plano de tratamento também deve incorporar um consentimento in-

A última parte da APT é o tratamento. Este é influenciado por fatores biológicos, clínicos, psicossociais e econômicos.[14] Os fatores biológicos incluem a saúde sistêmica e nutricional, bem como fatores locais como biótipo periodontal. Os aspectos clínicos compreendem conhecimento, técnicas e destreza manual do profissional, enquanto as implicações econômicas determinam o grau de sofisticação do tratamento proposto. Como já foi dito anteriormente, a abordagem baseada em evidências é uma atividade pró-ativa que promove saúde bucal, reduzindo as perdas dentárias e minimizando a necessidade de futuros tratamentos complexos.[15]

Além de utilizar uma abordagem com base em evidências, o tratamento estético também está baseado na aptidão artística do clínico e do ceramista. A princípio, o profissional deve exercitar uma auto-análise clínica, recuando e se perguntando se possui a competência técnica, a experiência, o conhecimento psicológico e a habilidade artística necessários para realizar um tratamento estético. É preciso considerar limitações pessoais, responsabilidades profissionais, comunicação efetiva e esforço colaborativo ao oferecer um atendimento de qualidade. Além disso, o tratamento estético não é a especialidade de todas as clínicas. Algumas oferecem apenas tratamentos de rotina, estereotipados e em larga escala. Se esse for o caso, é prudente encaminhar o paciente para um especialista; este, por sua vez, deve assumir uma abordagem individual: "não é apenas uma restauração". Como comentário conclusivo, a perfeição leva tempo e requer experiência, mas a odontologia ideal é, e deve ser, um objetivo tangível para todas as clínicas.[16]

Uma vez aceito o plano de tratamento, os estágios da execução podem ser considerados. A maioria dos planos de tratamento estéticos têm múltiplas fases e são multidisciplinares. A seguir, há um sumário dos estágios em ordem cronológica. Nem todos os estágios se aplicam a todos os pacientes, mas estão listados integralmente. Ao avançar de um estágio para outro, é importante lembrar que o tratamento deve seguir a tríade saúde, função e estética (SFE), discutida no Capítulo 2.

(1) Alívio da dor e estabilização das doenças ativas.
(2) Restabelecimento da saúde bucal através de medidas profiláticas.
(3) Realização de APT (avaliação, planejamento e tratamento).
(4) Certeza de que as doenças sistêmicas estão controladas ou sob supervisão.
(5) Comunicação com o(s) especialista(s) para aconselhamento ou tratamento de anormalidades esqueléticas, ortodônticas, mucogengivais ou ósseas.
(6) Comunicação com o ceramista quanto à análise de cor e à viabilidade do tratamento estético proposto.
(7) Início do tratamento.

Estudo de caso clínico

O estudo de caso clínico a seguir ilustra uma abordagem sistemática do tratamento utilizando a tríade APT.

Avaliação

Consulta inicial

A paciente foi encaminhada pelo implantodontista para melhorar a estética da região anterior. Era uma senhora de 40 anos de idade, inteligente, elegante, sofisticada e afável. Ela estava muito preocupada com sua dentição, relembrava experiências prévias desagradáveis e falhas em procedimentos odontológicos, mantendo um posicionamento cético quanto ao futuro tratamento.

Histórico

- História médica: não apresentava doença sistêmica nem fazia uso de medicação.
- História de situações de risco: sem predisposição genética para doença periodontal, situação socioeconômica elevada, sem perigos ocupacionais, não-fumante, praticante de exercícios regulares, preocupada com a saúde.
- História nutricional: dieta saudável.
- História odontológica: consultas regulares, tratamento odontológico prévio de baixa qualidade, sem disponibilidade de registros do cirurgião-dentista anterior.

Exame

- Queixa principal: melhorar a estética dos dentes anteriores.
- Visual: linfonodos normais, linha de sorriso baixa (o lábio superior encobria os incisivos superiores – Figura 1.20).
- Intra-oral: ausência de patologias de tecidos moles ou mineralizados. Caninos decíduos ainda presentes, agenesia congênita dos incisivos laterais superiores, com deslocamento mesial dos caninos permanentes até a distal dos incisivos centrais.
- Incisivos centrais superiores com formato triangular, plano, sem dominância visual devido aos pseudo-incisivos laterais mais largos. Biótipo gengival fino. Facetas laminadas deficientes e chapadas nos caninos permanentes (simulando incisivos laterais) e caninos decíduos (simulando caninos permanentes). Presença de placa bacteriana e cálculo dental, manchamento e pigmentação dos dentes anteriores. Zênites gengivais nos pseudo-incisivos laterais mais apicais do que nos incisivos centrais (Figuras 1.21 a 1.23).
- Oclusão: guia anterior bastante íngreme, resultando na fratura das facetas dos caninos permanentes. Função de grupo de ambos os lados, sem contatos excêntricos em trabalho e balanceio e ausência de parafunção.
- Tátil: ausência de espasmos musculares ou disfunção da ATM.
- Escrito: questionário de avaliação estética revelou que a paciente estava ansiosa para reabilitar seu sorriso, mas descrente devido ao tratamento prévio de má qualidade.

Protocolos para restaurações estéticas previsíveis

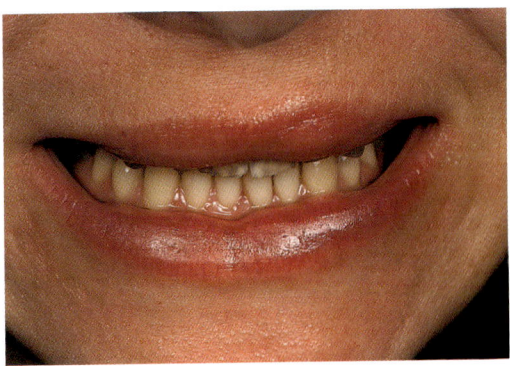

Figura 1.20 Sorriso baixo que encobre as margens cervicais dos dentes anteriores superiores.

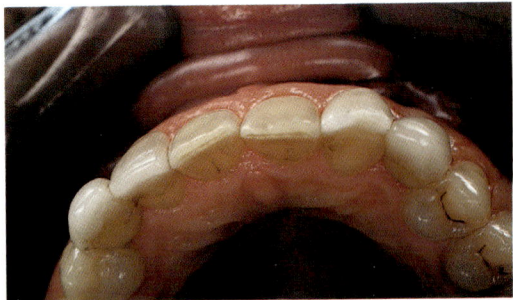

Figura 1.23 Situação prévia ao tratamento: vista oclusal (ver detalhes no texto).

Exames complementares

- Radiografias: as periapicais revelaram reabsorção radicular completa dos caninos decíduos e inflamação local indicando a necessidade de extração imediata (Figuras 1.24 e 1.25).
- Modelos diagnósticos superior e inferior montados em articulador semi-ajustável com auxílio de arco facial e registro oclusal para uma melhor avaliação da oclusão.
- Enceramento diagnóstico para avaliar a viabilidade das opções de tratamento a fim de melhorar a estética dos dentes anteriores (Figuras 1.26 e 1.27).
- Fotografias: imagens faciais, dentofaciais e dentais detalhadas obtidas com uma câmera de 35 mm.
- Tomografias: não.
- Análise de cor: utilizando duas escalas, Vita Classic e Vita 3D (Figuras 1.28 e 1.29).
- Vitalidade pulpar: todos os dentes anteriores vitais, sem lesões apicais.
- Testes bacterianos e biópsia: não.

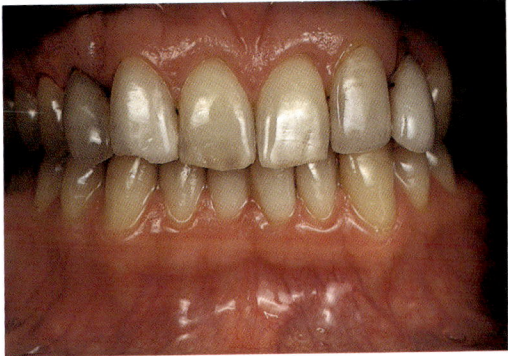

Figura 1.21 Situação prévia ao tratamento, em oclusão cêntrica (ver detalhes no texto).

Planejamento

Diagnóstico

Restaurações de má qualidade, estética anterior prejudicada, depósito de placa bacteriana e cálculo dental, manchamento, facetas laminadas defeituosas e fraturadas nos pseudo-incisivos laterais, bordas incisais planas nos incisivos centrais. Crista alveolar reabsorvida e deficiente no sentido vestíbulo-palatal nos locais de extração dos cani-

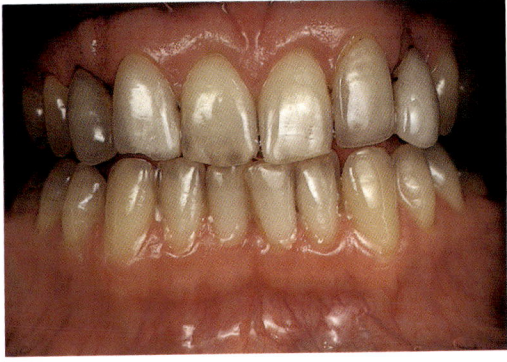

Figura 1.22 Situação prévia ao tratamento, em excursão protrusiva (ver detalhes no texto).

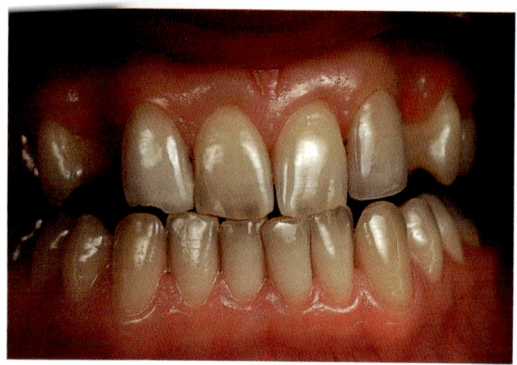

Figura 1.24 Extração dos caninos decíduos (vista frontal).

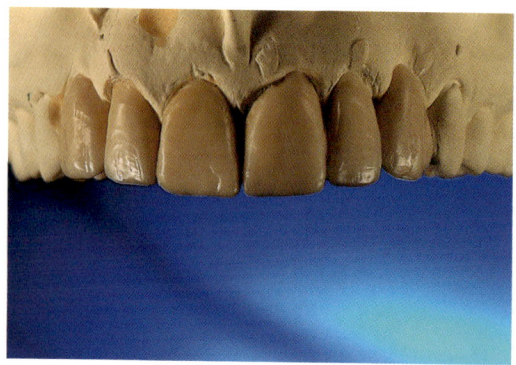

Figura 1.27 Enceramento diagnóstico do sextante anterior superior.

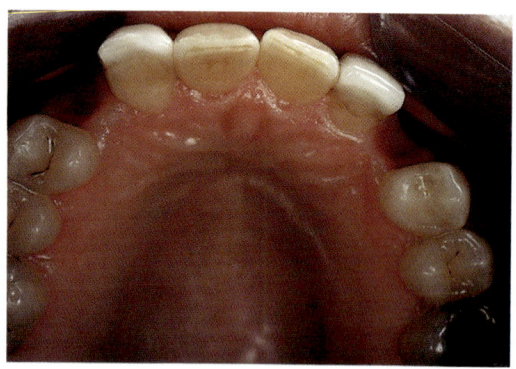

Figura 1.25 Extração dos caninos decíduos (vista oclusal).

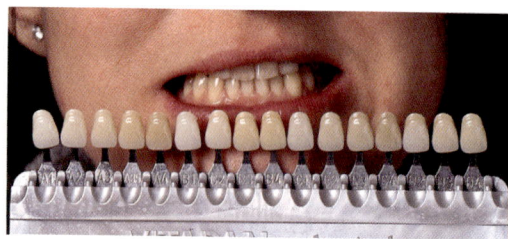

Figura 1.28 Análise da cor utilizando a escala Vita Classic.

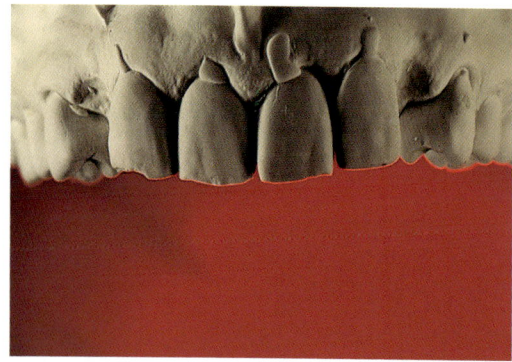

Figura 1.26 Modelo de estudo.

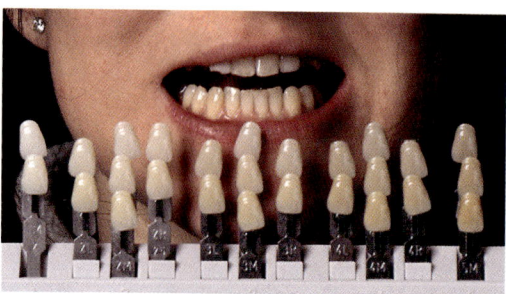

Figura 1.29 Análise da cor utilizando a escala Vita 3D.

nos decíduos. Espaço mésio-distal entre os pseudo-incisivos laterais e primeiros pré-molares de 4 mm de cada lado, insuficiente para a colocação de implantes. É necessária uma distância mínima de 1,5 mm entre a raiz dentária e o implante e, mesmo utilizando plataforma estreita (3,5 mm), a distância existente de 4 mm não era suficiente.

Objetivos do tratamento

- Manutenção do esquema oclusal existente
- Dominância dos incisivos centrais superiores
- Pseudo-incisivos laterais mais estreitos
- Melhora do zênite gengival mais apical dos pseudo-incisivos laterais
- Reposição dos caninos ausentes
- Melhora na coloração dos dentes inferiores

Avaliação do risco

Baixo risco de doença periodontal devido à ausência de bolsas profundas, ausência de doença sistêmica, ausência de predisposição genética para periodontite, freqüência regular ao cirurgião-dentista e dieta saudável. No entanto, o biótipo gengival fino e recortado necessita de cuidado nos procedimentos restauradores ou cirúrgicos a fim de evitar a recessão gengival.

Tomada de decisão e tratamento baseado em evidências

As opções de tratamento apresentadas à paciente foram as seguintes:

(1) Prótese parcial removível superior.
 - Benefícios: conveniente, não-invasivo, econômico.
 - Riscos: prejuízo do convívio social, oneroso, retentor de alimentos, solução temporária, necessidade futura de novas próteses, desgaste e pigmentação acelerados dos dentes artificiais de acrílico.

(2) Clareamento dos dentes inferiores.
 - Benefícios: previsível, gratificação imediata, econômico.
 - Riscos: sensibilidade dentária, pode necessitar várias aplicações para alcançar o resultado desejado.

(3) Tratamento ortodôntico a fim de aumentar o espaço entre os pseudo-incisivos laterais e os primeiros pré-molares, permitindo a realização de implantes (com enxerto ósseo) e coroas implanto-suportadas. O zênite gengival mais apical dos pseudo-incisivos laterais também pode ser corrigido através da extrusão ortodôntica ou de enxertos de tecido mole.
 - Benefícios: tratamento refinado, complicado, de ponta, minimamente invasivo.
 - Riscos: demorado, possibilidade de ocorrência de reabsorção radicular devido aos movimentos ortodônticos, aparelho ortodôntico, complicações cirúrgicas como infecção, perda óssea e imprevisibilidade do contorno gengival, custo mais elevado.

(4) Solução protética, consistindo de facetas laminadas de porcelana nos incisivos centrais, associadas a prótese parcial fixa (ou dois *cantilevers* distais ou próteses fixas de três elementos dos pseudo-incisivos laterais aos primeiros pré-molares de cada lado).
 - Benefícios: excelente estética, conveniente, previsível.
 - Riscos: altamente invasivo, técnica sensível, possível envolvimento endodôntico futuro dos dentes preparados, custo mais elevado.

Isoladamente, nenhuma das opções supracitadas resolve todos os objetivos do tratamento. Para chegar ao plano de tratamento definitivo, é necessário utilizar mais de uma das opções consideradas. Após avaliar essas quatro opções, a paciente optou por (2) (clareamento) e (4) (solução protética). Utilizando uma abordagem baseada em evidências, é preciso tecer as seguintes considerações:

- Erudição clínica: conhecimento, habilidade e experiência. Foi decidido manter o esquema oclusal existente – função de grupo de ambos os lados. Além disso, optou-se por facetas laminadas de porcelana, em vez de coroas totais, devido à guia anterior ser muito íngreme, sendo que o deslizamento protrusivo sobre dentes naturais assegura uma melhor função em longo prazo.
- Pesquisas científicas sólidas: o clareamento é uma modalidade previsível quando empregada em casos bem selecionados. As facetas lamina-

das de porcelana também são previsíveis utilizando-se o protocolo de cimentação adesiva. De modo a maximizar a estética, foi selecionada a prótese fixa de porcelana pura de alúmina (In-Ceram, Vita), a qual apresenta uma taxa razoável de sucesso clínico em longo prazo nas regiões anteriores da boca (ver Capítulo 3).

- Necessidades e vontades da paciente: o plano de tratamento foi finalizado uma vez que a paciente expressou seus desejos. Ela foi totalmente contra as intervenções cirúrgicas e não desejava um tratamento demorado devido às falhas que já haviam acontecido no passado. Visto que a linha do sorriso era baixa, houve a decisão por aceitar os zênites gengivais mais apicais dos pseudo-incisivos laterais. A paciente também mostrou-se inflexível quanto à melhora da cor dos dentes inferiores.

Tratamento

A seqüência do tratamento é a seguinte:

(1) Conseguir saúde e estabilidade periodontal através da profilaxia e de instruções de higiene bucal.
(2) Confeccionar moldeiras para clareamento e permitir uma estabilização da cor por 3 a 4 semanas antes da determinação da cor final.
(3) Comunicar-se com o ceramista para uma análise detalhada da cor e da estética por meio de enceramento diagnóstico, fotografias e conversa com a paciente.
(4) Preparar os incisivos centrais para facetas laminadas de porcelana, e preparo para prótese parcial fixa dos pseudo-incisivos laterais aos primeiros pré-molares de cada lado. Utilizar restaurações temporárias para manter a saúde, a forma, a oclusão, a fonética e criar lojas ovais para os pônticos dos caninos ausentes (Figuras 1.30 a 1.32).
(5) Verificar a cor após o preparo dos dentes, especialmente para as facetas laminadas dos incisivos centrais (Figura 1.33).
(6) Uma vez saudáveis e estáveis as margens gengivais, fazer a moldagem final dos preparos com posterior montagem no articulador, utilizando arco-facial e registro oclusal (Figura 1.34).
(7) No laboratório de prótese, vazar dois modelos de gesso; manter um deles sem troquelamento para confirmar o perfil de emergência e o contorno cervical; o outro modelo, troquelado, é montado no articulador para a confecção das próteses definitivas (Figuras 1.35 e 1.36).
(8) Provar as restaurações, checar a adaptação, a oclusão fonética e a estética (Figuras 1.37 e 1.38). Nesse caso, as seguintes anomalias foram aparentes (Figura 1.39):
   (i) Inclinação axial incorreta do pôntico direito e do pseudo-incisivo lateral esquerdo.
   (ii) Discrepâncias nos aspectos vestibular e palatal do preparo do 14 e nos aspectos palatais dos preparos do 22 e do 24.
   (iii) A paciente requisitou a remoção dos pigmentos interproximais entre os pseudo-incisivos laterais e os caninos e uma redução no croma dos pigmentos cervicais.
(9) Como as discrepâncias cervicais da armação de alúmina não podem ser corrigidas pelo acréscimo de porcelana, foram confeccionadas novas próteses. O resultado é apresentado na Figura 1.40, na qual estão corrigidas as aberrações descritas anteriormente.
(10) As restaurações foram cimentadas por meio de técnica adesiva com cimento resinoso.
(11) A situação pós-operatória apresenta saúde periodontal impecável e integração estética entre as facetas laminadas de porcelana e as próteses parciais fixas (Figuras 1.41 a 1.43). Os objetivos originais do tratamento foram alcançados da seguinte forma:

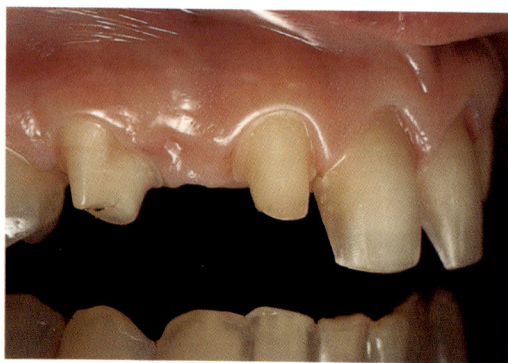

Figura 1.30   Vista lateral direita dos preparos dentários.

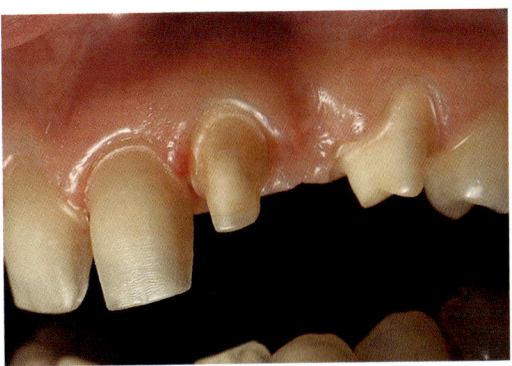

Figura 1.31 Vista lateral esquerda dos preparos dentários.

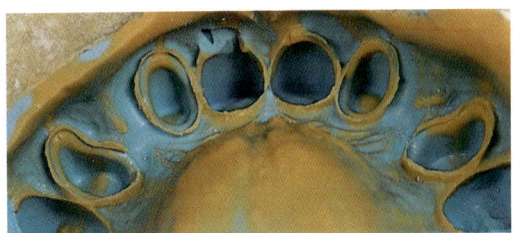

Figura 1.34 Moldagem definitiva da arcada superior com silicona de adição (Provil Novo, Heraeus Kulzer).

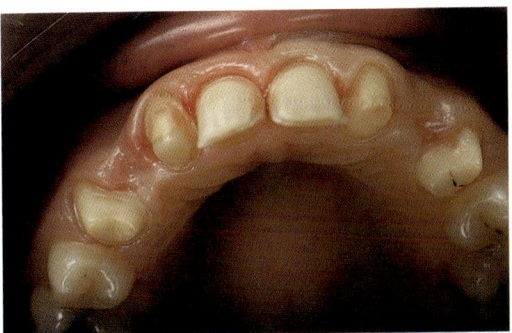

Figura 1.32 Vista oclusal dos preparos dentários.

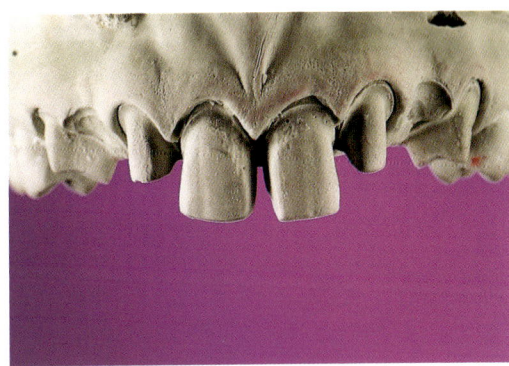

Figura 1.35 Modelo mestre não-troquelado.

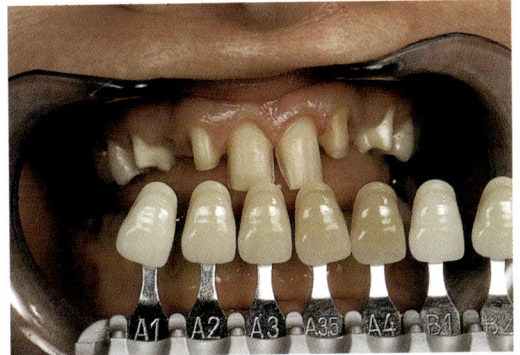

Figura 1.33 Análise da cor após o preparo dentário utilizando a escala Vita Classic.

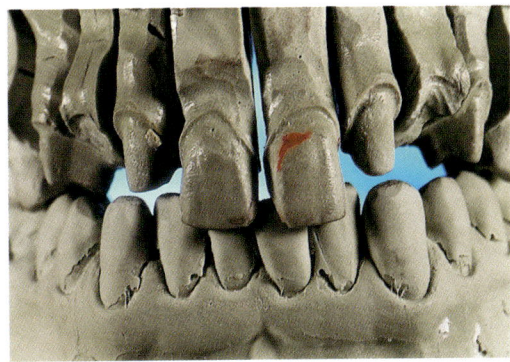

Figura 1.36 Modelo troquelado e antagonista montados no articulador semi-ajustável.

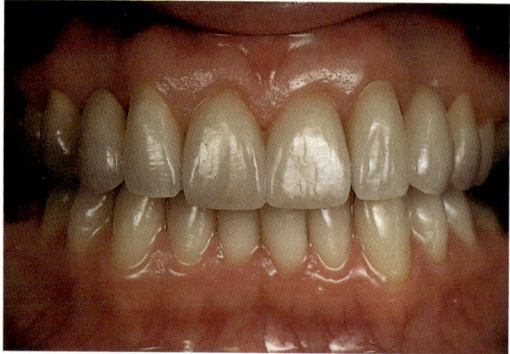
Figura 1.37 Prova da restauração definitiva (vista vestibular).

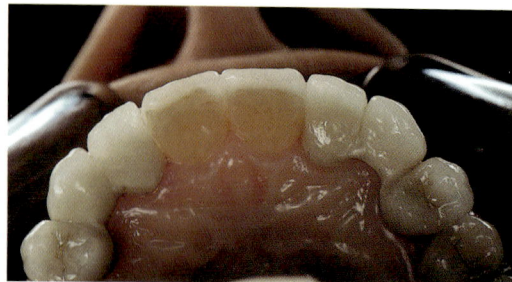
Figura 1.38 Prova da restauração definitiva (vista oclusal).

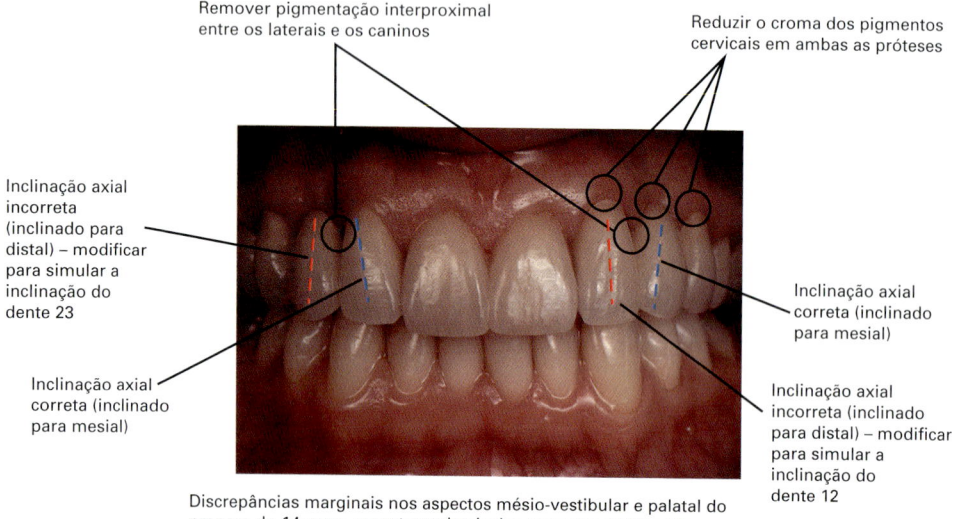
Figura 1.39 Avaliação da estética e as falhas técnicas na fase de prova.

Remover pigmentação interproximal entre os laterais e os caninos

Reduzir o croma dos pigmentos cervicais em ambas as próteses

Inclinação axial incorreta (inclinado para distal) – modificar para simular a inclinação do dente 23

Inclinação axial correta (inclinado para mesial)

Inclinação axial correta (inclinado para mesial)

Inclinação axial incorreta (inclinado para distal) – modificar para simular a inclinação do dente 12

Discrepâncias marginais nos aspectos mésio-vestibular e palatal do preparo do 14 e nos aspectos palatais dos preparos do 22 e 24

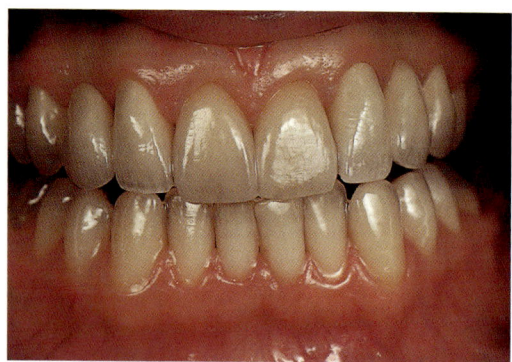
Figura 1.40 Vista após o tratamento, depois de corrigidas as falhas observadas na fase de prova.

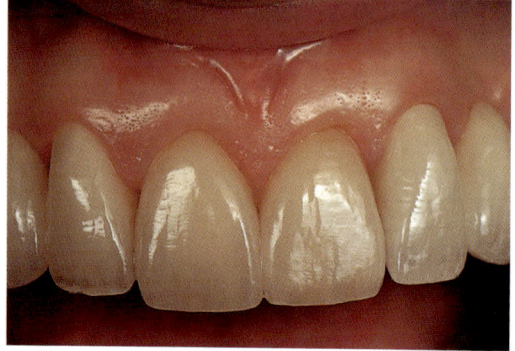
Figura 1.41 Vista 1:1 após o tratamento mostrando a melhora estética e a integração perfeita entre as facetas laminadas e as próteses fixas cerâmicas, com uma região periodontal saudável.

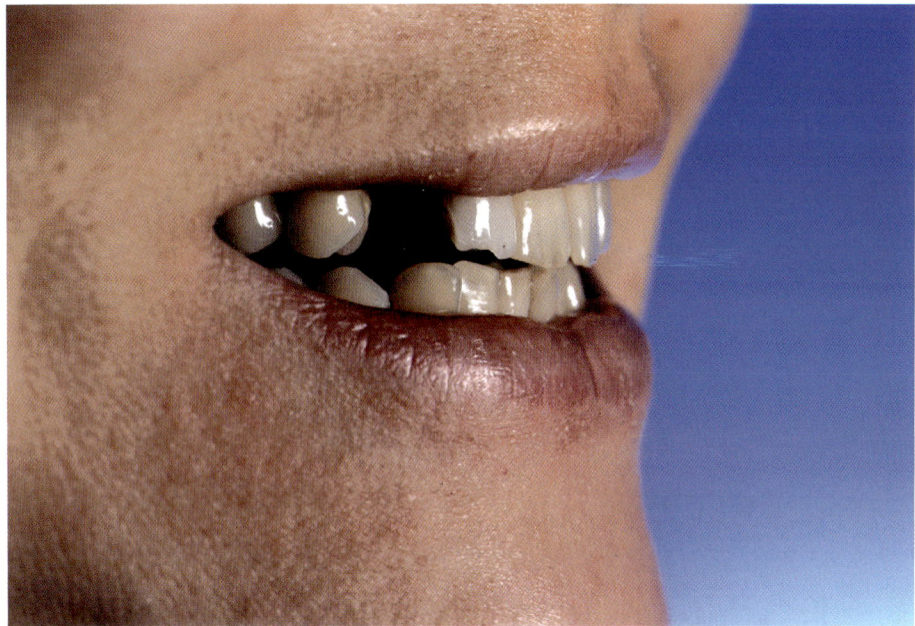

Figura 1.42 Vista dentofacial lateral antes do tratamento.

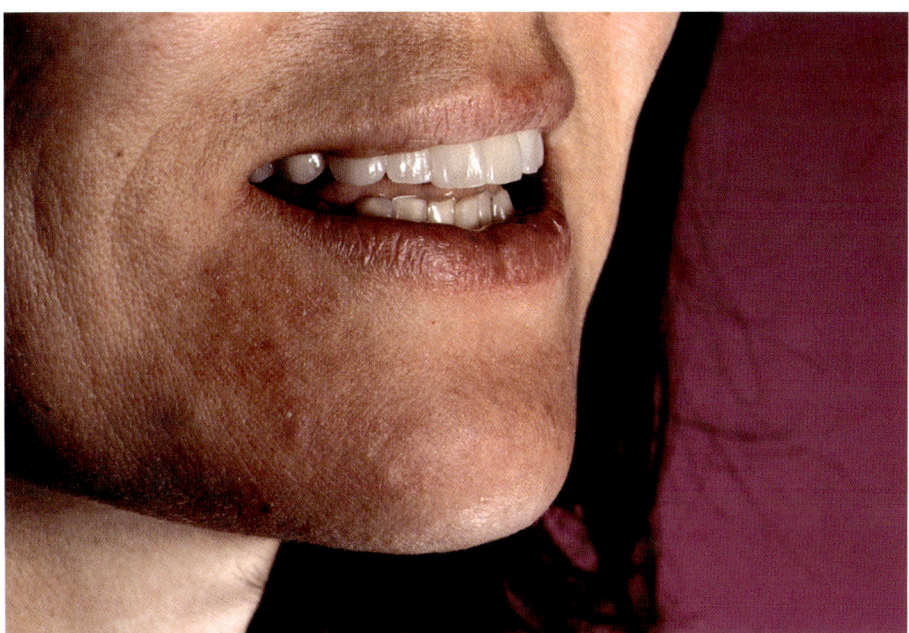

Figura 1.43 Vista dentofacial lateral após a conclusão do tratamento.

(i) Manutenção do esquema oclusal existente.
(ii) Dominância dos incisivos centrais superiores.
(iii) Pseudo-incisivos laterais mais estreitos.
(iv) Zênites gengivais mais apicais dos pseudo-incisivos laterias escondidos pelo sorriso baixo.
(v) Reposição dos caninos perdidos.
(vi) Melhora da cor dos dentes inferiores.

O plano de tratamento supracitado seguiu três passos seqüenciais, conseguindo saúde periodontal, função oclusal, fonética e estética da região anterior (a tríade SFE), que são tema do próximo capítulo.

Referências bibliográficas

[1] Payne, S.H. (1968) Knowledge and skills in the practice of prosthodontics. *J Pros Dent*, **20(3)**, 255-257

[2] Misch, C.E. (1990) Division of available bone in implant dentistry. *Int J Oral Implantol*, **7**, 9-17

[3] Glick, M. (2005) Scope of practice: A matter of skills, knowledge and erudition. *JADA*, **136**, 430-431

[4] Axelsson, P., Lindhe, J. and Nystrom, B. (1991) On the prevention of caries and periodontal disease. Results of a 15-year longitudinal study in adults. *J Clin Periodontol*, **18**, 182-189

[5] Persson, G.R., Mancl, L.A., Martin, J. and Page, R.C. Assessing periodontal disease risk: a comparison of clinicians' assessment versus a computerized tool. *JADA*, **134**, 575-582

[6] Page, R.C., Martin, J.A. and Loeb, C.E (2004) Use of risk assessment in attaining and maintaining oral health. *Compendium*, **25(9)**, 657-669

[7] Robbins, J.W. (1998) Evidence-based dentistry: What it is, and what does it have to do with practice? Anecdote vs. data – a case for evidence-based decision making. *Quintessence Int*, **29(12)**, 796-799

[8] Sackett, D.l., Rosenberg, WM., Gray, J.A., Haynes, R.B. and Richardson, W.S. (1996) Evidence based medicine: what it is and what it isn't. *Br Med J*, **312**, 71-72

[9] McGuire, M.K. and Newman, M.G. (1995) Evidence based periodontal treatment I. A strategy for clinical decisions. *J Periodontics Restorative Dent*, **15**, 71-83

[10] Newman, M.G. (1998) Improved clinical decision making using the evidence-based approach. *JADA*, **129**, 4-8

[11] Ahmad, 1. (2004) *Digital and Conventional Dental Photography: A Practical Clinical Manual*. Quintessence Publishing Co. Inc., Chicago

[12] Bain, C. (2004) Treatment planning in general dental practice: Case presentation and communication with the patient. *Dental Update*, **March**, 72-82

[13] Mills, E.J. (2002) A clinical method for the diagnosis and treatment planning of restorative dental patients. *J Oral Implantol*, **28(3)**, 122-127

[14] Bader, J.D. and Ismail A.I. (1999) A primer on outcomes in dentistry. *J Publ Health Dent*, **59**,131-135

[15] Axelsson, P., Paulander, J., Svardstrom, G. and Kaiser, H. (2000) Effects of population based preventive programs on oral health conditions. *J Parodontol Implantol Orale*, **19**, 255-269

[16] Drago, C.J. (1996) Clinical and laboratory parameters in fixed prosthetic treatment. *J Prostbet Dent*, **76**, 233-238

A tríade saúde, função e estética

2

O tratamento dentário pode ser definido sucintamente por meio da tríade saúde, função e estética (SFE). O objetivo principal da terapia é a resolução da doença, resultando em um estado de bem-estar. É importante notar a hierarquia dessa tríade: a obtenção da saúde, seguida pela função e, após, pela estética. Podemos alcançar a saúde sem que haja função ou estética, assim como saúde e função são possíveis sem que haja estética. No entanto, a estética não é viável se as duas primeiras não estiverem presentes.

A título de ilustração, considere os exemplos a seguir. A extração de um incisivo lateral após o prognóstico fatal por infecção do periápice restabelece a saúde, mas não a função ou a estética (Figura 2.1). Da mesma forma, restaurações de amálgama de prata nas faces vestibulares dos incisivos inferiores devolvem a saúde e a função, mas são claramente antiestéticas (Figura 2.2). Diferentemente, uma coroa lindamente confeccionada para um dente anterior sem antes tratar os problemas periodontais e oclusais está fadada ao fracasso. A coroa do incisivo lateral esquerdo é esteticamente aceitável, mas, apesar disso, devido à ausência de saúde periodontal ou à desarmonia oclusal, é percebida como antiestética (Figura 2.3). Além disso, devido a esse comprometimento, fraturas, decimentação ou doença periodontal irão provocar o fracasso da restauração. No último caso, a seqüência de tratamento deve iniciar resolvendo os problemas periodontais e oclusais (saúde e função), antes da confecção da coroa definitiva.

A seqüência clínica da tríade SFE é certeza de durabilidade, longevidade e sucesso de todos os tratamentos dentários. A discussão a seguir descreve, em linhas gerais, os componentes da tríade SFE (Figura 2.4).

Saúde

Após tratar as patologias de tecidos moles e mineralizados mais importantes, o próximo passo é alcançar um estado de saúde da dentição e do periodonto. A busca pela saúde de um dente pode envolver a remoção de cáries, a substituição de restaurações deficientes, a investigação de lesões endodônticas ou a resolução de disfunções oclusais associadas ou não a patologias de ATM. Em conjunto com o saneamento desses problemas, a saúde periodontal também é essencial para a manutenção de um dente. O grau de cura do tecido mole depende da constituição do paciente, de doenças sistêmicas, da gravidade da lesão e do grau de trauma dentário durante os procedimentos restauradores.

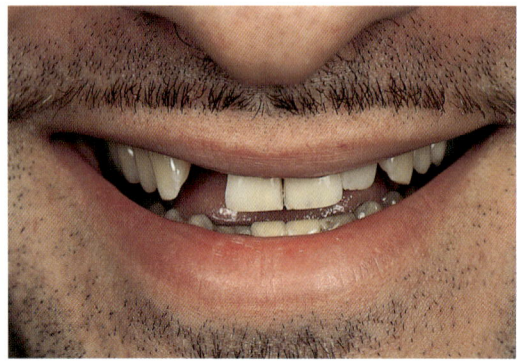

Figura 2.1 A ausência do incisivo lateral superior pode representar saúde, mas também função e estética deficientes.

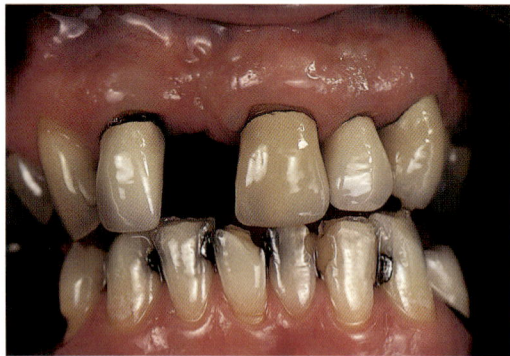

Figura 2.2 Restaurações de amálgama de prata nos incisivos inferiores representam saúde e função, mas são antiestéticas.

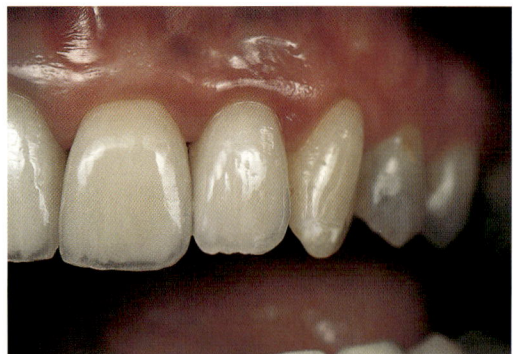

Figura 2.3 A coroa do incisivo lateral esquerdo é estética, mas não apresenta saúde periodontal devido à inflamação marginal.

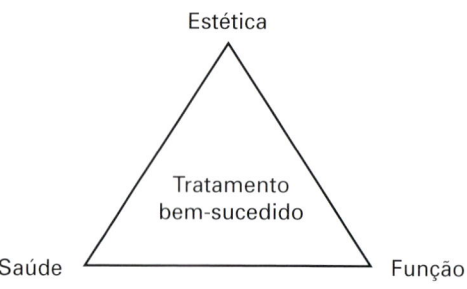

Figura 2.4 A tríade SFE.

Este capítulo se concentra nos aspectos oclusais e periodontais gerais, e os capítulos seguintes descrevem os protocolos para lesões específicas.

O periodonto

Antes de iniciar qualquer tratamento restaurador para recuperar a função e a estética, é essencial recuperar a saúde dos tecidos da cavidade bucal. Somente assim a reconstrução da estrutura dos dentes prejudicados pode ser conseguida, e mantida, de forma previsível.

Anatomia do periodonto

O periodonto é uma combinação de tecido mole e tecido mineralizado. No aspecto superficial, o tecido mole de cobertura está dividido entre a gengiva e a mucosa alveolar. A gengiva é a mucosa mastigatória, estendendo-se desde a margem gengival livre e terminando apicalmente na junção mucogengival, onde se torna a mucosa alveolar (Figura 2.5). A gengiva é ceratinizada e dividida em gengiva livre e gengiva aderida, cujas texturas variam de uma aparência altamente pontilhada a lisa. Por vezes, é evidente uma elevação da margem gengival livre, chamada de sulco gengival (Figura 2.6). As gengivas livre e aderida apresentam imensas variações em suas dimensões lineares (largura), espessura (vestibulolingual), textura (intensidade do pontilhado) e cor (intensidade da cor rosa e/ou da pigmentação fisiológica) (Figuras 2.7 a 2.9). A largura da gengiva aderida varia de 0,5 a 8 mm, e sua espessura, desde a parte livre até a aderida, diminui de 1,56 mm até 1,25 mm, resultando em uma média de 1,41 mm. Movendo-se dos dentes anteriores

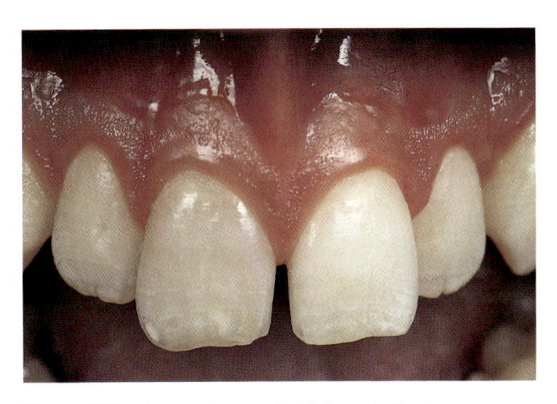

Figura 2.5 Anatomia superficial do periodonto.

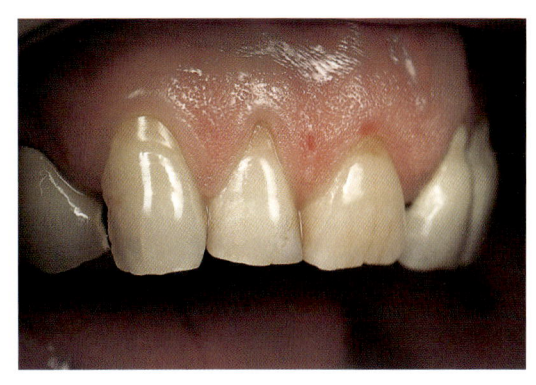

Figura 2.8 Gengiva aderida altamente pontilhada.

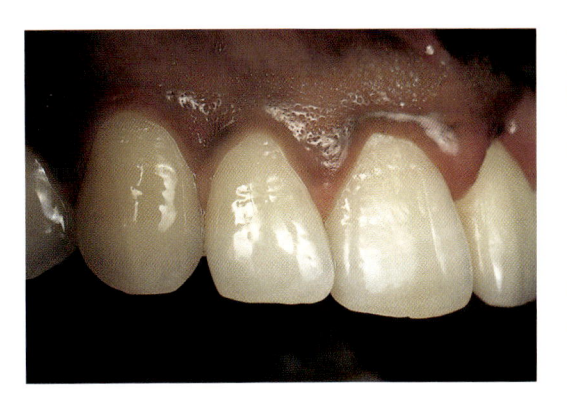

Figura 2.6 A elevação da margem gengival livre é chamada de sulco gengival.

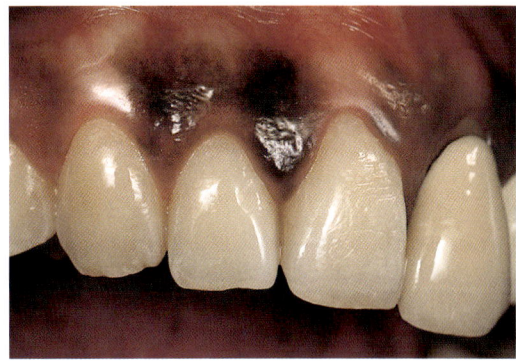

Figura 2.9 Gengiva aderida pigmentada por melanina.

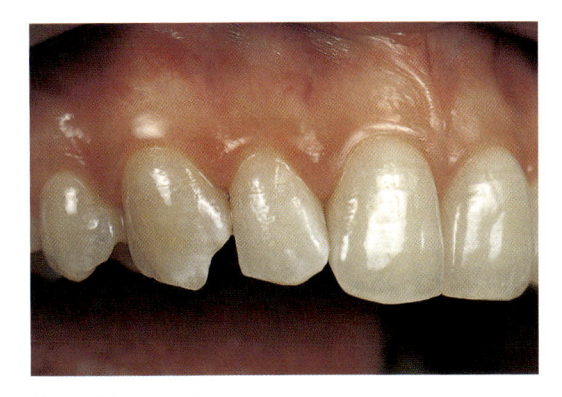

Figura 2.7 Gengiva aderida lisa.

para os posteriores, a largura diminui, enquanto a espessura aumenta.[1] Outra correlação é que a gengiva aderida mais larga e grossa está associada a um sulco gengival mais raso.[2]

A função da gengiva aderida, que é mais resiliente do que a mucosa alveolar não-ceratinizada, é resistir ao trauma mastigatório habitual. Quando há redução da sua largura, após procedimentos cirúrgicos ou colocação de implantes, sua função fica comprometida. É controversa a necessidade de haver uma zona adequada de gengiva aderida ao redor de coroas implanto-suportadas (Figura 2.10). Algumas autoridades no assunto defendem que a ausência de uma zona aderida não provoca qualquer efeito adverso sobre a longevidade do implante.[3] No entanto, outros salientam a necessidade de uma zona de tecido mole (de, no mínimo, 1 mm

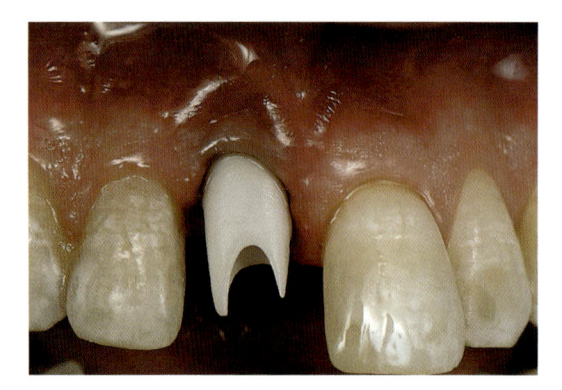

Figura 2.10 Ausência de gengiva aderida ao redor de um pilar cerâmico sobre implante (trabalho laboratorial de Jason Kim, Nova York).

Figura 2.11 O espaço biológico.

ao redor do dente natural e de 2 mm em implantes)[4] para evitar uma resposta inflamatória. De fato, sugere-se que enxertos de tecido mole aliviam a inflamação persistente ocorrida ao redor dos implantes.[5] O debate continua, mas parece prudente preservar uma zona ceratinizada de tecido mole ao redor de próteses implanto-suportadas, a fim de resistir ao trauma da impacção alimentar e dos procedimentos rotineiros de higiene, semelhante à existente nos dentes naturais.

Em secção transversal, o periodonto é composto por três tipos de tecido: epitélio, tecido conjuntivo e osso. A margem gengival livre constitui parte do sulco gengival, revestido internamente por epitélio não-ceratinizado ou paraceratinizado intacto. Esse sulco ou fenda tem, de um lado, a superfície dentária e, de outro, o epitélio sulcular. A dimensão linear do sulco varia de 0,26 a 6,03 mm, dependendo de numerosos fatores como o tipo de raiz, o local de medição, etc. Freqüentemente é 1 mm ou menos, sendo maior nas porções interproximais do que no lado vestibular. O epitélio juncional está localizado abaixo do sulco gengival e também apresenta variabilidade de tamanho entre 0,32 e 3,27 mm.[6] Uma característica única do epitélio juncional é que, se agredido por trauma cirúrgico ou bacteriano, prolifera rapidamente em direção apical em cerca de 5 dias.[7] O epitélio juncional recém-formado é mais longo, limitado somente pelo tecido conjuntivo mais abaixo. Entretanto, se a resposta inflamatória do tecido conjuntivo também estiver presente, isso provoca a lise desse tecido conjuntivo, que então torna-se incapaz de agir como barreira para retardar a migração apical do epitélio juncional. Tal processo continua até que o epitélio juncional encontre uma barreira intacta de tecido conjuntivo. Essa é a seqüência básica da formação da bolsa periodontal. É importante notar que o epitélio juncional pode estar localizado mais apicalmente à crista alveolar, sobre o cemento da superfície radicular. Outro ponto significativo é que o epitélio juncional é mais longo nos dentes com margens subgengivais de restaurações em comparação com dentes não-restaurados.

As fibras supracristais do ligamento periodontal formam a inserção conjuntiva, abaixo do epitélio juncional. A inserção conjuntiva varia de 0,29 a 1,84 mm, com uma média de 0,77 mm, sendo maior nos dentes posteriores do que nos anteriores. O tecido conjuntivo apresenta a menor variação, comparando suas dimensões às do sulco e do epitélio juncional, e a medida de 1 mm pode ser seguramente utilizada como guia clínico. Juntos, o epitélio juncional e a inserção conjuntiva formam uma bainha de tecido mole denominada espaço biológico (Figura 2.11).

O componente final do complexo dentogengival é o osso alveolar onde se aloja o dente, normalmente localizado mais para apical do que o epitélio juncional e a inserção conjuntiva. Em geral o alvéolo segue o contorno da junção amelocementária, de forma parabólica, com picos e vales que são mais exagerados nos dentes anteriores e menores nos dentes posteriores. No entanto, após a doença periodontal ou o trauma iatrogênico, a crista alve-

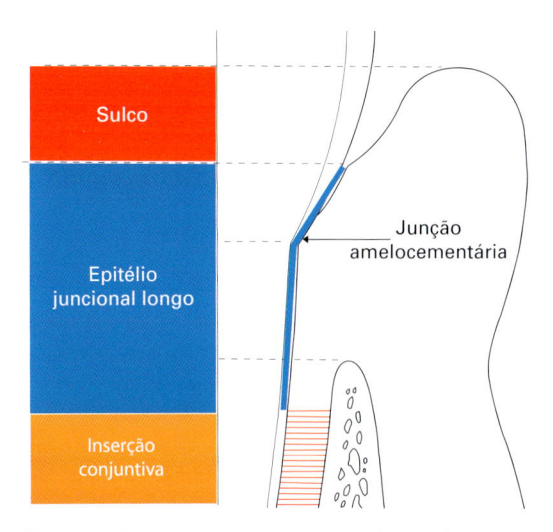

Figura 2.12 Epitélio juncional longo, apical à crista óssea alveolar.

Figura 2.13 Pontos de referência do complexo dentogengival.

olar pode estar localizada mais para coronal do que o epitélio juncional (Figura 2.12).

Espaço biológico

O espaço biológico tem muitos sinônimos, incluindo zona intermediária, bainha conjuntiva, barreira conjuntiva, escudo conjuntivo ou complexo juncional subcrevicular. Enquanto algumas denominações podem ser mais descritivas do que outras, o termo mais popular é espaço biológico. Ingber cunhou o termo "espaço biológico" em 1977[8] com base em uma pesquisa original de Gargiulo, Wentz e Orban, de 1961.[9] O conceito de espaço biológico observado por esses três autores foi baseado em autópsias e achados histológicos nos quais a média de profundidade do sulco foi de 0,69 mm; do epitélio juncional, de 0,97 mm; e da inserção conjuntiva, da junção amelocementária até a crista alveolar, de 1,07 mm. A soma das medidas do epitélio juncional mais a inserção conjuntiva (2,04 mm) é o espaço biológico (Figura 2.13). Desde sua introdução, a medida de 2,04 mm tem sido amplamente citada, relatada em revistas odontológicas e arraigada na mente dos cirurgiões-dentistas. O espaço biológico é a forma encontrada pela natureza para proteger as partes mais importantes do complexo dentogengival, o ligamento periodontal e a crista alveolar. É, na verdade, um escudo que suporta o trauma, mecânico e bacteriano, para assegurar a longevidade de um dente. Se este escudo é danificado ou violado inadvertidamente, sua função protetora é diminuída, colocando em risco a sobrevivência do dente.

A importância principal do espaço biológico é sua presença ao redor de todos os dentes saudáveis. Sua integridade é indicativa de saúde gengival, funcionando como guia para os procedimentos restauradores. Obviamente, é imperativo manter essa zona, e evitar que seja lesada, para que haja longevidade não só do dente, mas também da restauração dentária reparadora. Fisiológica e qualitativamente o espaço biológico é um conceito válido, mas houve muito debate no que se refere aos seus valores quantitativos. Assim, é muito importante o diagnóstico diferencial das variações clínicas do complexo dentogengival para que não ocorram imprevistos.

Espaço biológico: diagnóstico diferencial

A manutenção da integridade do espaço biológico é uma responsabilidade conjunta do paciente (higiene bucal), do cirurgião-dentista (trauma operatório, localização da margem da restauração) e do ceramista (restaurações precisas). A dimensão citada de 2,04 mm é uma média ideal, não sendo aplicável para cada segmento de todos os dentes. Além disso, mesmo violado, o espaço biológico se restabelece, embora com uma dimensão reduzida. Isso sugere que os 2 mm ideais não são essenciais para a saúde gengival, e que a mínima dimensão necessária para a manutenção da saúde ainda é desconhecida.[10] Também é importante notar a relação dos vários pontos de referência: epitélio juncional, junção amelocementária e crista alveolar. Normalmente, o epitélio juncional e a inserção conjuntiva estão localizados mais para coronal do que a crista alveolar.

Variações entre os tipos de dentes e em dentes restaurados

A dimensão do espaço biológico (epitélio juncional + inserção conjuntiva) varia de acordo com o tipo de dente. Existe um aumento progressivo no seu tamanho conforme nos deslocamos dos dentes anteriores para os posteriores. O tamanho médio é:

- Dentes anteriores: 1,75 mm
- Pré-molares: 1,97 mm
- Molares: 2,08 mm (quase o mesmo tamanho da famosa média de 2,04 mm)

Todas essas medidas são valores médios, indicando que pode existir um espaço biológico viável tão pequeno quanto 0,59 mm em dentes saudáveis. Existe outra variação: nos dentes restaurados o espaço biológico é maior do que nos dentes não-restaurados. Como foi dito anteriormente, o aumento do espaço biológico nos dentes restaurados, em geral, é devido ao alongamento do epitélio juncional, enquanto a inserção conjuntiva e o sulco gengival parecem manter-se constantes tanto em dentes restaurados como em dentes hígidos. Essa observação clínica independe do tipo de restauração.[11]

Variações populacionais

Em 85% dos indivíduos, a posição da crista alveolar está em relação normal com a junção amelocementária, com um sulco de 1 mm. Entretanto, em 13% da população, a crista alveolar e o epitélio juncional estão mais para apical, em uma relação relativamente normal, mas com um epitélio juncional longo (que, se violado, resulta em recessão gengival e na formação dos chamados "triângulos negros"). Finalmente, em 2% da população, tanto a crista alveolar quanto o epitélio juncional estão mais para coronal, em uma relação relativamente normal, mas com epitélio juncional menor e sulco gengival mínimo ou inexistente. Em tais circunstâncias, deve-se evitar a colocação subgengival da margem de uma coroa protética, pois certamente violará o espaço biológico.

Localização apical do epitélio juncional

Outra situação é quando o epitélio juncional está localizado apicalmente à crista alveolar. Essa é uma seqüela de episódios periódicos de periodontite ou de alguma intervenção cirúrgica. Após episódios de periodontite e cura subseqüente, a proliferação apical do epitélio juncional longo saudável ocorre antes da formação do tecido conjuntivo. Da mesma forma, após a curetagem cirúrgica, sem que haja enxerto ósseo ou colocação de membranas, o epitélio pode migrar apicalmente antes de o tecido conjuntivo ou ósseo ter chance de se recuperar.

Erupção passiva e passiva alterada

Outros fatores a considerar são a erupção passiva e a erupção passiva alterada, sendo que ambas podem causar confusão no momento de decidir pela localização da margem das restaurações. A erupção passiva é evidente em pacientes idosos, nos quais o complexo dentogengival migra apicalmente, resultando em recessão, mas mantém uma relação normal entre a junção amelocementária e a crista alveolar. Já foi muito discutido o fato de esse fenômeno ser um processo fisiológico ou patológico. A explicação fisiológica diz que a recessão faz parte do processo de envelhecimento e que a migração do complexo dentogengival é uma ocorrência normal. Por outro lado, a explicação patológica diz que, durante a vida do indivíduo, ele sofre episódios de inflamação gengival aguda e crônica, com a migração apical da crista alveolar. É irrelevante saber qual dessas explicações está correta, mas sabe-se que o resultado é a recessão gengival.

A erupção passiva alterada (ou retardada) é evidente quando o epitélio juncional não migra apicalmente, resultando em um epitélio juncional longo com uma coroa clínica curta, mas com uma relação normal entre a junção amelocementária e a crista alveolar. Esta normalmente ocorre durante a erupção dos dentes permanentes e, ao longo do tempo, o epitélio juncional estabelece uma relação normal com a crista alveolar (Figura 2.14). O não-diagnóstico dessa condição, com o posicionamento inadequado da margem gengival

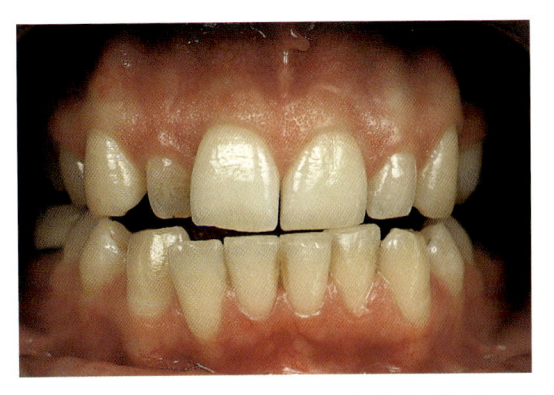

Figura 2.14 Erupção passiva alterada do incisivo lateral superior direito.

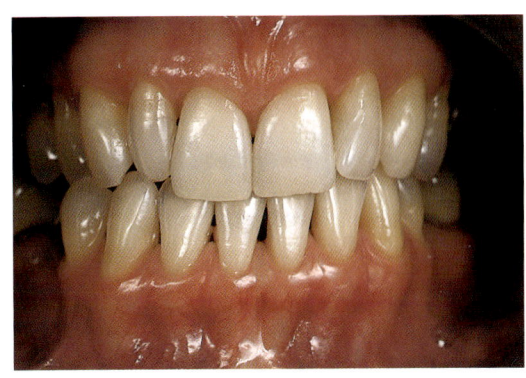

Figura 2.16 Biótipo periodontal fino e festonado.

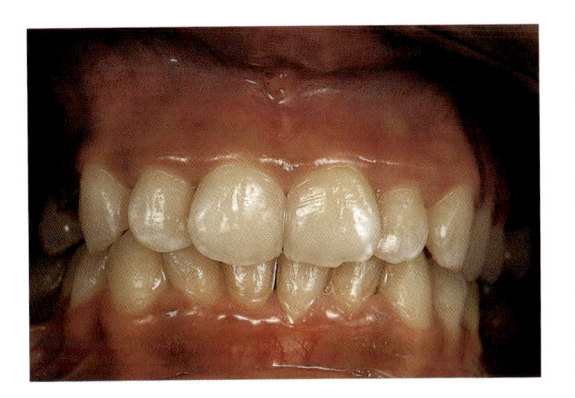

Figura 2.15 Biótipo periodontal espesso e plano.

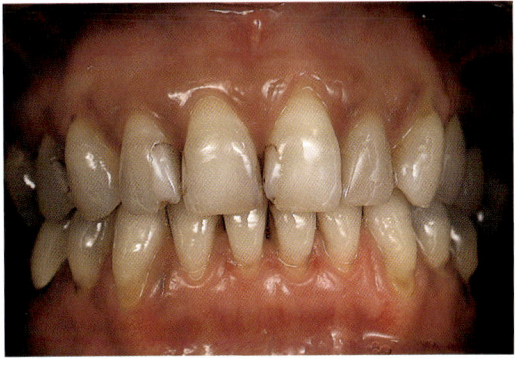

Figura 2.17 Biótipo periodontal altamente festonado.

da coroa, pode causar recessão gengival, levando à exposição da margem da prótese.

Bioformas e biótipos periodontais

Além do espaço biológico, outro fator a considerar antes de realizar uma restauração dentária é a bioforma e o biótipo periodontal do paciente. Esses dois elementos influenciam as modalidades de tratamento e o tipo de resposta cicatricial prevista.

A forma dos festões gengivais é determinada pela posição e morfologia dos dentes. Estes são classificados em três formas básicas: quadrados, ovais e triangulares. Essas três formas básicas determinam a topografia gengival em espessa e retilínea, fina e festonada e muito festonada (Figuras 2.15 a 2.17).[12] A arquitetura do osso alveolar subjacente (distância do pico da crista interproximal até o pico da região vestibular média) das três diferentes bioformas periodontais é mostrada na Tabela 2.1.

O tipo de festonado mais plano é prevalente em 85% da população, e o tipo fino, em 15% dos casos. O tipo espesso e mais plano está associado a uma aparência densa e fibrosa e, se manipulado ou

Tabela 2.1 Formas periodontais

Forma periodontal	Distância média do pico da crista interproximal até o pico da crista vestibular ou lingual (mm)
Plana	2,1
Festonada	2,8
Altamente festonada	4,1

violado por procedimentos cirúrgicos, reage com a formação de bolsas periodontais. Por outro lado, o tipo mais fino e de festonado mais marcado tem uma aparência lisa, com uma menor quantidade de mucosa mastigatória aderida, o que predispõe a deiscências e fenestrações. O traumatismo desse tipo de periodonto normalmente resulta em recessão gengival.

O significado clínico do tipo de periodonto é que a violação do espaço biológico nos tipos mais espessos provoca a formação de bolsas, enquanto nos tipos finos espera-se a recessão gengival (Figuras 2.18 e 2.19). Se uma coroa com terminação subgengival invade o espaço biológico em um periodonto do tipo mais fino, a recessão gengival irá expor a interface dente-coroa e comprometer a estética em pacientes com sorriso alto. Esse fato é particularmente significativo na região interproximal quando a distância da crista alveolar ao ponto de contato é igual ou menor do que 5 mm, provocando o preenchimento incompleto do espaço interproximal pela gengiva (triângulos negros).[13] A forma do dente também determina a quantidade de osso interproximal entre os dentes. No tipo festonado fino, os dentes são triangulares com raízes cônicas afiladas, e o volume de osso interproximal é maior (Figuras 2.20 e 2.21). Diferentemente, no tipo espesso e plano os dentes mais quadrados apresentam raízes mais cilíndricas, reduzindo o espaço disponível para o volume ósseo interproximal. Por essa razão, a perda óssea no tipo festonado fino é maior e mais ampla, provocando recessão gengival pronunciada em comparação com os tipos espessos e planos, nos quais a perda óssea resulta na formação de bolsas.

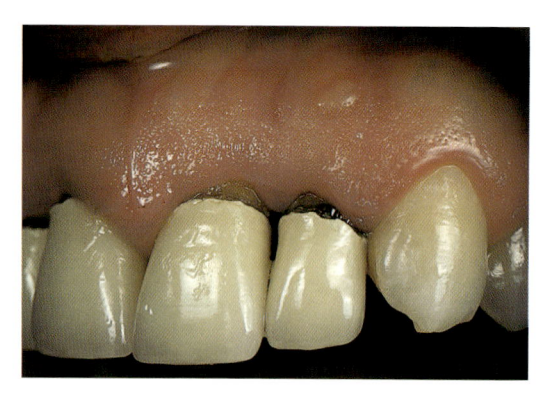

Figura 2.18 Formação de bolsa no biótipo espesso devido a coroas deficientes (note o abscesso associado ao incisivo lateral esquerdo).

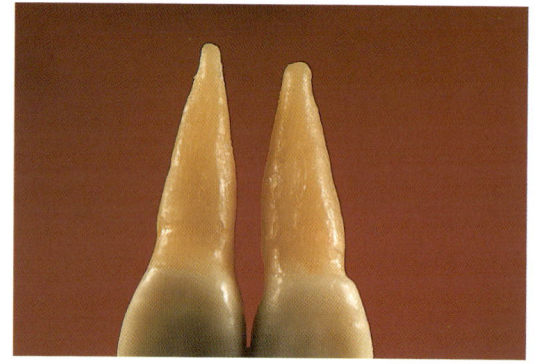

Figura 2.20 Dentes triangulares apresentam raízes cônicas com maior volume de osso interproximal.

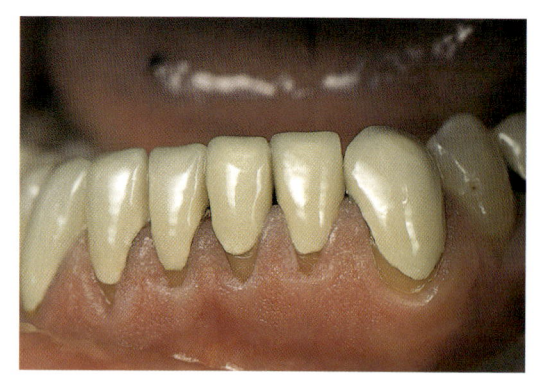

Figura 2.19 Recessão gengival em coroas deficientes no biótipo fino.

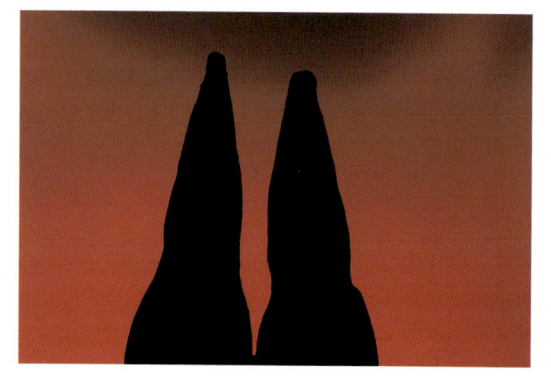

Figura 2.21 Contorno de dentes triangulares e raízes cônicas, enfatizando o maior volume de osso interproximal.

Implicações restauradoras

No tratamento dentário, a avaliação do espaço biológico e do biótipo periodontal são necessárias para as seguintes modalidades terapêuticas:

- Procedimentos restauradores
- Aumento cirúrgico de coroa clínica
- Implantes

Procedimentos restauradores

Os procedimentos restauradores englobam restaurações intra e extracoronárias (diretas ou indiretas) que abordam ou invadem o complexo dentogengival. O espaço biológico não é clinicamente visível, sendo propostas várias referências para especular sua localização e tamanho.[14] Basicamente, existem duas escolas de pensamento que se concentram em referências anatômicas definidas. Os dois pontos de referência propostos são a crista alveolar ou a margem gengival livre saudável e estável.

A explicação para considerar a crista alveolar é a seguinte: o tamanho médio do espaço biológico é de 2 mm, verificado histologicamente; entretanto, essa dimensão não considera as variações clínicas. Muitos autores e profissionais recomendam que as margens das restaurações e procedimentos sejam posicionados 2 a 3 mm mais para coronal do que a crista alveolar, assegurando a integridade do espaço biológico.[15] Quando esse método é utilizado, o diagnóstico diferencial e o exame das variações individuais são essenciais para evitar a invasão do epitélio juncional ou, pior, da inserção conjuntiva.

Um ponto de referência alternativo é a margem gengival livre saudável, colocando-se as terminações 0,5 mm para dentro do sulco.[16] A explicação para esse método é a utilização de um ponto de referência tangível, em oposição a uma referência fisiológica ou histológica para o espaço biológico. Obviamente, esse método evita a invasão do espaço biológico, já que as margens das restaurações estarão, sem dúvida, localizadas coronalmente ao epitélio juncional. No entanto, essa abordagem apresenta desvantagens. Em pacientes com biótipo periodontal fino ou com erupção passiva alterada, a recessão gengival pós-restauração pode expor a interface coroa/dente, fato significativo quando a linha de cimentação da coroa apresenta escurecimento e o sorriso é alto. Concluindo, ambos os métodos oferecem benefícios e limitações, mas a chave para o sucesso é a avaliação individual de cada paciente antes de optar pela utilização da crista alveolar ou da margem gengival como ponto de referência.

Aumento cirúrgico de coroa clínica

Quando o tratamento envolve o aumento de coroa clínica ou a colocação de implantes, é essencial a avaliação do biótipo periodontal e do espaço biológico. Para os procedimentos de aumento da coroa clínica, é essencial uma barreira de tecido mole para a estabilidade da margem gengival livre e a saúde do periodonto.[17] Nesses procedimentos, é difícil utilizar como referência a margem gengival livre após a elevação do retalho e o trauma cirúrgico, que distorcem o tecido mole maleável. Embora o tamanho médio de 2 mm do espaço biológico não seja aplicável a achados clínicos em todos os dentes, é, entretanto, um guia útil para propósitos práticos. A variação discutida anteriormente pode, sem dúvida, ser incorporada ao plano de tratamento, mas, no aumento de coroa clínica, é recomendada uma distância mínima de 2 a 3 mm entre a crista alveolar e a localização proposta da margem gengival livre.

Implantes

De forma semelhante ao que acontece nos dentes naturais, os tecidos periimplantares saudáveis também possuem um espaço biológico. Essa bainha de tecido mole é um pré-requisito para uma arquitetura periodontal saudável ao redor da prótese implanto-suportada.[18] Nos implantes dentários, os tipos periodontais espessos e planos e os finos e festonados oferecem vantagens e desvantagens.

No biótipo periodontal fino e festonado, o volume interproximal de osso é maior devido à forma mais estreita e cônica das raízes. Essa é uma vantagem para assegurar a distância mínima necessária entre implante e dente ou entre implantes, que é de 1,5 mm e 3 mm, respectivamente (Figura 2.22). No entanto, como o tecido gengival é fino e delicado, o trauma inadvertido ou o posicionamento incorreto do implante predispõe à recessão gengival (exposição da interface implante/pilar) ou à formação dos desagradáveis "triângulos negros".

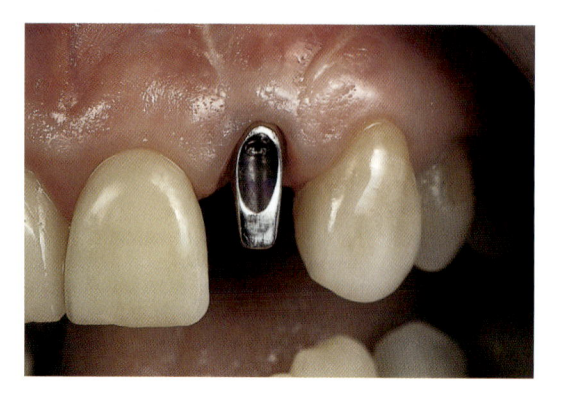

Figura 2.22 Implante (Replace Select, Nobel Biocare) no local do incisivo lateral esquerdo com 2 mm de espaço mesial e distal entre ele e os dentes adjacentes.

Nos biótipos espessos e planos, as raízes são mais amplas e cônicas, com uma redução do volume ósseo interproximal, deixando menos espaço entre os dentes adjacentes ou os implantes propostos. Ao considerar implantes nessas circunstâncias, a situação pode ser resolvida utilizando-se implantes mais estreitos associados a enxertos ósseos mésio-distais, ou enxerto ósseo pelo lado vestibular para compensar a falta de espaço mésio-distal para o implante.[19] A vantagem de um biótipo periodontal mais espesso deve-se à gengiva aderida mais encorpada e fibrosa, que reduz as chances de ocorrência de recessão gengival, ao contrário do que ocorre no biótipo mais fino e festonado.

Finalmente, as margens de qualquer restauração extracoronária (em dentes naturais ou sobre implantes) devem copiar as ondulações da junção amelocementária e da crista alveolar, com os picos mais coronais nas regiões interproximais e os vales mais apicais nos aspectos lingual/palatal e vestibular. A introdução de implantes festonados (Nobel Perfect, Nobel Biocare) e de implantes parabólicos é uma tentativa de imitar esses contornos naturais da junção amelocementária e da crista alveolar, com o objetivo de minimizar a perda óssea nas regiões interproximais que freqüentemente ocorre com os implantes de plataforma plana convencional.[20] Com o uso desses implantes de desenho mais moderno, a junção implantogengival simula a junção dentogengival.

Função

A discussão a seguir sobre a função considera que a saúde periodontal foi recuperada e mantida. A premissa básica da função é assegurar o conforto e a completa amplitude de movimentos. Ela é dividida em duas categorias: fonética e oclusão. A primeira é consenso na literatura odontológica, mas a segunda é alvo de incerteza e confusão entre os profissionais da odontologia.

Oclusão

A oclusão é desconcertante para os profissionais devido às seguintes razões:

- As crenças sobre oclusão sofreram profundas alterações no último século.
- Existem inúmeras teorias e, dependendo da literatura que se opta por seguir, a pesquisa é conflitante em suas várias conclusões.
- Há uma tendência a exagerar e complicar esse assunto, levando o público especializado à alienação e à especulação.

Na realidade, não existe oclusão ideal que seja aplicável para todos os indivíduos. A oclusão, como outros fatores físicos, é determinada geneticamente. Assim, prescrever um esquema teoricamente ideal é, na melhor das hipóteses, fútil e, no pior dos casos, prejudicial. A maioria das restaurações dentárias é realizada com conhecimento superficial da oclusão, mas apesar disso, sem dúvida, sofrem uma integração com a dentição do paciente. No entanto, as interferências oclusais não devem ser introduzidas de forma tão petulante, nem a oclusão deve ser encarada como supérflua. Pelo contrário, muitas falhas são evitáveis pelo manejo correto e cuidadoso dos fatores oclusais.

Em última instância, o profissional está ávido por guias práticos, aplicáveis ao cenário clínico. O propósito dessa discussão não é apresentar nuances acadêmicas para uma dissertação escolar, mas sim esclarecer conceitos básicos de oclusão relevantes para a prática diária.

A primeira ambigüidade é a terminologia, já que são empregados muitos sinônimos.[21] Para manter a simplicidade e a relevância clínica, utilizam-se a nomenclatura e as definições mais amplamente aceitas. São elas: oclusão cêntrica (OC), relação cêntrica (RC), lado de trabalho e lado de balanceio (contatos e interferências), guias (em lateralidade e anterior) e dimensão vertical de oclusão (DVO).[22]

Oclusão cêntrica

A OC é definida como a máxima intercuspidação dos dentes superiores e inferiores. Essa é, provavelmente, a posição oclusal mais significativa, pelas seguintes razões:

- A OC é facilmente reproduzível quando se pede ao paciente que morda com os dentes posteriores (Figura 2.23).
- A OC é a posição ideal para a dissipação das forças oclusais no ligamento periodontal, já que a carga está direcionada em sentido axial através dos dentes.
- A OC é um comportamento neuromuscular adquirido que representa o final do ciclo mastigatório com máxima força de excursão.

Conseqüentemente, uma restauração artificial deve ser moldada para integrar-se à OC, sendo esse o caso da maioria das restaurações realizadas rotineiramente pelos cirurgiões-dentistas. Considerando que a oclusão existente seja assintomática, sendo uma quantidade limitada de elementos restaurados (um ou dois) que não violam o equilíbrio oclusal existente, a OC é provavelmente a única posição oclusal que requer mais atenção. Especificamente, uma restauração confeccionada em OC não deve criar interferências, sobretudo em RC.

Relação cêntrica

A RC é a posição de fechamento mandibular na qual os côndilos estão mais encaixados nas respectivas fossas e o contato inicial é observado entre os dentes superiores e inferiores (Figura 2.24). A partir dessa posição, ocorre excursão protrusiva ou lateral da mandíbula para a OC. Em 90% da população, a OC não coincide com a RC sem efeitos deletérios.[23] Assim, os ajustes oclusais realizados antes do tratamento para acertar a OC com a RC não são garantidos nem justificados. No entanto, é necessário identificar a RC, juntamente com o primeiro contato entre os dentes antagonistas, pois em certas situações isso pode ser relevante. Isso é particularmente significativo quando se planeja um tratamento restaurador extenso, por exemplo, alterando a DVO, ou quando é evidente um grande deslizamento nos dentes anteriores que serão restaurados, ou na presença de um deslizamento entre RC e OC com o intuito de distalizar a mandíbula a fim de criar espaço lingual para coroas anteriores. Nesses casos, a RC é um ponto de partida ideal e reproduzível. Por fim, quando uma restauração envolve dentes que realizam o primeiro contato em RC, sua identificação e o ajuste oclusal antes do tratamento são benéficos, evitando que as próteses definitivas sofram forças oclusais nocivas.[24]

Contatos e interferências no lado de trabalho e no lado de balanceio

Os movimentos laterais da mandíbula criam dois lados, chamados de lado de trabalho (direção do movimento) e lado contralateral (oposto ao movi-

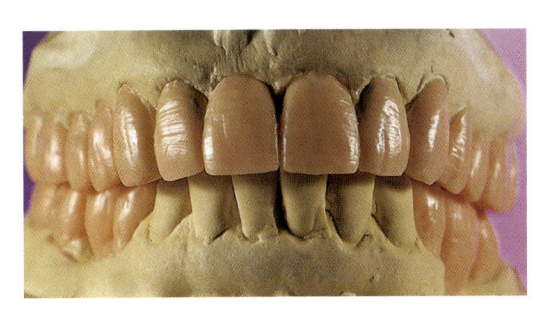

Figura 2.23 Encerramento diagnóstico em oclusão cêntrica (OC).

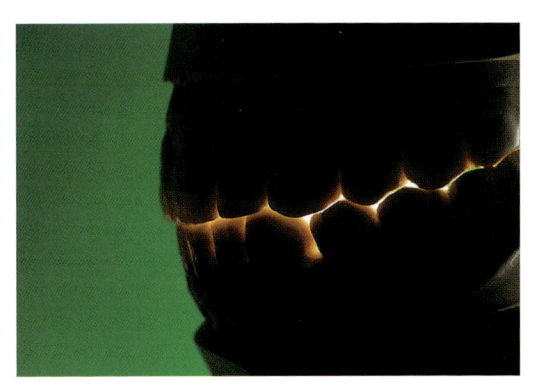

Figura 2.24 Contato inicial entre os primeiros molares em relação cêntrica (RC).

mento), ou lado de balanceio. Podem ocorrer contatos que guiam o movimento mandibular em ambos os lados, sendo este o caso da articulação balanceada para confecção de próteses totais superiores e inferiores. Nos pacientes dentados, a articulação balanceada é uma raridade, já que as forças laterais geradas, diferentemente das forças axialmente direcionadas da OC, impingem um estresse inadequado aos dentes. Essas forças oclusais excêntricas são prejudiciais para o sistema estomatognático, envolvendo dentes, periodonto, músculos mastigatórios e a ATM. Entretanto, a adaptação neuromuscular a essas forças torna tais interferências insignificantes e restaura o funcionamento fisiológico. Um problema potencial somente toma forma quando as restaurações planejadas envolvem essas interferências. Isso se aplica igualmente a restaurações unitárias e múltiplas. Nos casos de próteses que requerem o preparo do dente, as interferências são quase sempre eliminadas, mas isso resulta na redução do espaço interoclusal disponível para os materiais restauradores. O resultado são próteses muito volumosas e altas, que impedem o fechamento mandibular e a liberdade de movimentos nas excursões laterais. Nessas instâncias, é prudente identificar todas as interferências e realizar ajustes judiciosos antes do tratamento, estabilizando a oclusão, e só então proceder à restauração definitiva, assegurando-se de que os preparos tenham disponibilizado espaço interoclusal suficiente em OC e nas excursões laterais. Também é imprescindível evitar a introdução de novas interferências durante a reabilitação protética.

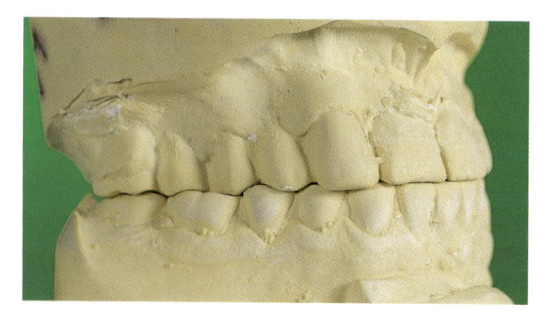

Figura 2.25 Modelos de estudo mostrando a função de grupo.

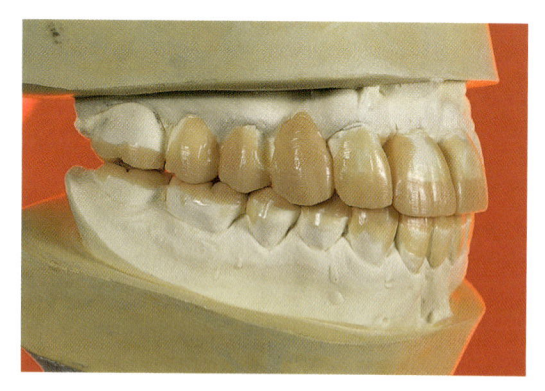

Figura 2.26 Enceramento diagnóstico do caso da Figura 2.25, restaurando a guia canina.

Excursões laterais

As excursões laterais são complicadas, mas, para simplificar, são divididas em laterais e anterior. A translação lateral resulta na guia para o movimento mandibular em um ou mais dentes. Em uma dentição saudável, esse movimento pode ser guiado pelo canino ou pela função de grupo (envolvendo mais de um dente, por exemplo, os pré-molares), mas também pode envolver os incisivos e molares (Figuras 2.25 a 2.27). Mais uma vez, a capacidade adaptativa biológica permite a harmonia, e a intervenção clínica é desnecessária. Quando se planejam próteses que envolvem os dentes guias, é preciso ter cuidado. Isso porque as forças geradas sobre os dentes guias são laterais e, assim, potencialmente

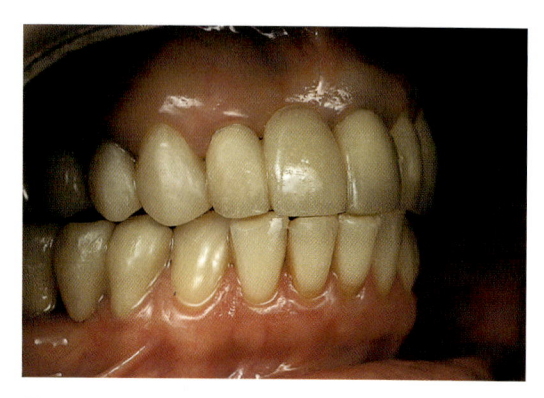

Figura 2.27 Guia incisal durante os movimentos excursivos mandibulares.

mais prejudiciais; elas podem resultar na fratura ou deslocamento das próteses ou em dano para o sistema estomatognático, incluindo disfunção da ATM, desgaste aumentado, mobilidade ou migração dos dentes antagonistas. Assim, a prótese planejada deve simular essa guia e ser suficientemente resiliente quando não for realizada alteração no esquema oclusal existente. Além disso, devem-se analisar os dentes preparados a fim de obter espaço interoclusal suficiente para o material restaurador, metal e/ou cerâmica, em todos os movimentos excursivos.

Outro aspecto a considerar é se o paciente mastiga predominantemente em direção vertical ou horizontal. A mordida vertical é preferível, já que as forças incidem em direção axial, em comparação com os padrões horizontais de mastigação, nos quais as forças não-axiais são prejudiciais. Nesses últimos padrões, o bruxismo é evidente, com perda da anatomia oclusal. A confecção de restaurações artificiais, especialmente cerâmicas, deve ser considerada com cautela até que o diagnóstico seja confirmado, e a ação prejudicial, estabelecida.

Se, no entanto, for necessária uma alteração drástica na oclusão por meio de restaurações extensas, o novo esquema deve ser planejado antes do início do tratamento. Idealmente, a guia canina é recomendada, já que provoca uma atividade muscular 30 a 40% inferior à provocada pela função de grupo.[25] Entretanto, quando um canino está comprometido (por problemas periodontais ou endodônticos), pode ser recomendada a mudança para função de grupo, a fim de distribuir a carga oclusal durante os movimentos laterais. Esse protocolo também é prudente quando um canino ausente é reposto por meio de prótese implanto-suportada. Como o implante não tem ligamento periodontal ou propriocepção, é prudente adotar a função de grupo para dissipar as forças pelos dentes naturais durante a excursão lateral.

Guia anterior

A guia anterior é o movimento protrusivo da mandíbula. Quando são planejadas restaurações estéticas para os dentes anteriores superiores e inferiores, a guia anterior é de extrema importância. Adaptar-se à guia existente é relativamente simples, mas quando a oclusão é reorganizada a guia anterior deve ser restabelecida. Uma guia íngreme provoca atividade muscular intensa, enquanto o inverso é verdadeiro para uma guia anterior mais plana (Figuras 2.28 a 2.31).[26] Conseqüentemente, um ângulo mais íngreme pode provocar a falha do cimento, fraturas em próteses de cerâmica pura, mobilidade dentária e dor na ATM. Uma guia anterior reduzida ou quase inexistente (sobremordida anterior incompleta) facilita as restaurações anteriores, mas complica as próteses posteriores, já que os dentes posteriores mantém contato durante as excursões. O oposto é verdadeiro para uma guia anterior íngreme, a qual facilita a confecção de próteses posteriores devido à desoclusão canina, mas cria complicações para coroas anteriores em virtude do espaço limitado entre os dentes anteriores superiores e inferiores.[27]

O ângulo da guia anterior e a direção das forças também influenciam no desenho das restaurações anteriores. Na dentição natural, mesmo quando os dentes inferiores contatam a face pa-

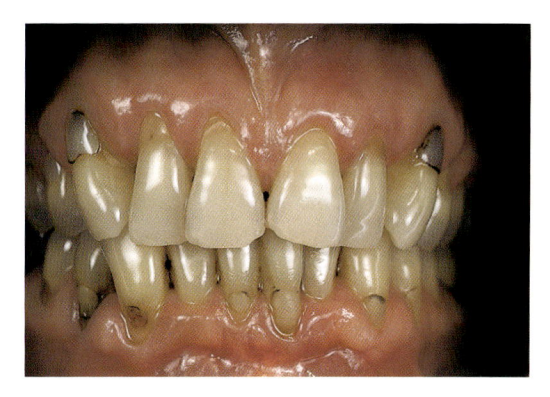

Figura 2.28 Guia anterior íngreme.

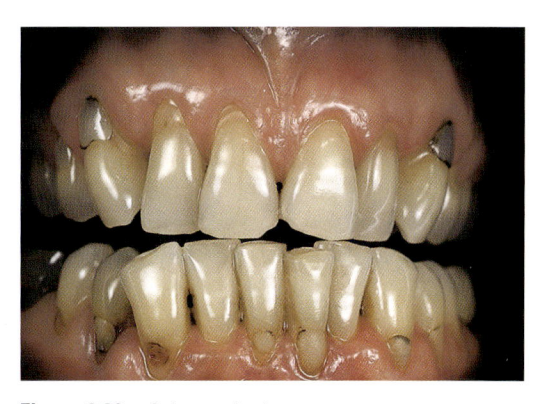

Figura 2.29 Guia anterior íngreme.

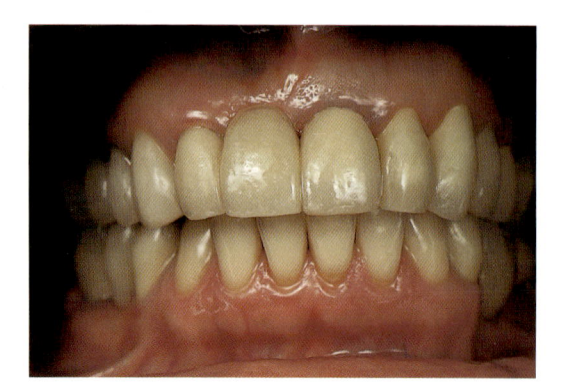

Figura 2.30 Guia anterior suave.

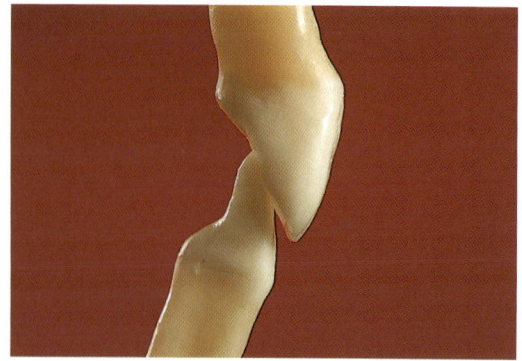

Figura 2.32 Contato do incisivo inferior na superfície palatina do incisivo superior em direção não-axial.

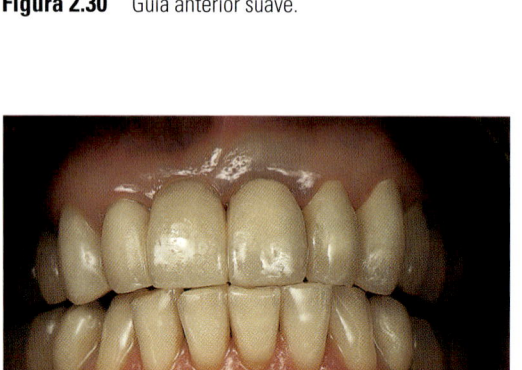

Figura 2.31 Guia anterior suave.

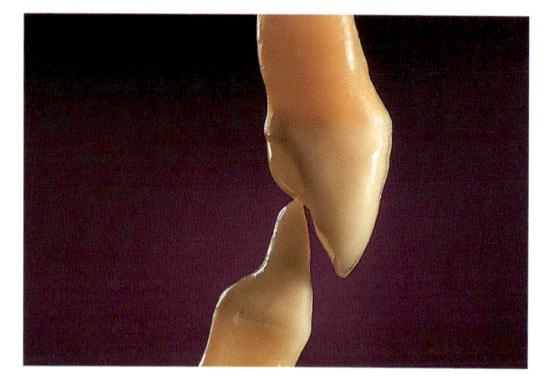

Figura 2.33 Adição de material restaurador na face palatina do incisivo superior para planificar o cíngulo e direcionar as forças do incisivo inferior em sentido axial.

latal dos dentes superiores em um ângulo fechado, a dentina e o esmalte dissipam as forças para o ligamento periodontal (Figura 2.32). Todavia, os materiais restauradores artificiais não possuem propriedades biomecânicas semelhantes às da dentina e do esmalte. Esses substitutos inferiores freqüentemente são incapazes de apresentar bom desempenho no ambiente bucal. No final, o elo mais fraco se rende; este pode ser o material restaurador (fratura, deslocamento), os dentes naturais antagonistas (fraturas, desgastes) ou o tecido mole ou mineralizado (patologias periodontais ou de ATM). Conforme mencionado anteriormente, se uma alteração oclusal está prevista (por exemplo, alteração dos esquemas oclusais ou aumento da DVO), é mais sábio conformar o cíngulo dos dentes superiores de modo que fique mais plano e manter contato perpendicular com os dentes mandibulares para direcionar as forças em um sentido axial, reduzindo o estresse sobre o material restaurador (Figura 2.33). Esse procedimento de redução da guia anterior de íngreme para plana também reduz o estresse muscular.

O protocolo a ser adotado é determinar os pontos de início e término do deslizamento anterior e assegurar a liberdade de movimentos com um ângulo menos fechado a fim de reduzir a atividade muscular.

Dimensão vertical de oclusão

Para melhorar a estética dentária, em algumas circunstâncias pode ser necessário aumentar a DVO, aspecto que merece muita atenção. Dois fatores requerem elaboração: a determinação e a alteração da DVO.[28]

Os métodos propostos para determinar a DVO existente incluem placas acrílicas noturnas, atividade neuromuscular, espaço funcional livre, posição das margens gengivais livres ou das junções amelocementárias dos dentes anteriores, pontos de referência faciais, análise cefalométrica e comprimento dos músculos mastigatórios. Quase todos esses métodos são limitados em suas conclusões, com resultados questionáveis.

A utilização de uma placa acrílica para certificar-se de que o aumento proposto da dimensão vertical pode ser tolerado é duvidosa, já que qualquer dor sentida pelo paciente normalmente desaparece depois de 1 a 2 semanas, independentemente do grau de elevação proposto. Devido à reprogramação neuromuscular, qualquer aumento na DVO é compensado por uma resposta adaptativa; assim, a medida da atividade muscular ou do espaço funcional livre se torna irrelevante.[29] Outro método é a medida da distância entre as margens gengivais livres ou as junções amelocementárias dos dentes anteriores superiores e inferiores (Figura 2.34). O ponto importante a considerar é que a DVO existente não é determinada pelos dentes anteriores, e sim pelos posteriores. Esse fato é claramente ilustrado pela erosão dos dentes anteriores em conseqüência de bulimia. Nessa situação, os dentes anteriores perdem altura incisal, mas, devido à extrusão, o contato cêntrico anterior é restabelecido. Entretanto, os dentes posteriores permanecem intactos, sem sinais de desgaste. Assim, os dentes anteriores necessitam de intrusão ortodôntica ou de cirurgia para aumento de coroa clínica. A realização de restaurações extensas nos dentes posteriores para o aumento da DVO, nesse caso, é injustificada.

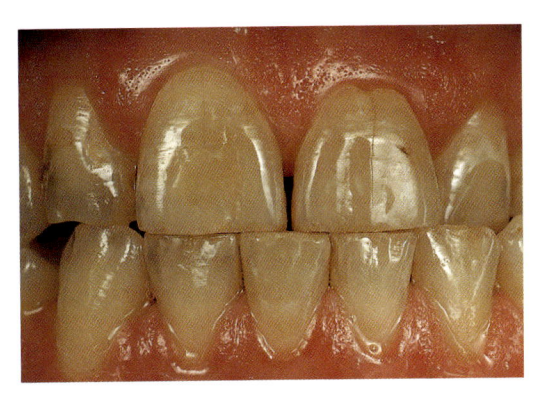

Figura 2.34 Disparidade dos zênites gengivais dos incisivos centrais superiores.

As dimensões faciais são outro método questionável de determinação da DVO.[30] Para dimensões faciais ideais, a porção média da face (das sobrancelhas à base do nariz) deve ter a mesma altura da porção inferior (da base do nariz ao mento). Essas dimensões são determinadas geneticamente, e se o paciente possui um queixo pequeno, a DVO deveria ser aumentada para compensar essa anomalia anatômica? A análise cefalométrica é de extrema importância para os movimentos ortodônticos, quando os tecidos moles e alvéolos são alterados pela odontologia restauradora; no entanto, quando apenas os dentes são afetados, sua utilização é limitada. Finalmente, a medida do comprimento dos músculos masseter e pterigóideo medial é outro método sugerido. Ela é calculada simplesmente pela análise geométrica da posição condilar em relação aos músculos e dentes anteriores. Para cada 3 mm de abertura anterior, o comprimento do masseter aumenta 1 mm, mas, devido à acomodação posterior dos côndilos, o alongamento aparente do músculo é anulado. Assim, a alteração da DVO, anteriormente em 3 mm, não produz efeito no comprimento muscular; portanto, esse método não é uma forma confiável de determinar a DVO.

Após selecionar os métodos de determinação da DVO, o próximo passo é alterá-la. Essa manobra é realizada principalmente para melhorar a estética anterior, para ganhar espaço para as próteses dentárias ou para alterar a oclusão. O primeiro mito a ser afastado sobre o aumento da DVO é que não existe dimensão vertical ideal. Conseqüentemente, não é correto, muito menos ético, realizar um tratamento restaurador extenso para alcançar esse objetivo equivocado.

Como regra, uma abertura anterior de 3 mm produz um espaço posterior de 1 mm. Conforme dito anteriormente, com esse aumento na DVO, o masseter sofre um alongamento de 1 mm, mas, devido à acomodação condilar de 1 mm posteriormente, o aumento no comprimento do músculo é anulado (Figuras 2.35 e 2.36). Colocado de outro modo, um aumento anterior de 3 mm é tolerável, sem que haja qualquer adaptação ou dor muscular.[31] Todavia, se o aumento for maior do que 3 mm, deve-se considerar o seguinte:

- A dor associada ao aumento da DVO é efêmera, extinguindo-se normalmente dentro de 2 semanas.

- Em alguns pacientes ocorre um certo grau de reincidência quando a DVO é aumentada, pelo remodelamento do osso alveolar e pela adaptação muscular, havendo estabilização em 6 meses. Assim, se o aumento preciso da DVO é crucial, o mais indicado é colocar provisórios e esperar 6 meses antes da confecção da restauração definitiva.
- O aumento da força de mordida pode ser potencialmente proibitivo para novas próteses. Inicialmente, há um aumento na força de mordida, fato que se normaliza dentro de 3 meses, não tendo importância clínica.
- A violação do espaço funcional livre pode ser uma preocupação. Na confecção de próteses totais para um paciente edêntulo, o espaço funcional livre de 2 a 4 mm é essencial para evitar toques entre as próteses durante a mastigação ou a fala.[32] No entanto, no paciente dentado, a resposta proprioceptiva do ligamento periodontal assegura que, se o espaço funcional livre for violado, a adaptação neuromuscular recupera esse espaço dentro de 2 a 4 semanas.

Fonética

A segunda parte da função é a fonética desimpedida, verificada por meio da pronúncia de certas palavras com fonemas do tipo "M", "S", "F" ou "V". O som "M", chamado erroneamente de posição de repouso, ocorre quando os dentes estão separados pelo espaço funcional livre (Figura 2.37). De fato, essa posição não é de repouso, mas uma posição muscular habitual da mandíbula.[33] Uma posição de repouso verdadeira é observada quando os músculos elevadores estão completamente relaxados, como ocorre durante o sono. Essa posição de "M" torna possível mensurar a quantidade de exposição dos incisivos superiores e confirmar que o espaço funcional livre foi "recuperado", após o aumento da DVO. O som de "F" determina a inclinação sagital dos incisivos superiores. Se estiver correta, o terço incisal da face vestibular desses dentes deve contatar a parte mucosa, não a cutânea, do lábio inferior (Figura 2.38). Se não houver contato, os incisivos superiores podem estar muito curtos ou protruídos.[34]

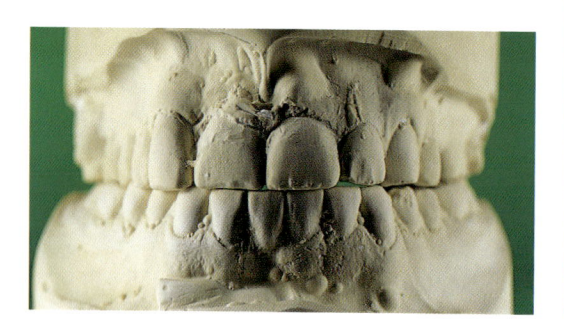

Figura 2.35 Proposta de aumento da DVO para melhorar a função e a estética (trabalho laboratorial de Gerald Ubassy, França).

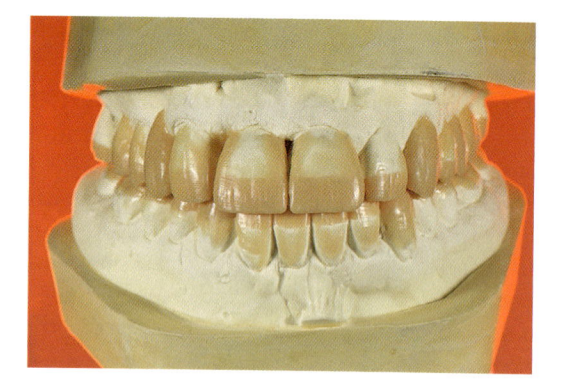

Figura 2.36 Proposta de aumento da DVO para melhorar a função e a estética (trabalho laboratorial de Gerald Ubassy, França).

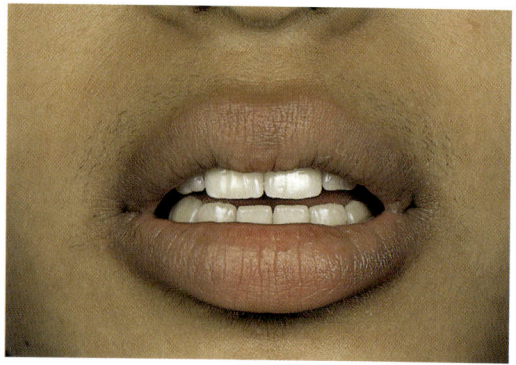

Figura 2.37 Fonética: o som "M". Posição muscular habitual para determinar o grau de exposição dos incisivos superiores.

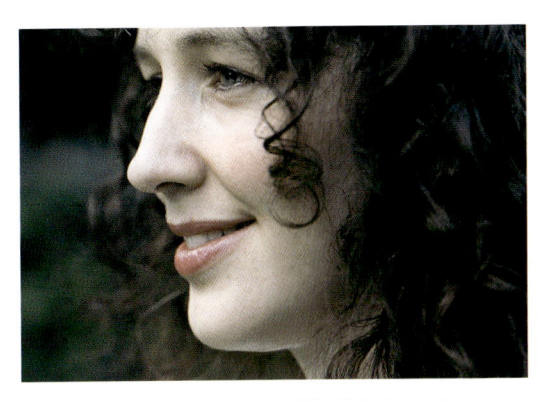

Figura 2.38 Fonética: os sons "F" e "V". Os incisivos superiores tocam a porção mucosa do lábio inferior.

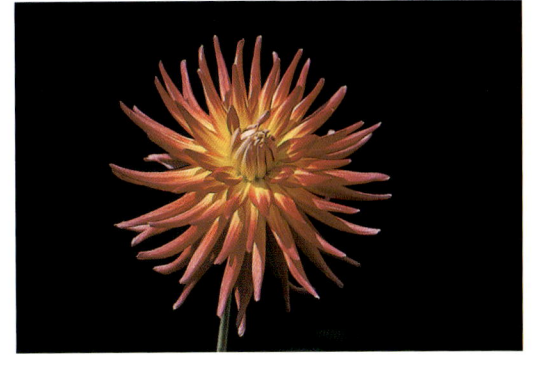

Figura 2.40 A beleza inata das plantas pode ser relacionada a conceitos matemáticos de beleza.

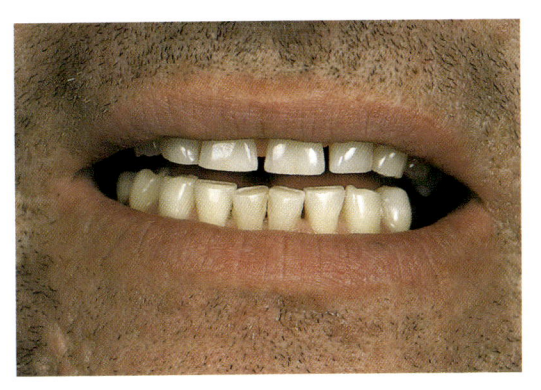

Figura 2.39 Fonética: o som "S". Dimensão vertical da fala.

Finalmente, o som "S" permite avaliar a dimensão vertical da fala (Figura 2.39). Para evitar interferências na pronúncia, é necessária uma separação de 1 mm entre os incisivos superiores e inferiores. Duas situações são evidentes:

- O paciente desloca anteriormente os incisivos inferiores para pronunciar o "S", isto é, a posição postural da mandíbula NÃO coincide com a OC. Nessa situação, o ajuste dos incisivos (normalmente o encurtamento dos incisivos inferiores) recria a separação de 1 mm necessária. Entretanto, quando agora o paciente oclui em OC, não há contato entre os dentes anteriores. Isso é facilmente corrigido com a adição de material restaurador na face palatal dos incisivos superiores.

- A posição mandibular coincidente com a OC durante o som "S" é observada somente em alguns tipos de Classe II e III. O ajuste dos incisivos para obter a separação de 1 mm e evitar interferências na fala obviamente criará um espaço anterior indesejável. Nesses casos, a única opção é fechar a DVO posteriormente para obter contatos cêntricos entre os incisivos superiores e inferiores.

Estética

A estética dentária é um tópico bastante vasto, envolvendo muitos princípios científicos e artísticos. A seção sobre estética apresentada a seguir não é exaustiva, mas fornece ao leitor as referências práticas básicas para a realização de restaurações estéticas. Para uma análise mais detalhada, é essencial consultar a literatura especializada a fim de apreender os conceitos teóricos pertinentes à estética dentária.[35]

A estética é uma arte, não uma ciência.[36] Mas, como acontece em muitos trabalhos artísticos, são utilizados princípios científicos para a criação da estética. A morfologia de animais e plantas é baseada em princípios fundamentais de geometria, com algumas modificações para a criação de seres únicos (Figuras 2.40 e 2.41). A estética dentária também é governada por conceitos matemáticos, a fim de criar próteses artificiais únicas. No entan-

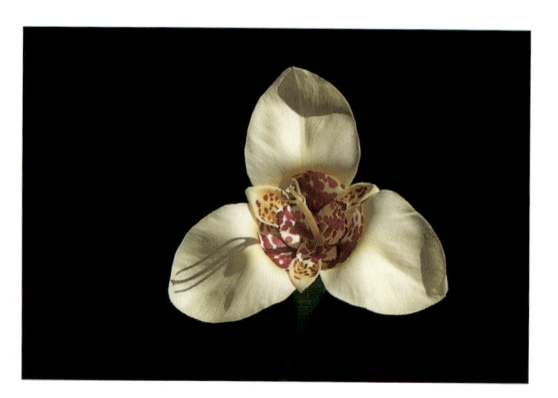

Figura 2.41   A beleza inata das plantas pode ser relacionada a conceitos matemáticos de beleza.

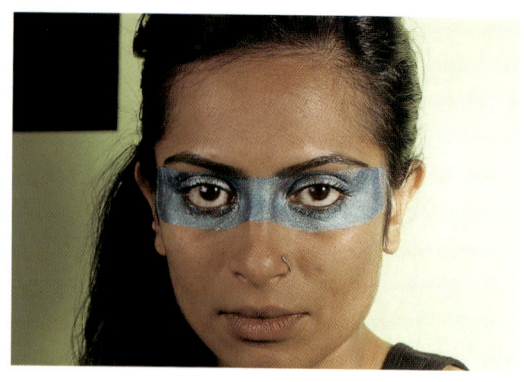

Figura 2.42   Composição facial.

to, a natureza vai mais além no uso da "imaginação", e evita a geração de clones de espécies particulares. As leis da geometria não são "gravadas na pedra", mas têm um valor inestimável como ponto de partida para a inspiração, em oposição à imitação. A discussão a seguir delineia as regras geométricas básicas para os seis dentes anteriores superiores que o profissional pode incorporar prontamente em sua prática diária para realizar tratamentos estéticos.

O ponto de partida para uma estimativa estética é ouvir as vontades e os desejos do paciente. Ele tem uma auto-imagem, a qual projeta e preserva. Essa imagem sofre constantes variações pela pressão do id, dos outros e da mídia. Como essas opiniões são altamente subjetivas, o único método objetivo de análise estética é o matemático. De fato, a linguagem matemática tem sido considerada a única referência pela qual a natureza pode ser compreendida.[37] Por isso, o profissional deve estar familiarizado com os conceitos geométricos que regem a estética dentária anterior. Para fins elucidativos, a estética dentária pode ser dividida arbitrariamente em quatro composições: facial, dentofacial, dental e gengival (Figuras 2.42 a 2.45).

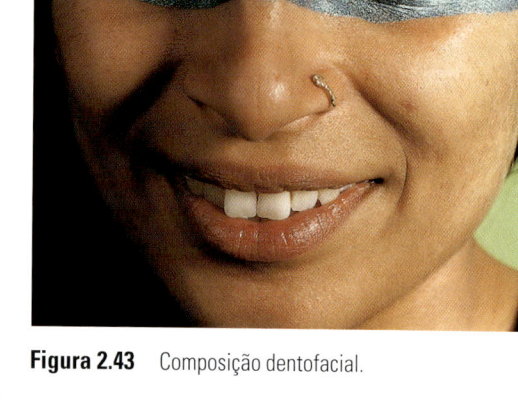

Figura 2.43   Composição dentofacial.

Composição facial

A composição facial é a mais importante para o paciente. Essa composição influencia a concepção pré-estabelecida de "sorriso perfeito" na maioria

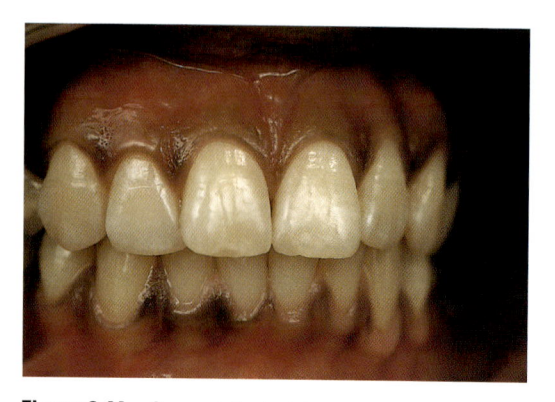

Figura 2.44   Composição dental.

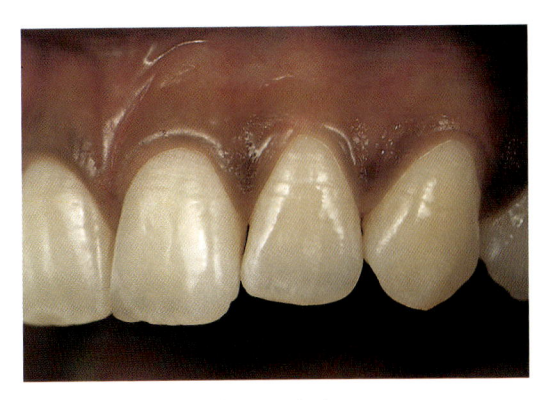

Figura 2.45 Composição gengival.

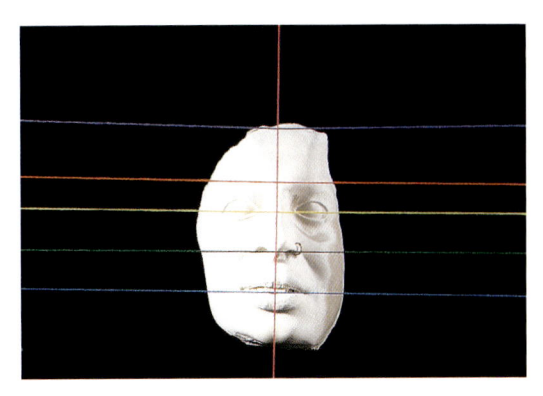

Figura 2.46 O paralelismo das linhas faciais resulta na simetria horizontal.

dos pacientes. A razão para isso é que a maior parte das imagens de beleza divulgadas na mídia se concentram na face. O público em geral não está acostumado a ver um sorriso em curta distância, como é rotina na odontologia. A uma distância de foco facial, os dentes aparecem brancos e retos. Em um campo de visão mais próximo, por exemplo, na composição dentofacial, os dentes raramente apresentam regularidade exata, mas possuem proporções e espaços distintos. É importante transmitir essas considerações para o leigo, de modo que se dê conta de que a imagem da mídia mostra apenas um aspecto do sorriso.

Dois planos são significativos ao analisar a face: o frontal e o sagital. No plano frontal, são utilizados vários pontos de referência para a avaliação estética. Horizontalmente, são discerníveis várias linhas de referência, começando da parte mais superior da cabeça, inclusive as linhas do cabelo, linhas de arcos superciliares, interpupilar, interalar e comissural. Estas linhas paralelas criam simetria horizontal, agindo como forças coesivas que unificam a composição facial. A linha média da face é perpendicular às linhas horizontais e se opõe a sua coesão. Essas são chamadas forças de segregação, essenciais em uma composição para adicionar interesse e harmonia (Figura 2.46). As forças coesivas são imprescindíveis para alcançar uma estética aprazível; o desvio da linha média facial é secundário, variando em muitos indivíduos sem um efeito deletério. É o paralelismo geral das linhas horizontais que importa, e não a orientação em relação a uma linha específica.[38]

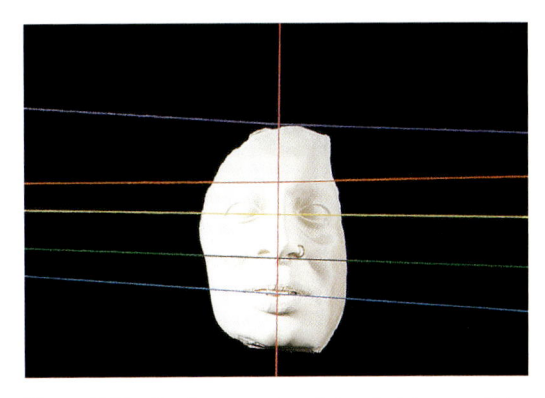

Figura 2.47 Freqüentemente as linhas faciais secundárias estão inclinadas, e o paralelismo absoluto não é pré-requisito para uma estética agradável.

A linha interpupilar é usada como referência para a orientação dos planos oclusal e incisal. As outras linhas horizontais podem ser evitadas e não agem como referências definidas, mas são úteis na obtenção de acessórios (Figura 2.47). As bordas incisais dos dentes anteriores devem estar paralelas à linha interpupilar e perpendiculares à linha média (Figura 2.48). A inclinação do plano incisal pode ser atribuída a fatores dentários ou esqueléticos. Os fatores dentários incluem desgaste (atrição, erosão, abrasão), alteração nos padrões eruptivos ou doença periodontal. Ao serem eliminados os fatores dentários, a inclinação pode ser devida à angulação da maxila. É crucial certificar-se das

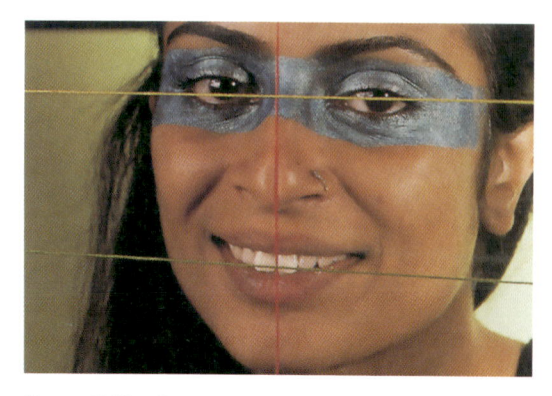

Figura 2.48 O paralelismo entre os planos interpupilar e incisal é utilizado como guia para a estética dentária.

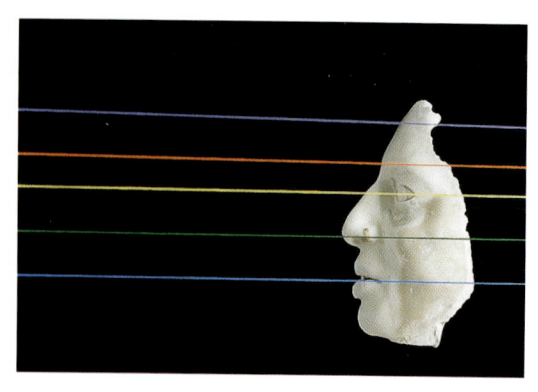

Figura 2.50 Vista sagital mostrando o paralelismo das linhas faciais.

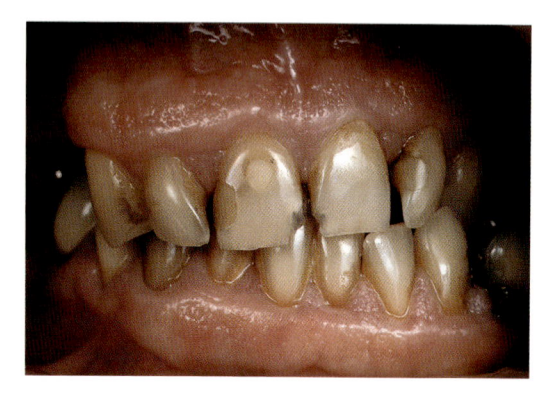

Figura 2.49 Atrição e desgaste desigual resultam no desvio do plano incisal.

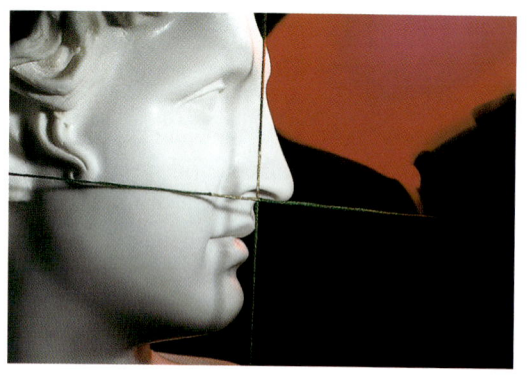

Figura 2.51 Ângulo nasolabial (destaque em dourado).

causas da falta de alinhamento do plano incisal, já que elas influenciam o plano de tratamento proposto (Figura 2.49).

A partir de uma vista sagital, as linhas horizontais também reforçam a coesão do perfil (Figura 2.50). Nesse aspecto, duas outras linhas de referência necessitam ser consideradas: o ângulo nasolabial (Figura 2.51) e o plano E de Rickett (Figura 2.52).[39] O ângulo nasolabial é formado pela intersecção de duas linhas que utilizam o nariz e os lábios como pontos de referência. Em homens, esse ângulo varia entre 90 e 95° e nas mulheres entre 100 e 105°. O plano E de Rickett é uma linha traçada da ponta do nariz até a proeminência do mento. O padrão aceito para a distância do lábio superior até essa linha é de 4 mm, e a do lábio inferior é de 2 mm. A protrusão ou a retrusão da maxila pode ser avaliada por meio

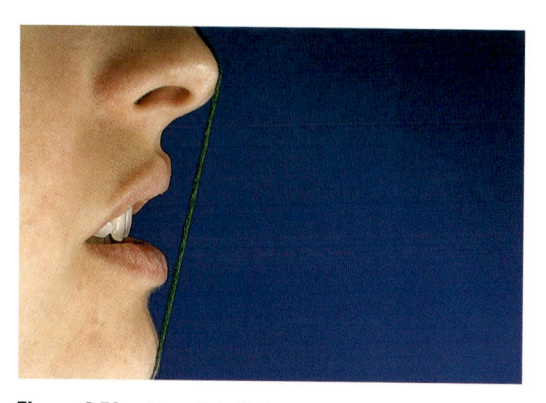

Figura 2.52 Plano E de Rickett.

da utilização do ângulo nasolabial e do plano E de Rickett. Considerando que o normal seja 90°, se o ângulo nasolabial é menor do que 90° e a distância do lábio superior ao plano E é maior do que 4 mm, a maxila é proeminente e o perfil facial é convexo. Nesse caso, devem ser consideradas restaurações anteriores superiores menos dominantes. Quando acontece o contrário, o perfil côncavo é evidente, isto é, o ângulo nasolabial é maior do que 90° e a distância do lábio superior ao plano E é menor do que 4 mm, é desejável um sextante anterior superior mais proeminente. Spear[40] chamou de "plano de tratamento gerado pela face" esse conceito de perfil facial para determinar a posição e o grau de dominância dos dentes anteriores superiores.

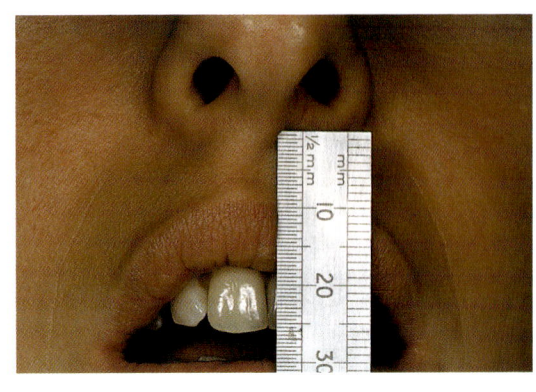

Figura 2.53 O comprimento do lábio superior determina o grau de exposição dos incisivos superiores.

Composição dentofacial

O segundo componente da estética dentária anterior é a vista orofacial conhecida como composição dentofacial, consistindo dos dentes circundados pelos lábios altamente vascularizados. A coloração vermelha dos lábios e os dentes mais claros criam um contraste de cores, o que torna mais chamativa essa composição. A boa aparência estética dessa vista é determinada por duas posições musculares, a estática e a dinâmica.

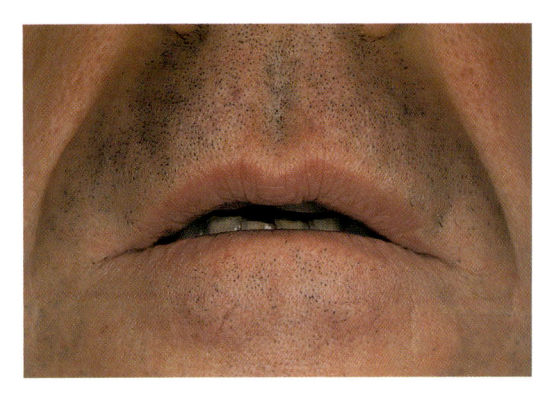

Figura 2.54 Homens idosos apresentam lábio superior mais longo, com menor exposição dos incisivos superiores.

Estática

Na posição estática, os lábios estão levemente separados, e os dentes, fora de oclusão. Essa é uma posição muscular habitual, chamada incorretamente de "posição de repouso". Nessa posição, quatro fatores influenciam a exposição dos dentes: comprimento do lábio, idade, raça e sexo, conhecidos como o fator LIRS (Figuras 2.53 a 2.56).[41] A Tabela 2.2 relaciona a extensão visível do incisivo central superior com o comprimento do lábio superior. O comprimento do lábio superior varia de 10 a 36 mm, e os indivíduos que apresentam um maior comprimento expõem mais os incisivos inferiores do que os superiores.

A idade é a segunda parte do fator LIRS, a qual, similarmente ao comprimento do lábio, influencia no grau de visibilidade do dente. O grau

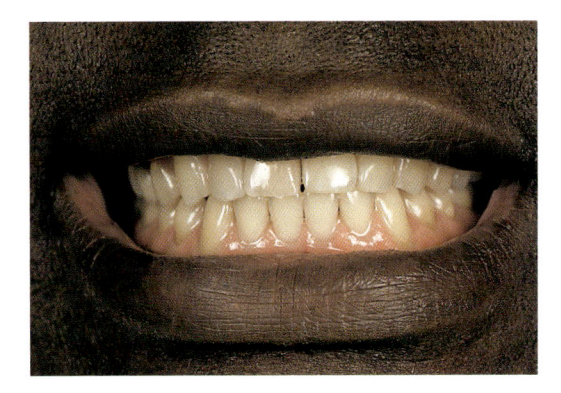

Figura 2.55 Indivíduos negros apresentam lábio superior mais longo, com menor exposição dos incisivos superiores.

Tabela 2.2 Comprimento do lábio superior em relação à exposição dos dentes anteriores

Lábio superior	Comprimento do lábio superior (mm)	Exposição dos incisivos centrais superiores (mm)	Exposição dos incisivos centrais inferiores (mm)
Curto	10-15	3,92	0,64
Médio	16-20	3,44	0,77
Médio	21-25	2,18	0,98
Longo	26-30	0,93	1,95
Longo	31-36	0,25	2,25

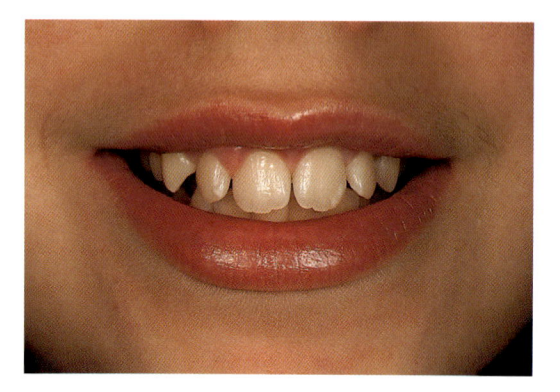

Figura 2.56 Mulheres apresentam lábio superior mais curto, com maior exibição dos incisivos superiores.

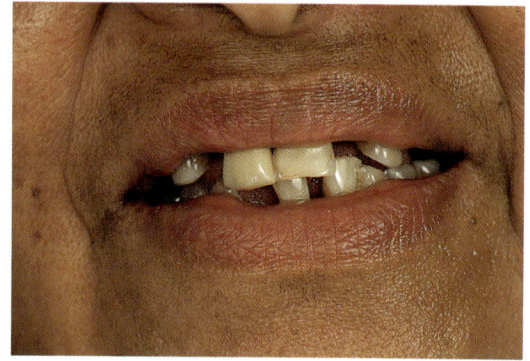

Figura 2.57 Perdas dentárias precoces devidas à periodontite resultam na formação mais acelerada dos sulcos nasolabiais.

de exposição do incisivo superior é inversamente proporcional à idade, enquanto a exposição do incisivo inferior é diretamente proporcional a ela.

As pessoas envelhecem em velocidades diferentes, pois o envelhecimento é um fenômeno multifatorial descrito por meio de três tipos de envelhecimento:

- Envelhecimento programado
- Envelhecimento patológico
- Envelhecimento psicológico

Na juventude, o processo de destruição e formação de células está em estado de equilíbrio. Com o passar dos anos, o equilíbrio começa a se desfazer, aumentando a destruição e reduzindo a reposição. Essa alteração é desencadeada pelo "relógio biológico" interno, por motivos ainda desconhecidos. O envelhecimento patológico é devido a doenças da cavidade oral e das estruturas circundantes, levando à degradação acelerada desses tecidos. Por exemplo, se há perda dos dentes anteriores em virtude da periodontite refratária, ocorre o desenvolvimento prematuro dos sulcos nasolabiais (Figura 2.57). O envelhecimento psicológico é o resultado de mudanças psicossomáticas devidas a traumas emocionais e pessoais. Independentemente da causa, os três tipos de envelhecimento provocam redução da tonicidade dos músculos orofaciais e frouxidão do relevo tegumentar do terço inferior da face. Isso leva à formação dos sulcos labiais, nasolabiais e mentonianos e de rugas. A perda da elasticidade e do suporte dentário (terço médio e cervical do incisivo superior) do lábio superior também contribui para, em repouso, menos exposição dos incisivos superiores e mais dos inferiores. A atrição é outro fator presente no indivíduo idoso, contribuindo para reduzir ainda mais a quantidade de dente exposta.

Os dois últimos determinantes do fator LIRS são a raça e o sexo. O grau de exposição dos dentes superiores vai diminuindo, e o dos dentes inferiores, aumentando, de acordo com a raça – respectivamente, nos brancos, nos asiáticos e nos negros. Por fim, as considerações sobre o gênero revelam que as mulheres apresentam exposição quase dobrada dos dentes anteriores em relação aos homens: 3,4 mm contra 1,91 mm, respectivamente.

Concluindo, cada paciente deve ser avaliado quanto ao fator LIRS antes de finalizar o grau de exposição dentária na posição de repouso, isto é, indica-se uma exposição maior dos dentes superiores para mulheres jovens e menor para homens idosos.

Figura 2.58 Equilíbrio: o alinhamento perfeito do sextante anterior superior é menos importante do que o equilíbrio entre os dois lados.

Dinâmica

A posição dinâmica da composição dentofacial é caracterizada pelo sorriso. O grau de exposição dentária durante o sorriso varia, dependendo da quantidade de contração dos músculos faciais, da forma e espessura dos lábios, da constituição esquelética e da forma e tamanho dos elementos dentários. Enquanto na composição facial a simetria horizontal era o fator mais importante, na vista dentofacial é a simetria radial que se destaca. A simetria radial é o ponto central de um objeto a partir do qual os lados direito e esquerdo são imagens espelhadas.[42] No contexto dentário, a linha média superior é o fulcro ou ponto central, e os dentes superiores direitos e esquerdos são imagens espelhadas equilibradas. Isto é relativamente incomum devido a padrões desiguais de desgaste e atrição das bordas dos incisivos e caninos. A falta de simetria radial não é essencial, contanto que haja equilíbrio entre os lados direito e esquerdo do sextante dentário anterior (Figura 2.58). O plano incisal e as linhas comissurais devem coincidir, agindo como forças coesivas, e a linha média dentária, como força de segregação, para tornar a composição atrativa (Figura 2.59).

O posicionamento da linha média dentária tem provocado controvérsia considerável na literatura odontológica. Uma escola afirma que a linha média superior deve coincidir exatamente com o freio labial e com a linha média da face,[43] como ocorre em 70% da população. A visão contrária afirma que a colocação da linha média

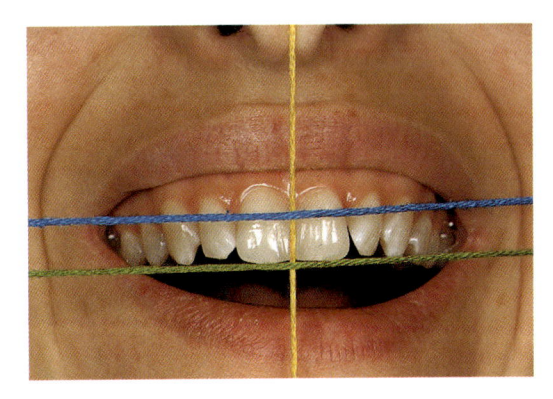

Figura 2.59 Idealmente, o plano comissural (azul) deve ser paralelo ao plano incisal (verde) e perpendicular à linha média dentária (amarelo).

exatamente no centro contribui para a artificialidade.[44] A localização da linha média deve ser decidida após uma avaliação estética. Se existe um ponto central dominante, isto é, um diastema mediano superior, então a linha média deve ser posicionada considerando esse ponto focal como fulcro. Outra razão para o posicionamento da linha média de forma verticalmente alinhada precisamente no centro é desviar a atenção das assimetrias e desarmonias da face. O conceito de guiar o olhar para um ponto focal particular da face é largamente utilizado, e com grandes efeitos, pelos ópticos e pela indústria cosmética. Por outro lado, uma linha média levemente deslocada em relação à linha média facial não impede a

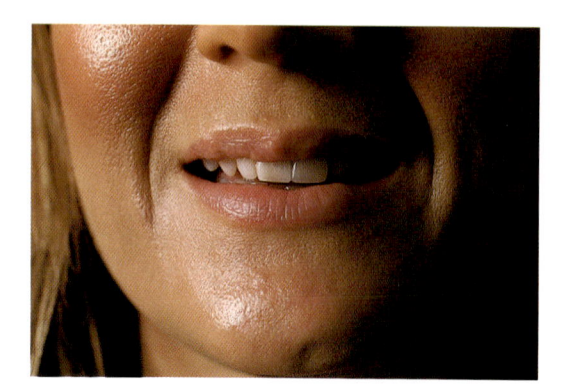

Figura 2.60 Para uma aparência agradável, a coincidência entre a linha média facial e a dental não é indispensável.

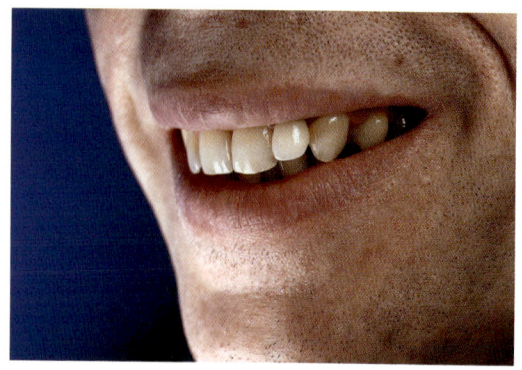

Figura 2.62 Paralelismo entre o plano incisal e a curvatura do lábio inferior.

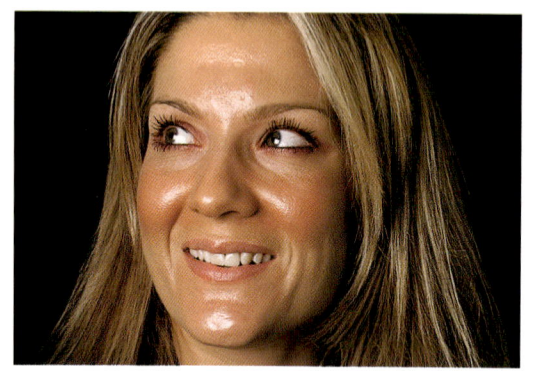

Figura 2.61 Para uma aparência agradável, a coincidência entre a linha média facial e a dental não é indispensável.

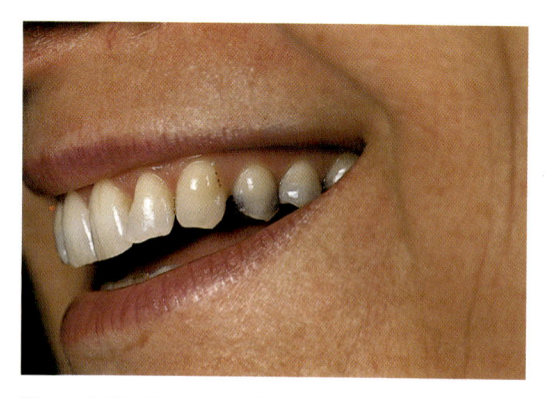

Figura 2.63 Espaço negativo anterior durante a risada.

aprovação estética (Figuras 2.60 e 2.61). A linha média inferior não deve ser usada como ponto de referência, já que em 75% dos casos não coincide com a linha média superior.[45]

A linha do sorriso é uma linha imaginária que passa pelo topo dos dentes superiores, acompanhando a curvatura do lábio superior (Figura 2.62). A correspondência entre o plano incisal e o lábio inferior é freqüentemente perdida devido ao desgaste e, se possível, deve ser reconstituída por meio dos procedimentos restauradores. Os espaços negativos anterior e laterais agem como um arremate ao redor dos elementos dentários, como o arremate de um quadro, enquanto os lábios funcionam como a moldura. O espaço negativo anterior é evidente durante a fala e a risada (Figura 2.63), enquanto o espaço negativo bilateral é visualizado durante o sorriso (Figura 2.64). Eles for-

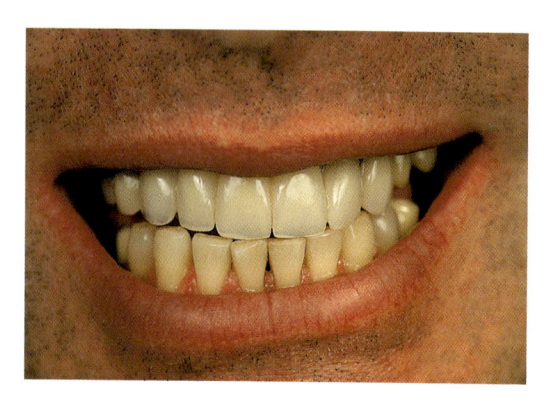

Figura 2.64 Espaço negativo bilateral.

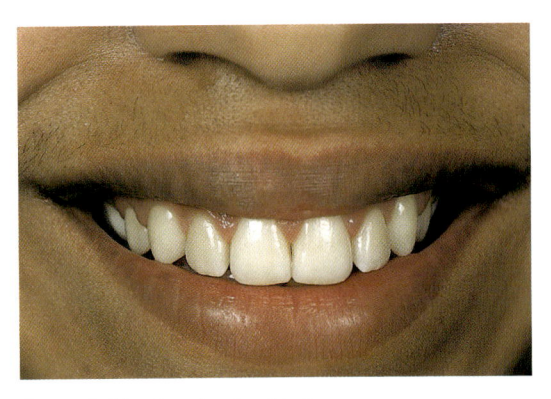

Figura 2.65 O sorriso "perfeito".

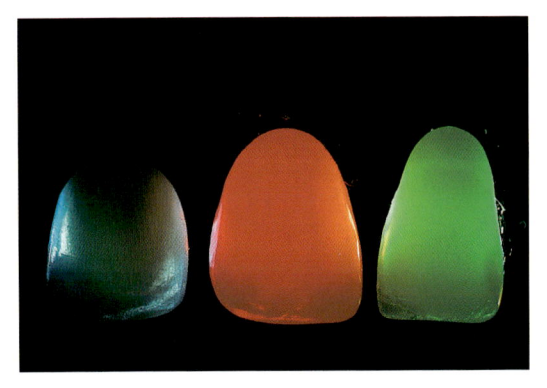

Figura 2.66 Razão largura/comprimento. Dente azul – largo (0,8); dente vermelho – "ideal" (0,75); dente verde – estreito (0,6).

necem coesão e uma moldura para a composição dentofacial.[46] Alguns especialistas pregam a eliminação dos espaços negativos bilaterais durante as chamadas "transformações estéticas completas". Isso resulta na exposição exagerada dos dentes durante o sorriso, gerando artificialidade, e não é um tratamento garantido devido aos procedimentos destrutivos protéticos irreversíveis.

Em resumo, o sorriso perfeito é conseguido quando os dentes anteriores superiores estão alinhados com a curvatura do lábio inferior, as comissuras labiais estão da mesma altura em ambos os lados (simetria do sorriso), com o espaço negativo bilateral separando os dentes das comissuras labiais (Figura 2.65).

Composição dental

A composição dental consiste nos dentes (tamanho e forma) e nas suas relações intra e interarcadas. O tamanho do dente é determinado medindo-se o comprimento cérvico-incisal e dividindo pela largura mésio-distal para obter a razão largura/comprimento:

$$\text{razão largura/comprimento (l/c) de um dente} = \frac{largura}{comprimento}$$

Os profissionais e autores têm opiniões subjetivas, bem como não há um valor definitivo para a razão l/c. A largura mésio-distal é mais importante do que o comprimento cérvico-incisal,[47] e foi a largura a medida que provocou mais debate. As pesquisas se concentraram em medidas de dentes extraídos por razões ortodônticas, em diferenças entre raças e gêneros, e em pontos de referência faciais como a distância bizigomática. A última tese foi descrita por House e Loop[48], os quais afirmaram que a medida mésio-distal do incisivo central correspondia a 1/16 da distância bizigomática. Outros estudos atribuíram valores geométricos para a largura mésio-distal dos centrais em relação ao tamanho da face, enquanto Rufenacht[49] propôs a determinação morfopsicológica da proporção ideal e sugeriu que a largura do incisivo central deve ser considerada constante ao longo da vida do indivíduo. A escolha da teoria a ser seguida pelo clínico está aberta a discussões, já que nenhuma pesquisa é conclusiva. Entretanto, são necessárias algumas orientações no que se refere às dimensões:

- A razão l/c dos incisivos centrais deve variar entre 0,75 e 0,8; um valor menor cria um dente longo e estreito, enquanto um valor maior resulta em um dente largo e curto (Figura 2.66).
- O incisivo central é dominante na composição dentária anterior (Figura 2.67).
- Em relação à fala, a sobremordida vertical requer atenção (discutida anteriormente).

Além desses princípios fundamentais, podem ser introduzidas variações sutis, de acordo com o gênero, a raça e os fatores morfopsicológicos e faciais.

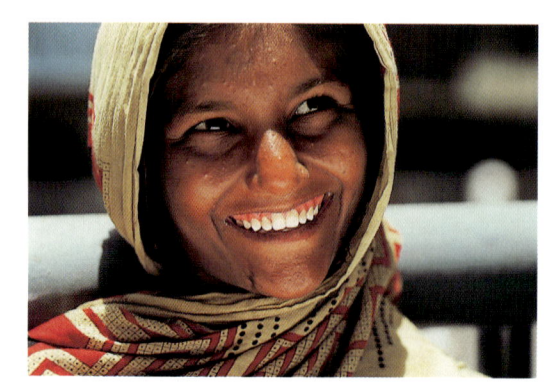

Figura 2.67 A dominância do incisivo central superior é essencial para um sorriso agradável.

Ambas as idéias estipulam que um objeto com proporções específicas é percebido como belo por natureza. O conceito mais utilizado na odontologia é a proporção Áurea, cuja fórmula é a seguinte:

$$\frac{S}{L} = \frac{L}{S+L} = \frac{2}{1+\sqrt{5}} = 0{,}618$$

onde S é a parte menor e L a parte maior. A singularidade dessa razão é que, quando aplicada por meio de três métodos de cálculo, linear, geométrico e aritmético, a progressão proporcional da parte menor para a maior e para o inteiro sempre produz o mesmo resultado. Esse conceito foi descrito por Lombardi[54] e Levin[55] (Figura 2.68). No entanto, pesquisadores indicaram que a proporção Áurea nem sempre é evidente, aparecendo freqüentes variações na dentição natural.[56] É indispensável mencionar que muitas dentições saudáveis não se enquadram nessa razão "ideal", mas ainda assim são percebidas como esteticamente agradáveis (Figura 2.69). Para criar um resultado esteticamente agradável, o aspecto mais importante é repetir a proporção, e não uma razão específica. Assim, realizar um tratamento de "odontologia cosmética" em dentes saudáveis aos quais não se aplica a razão 0,618 é totalmente desnecessário e antiético.

A inclinação axial dos dentes anteriores superiores é idealmente organizada de forma que as bordas incisais convirjam para mesial (Figura 2.70). Os pontos de contato também coincidem com as bordas incisais e a curvatura do lábio inferior, aumentando a coesão da composição dentofacial.

As bordas incisais têm aparências distintas de acordo com a idade e o sexo. Em dentes virgens, é visível um aumento no ângulo das bordas desde o incisivo central até o canino (Figura 2.71). Ângulos pronunciados são sinal de juventude ou feminilidade, enquanto bordas desgastadas e dentes encurtados denotam mais idade ou masculinidade (Figura 2.72). A discussão com o paciente é essencial para incorporar seus desejos e vontades antes de decidir sobre o ângulo das bordas incisais.

A forma dos dentes anteriores superiores também é amplamente discutida. Os dois estudos mais proeminentes foram realizados por Williams[50] e Frush e Fisher.[51,52,53] Williams estabeleceu uma relação entre a forma do incisivo central e a face, enquanto Frush e Fisher relacionaram sexo, personalidade e idade (SPI) ao contorno do segmento dentário anterior. A teoria de Williams foi invalidada por estudos subseqüentes. O conceito de Frush e Fisher está relacionado à dominância dos incisivos centrais e seu desgaste ao longo dos anos. Outras teorias propuseram uma correlação entre a forma do dente e pontos de referência esqueléticos e de tecidos moles, mas não foram conclusivas. A forma do dente é inata e, se possível, o profissional deve obter fotografias dos parentes do paciente antes de determinar a forma final dos dentes anteriores. Quando isso não for possível, os itens a considerar são idade, sexo, raça e personalidade. Por exemplo, dentes juvenis apresentam bordas incisais e ângulos afiados e não-desgastados; os centrais dominam a composição e estão em harmonia com os laterais e os caninos.

O próximo fator a considerar é a progressão dente-a-dente. A Grécia Antiga deixou como legado a definição de beleza como um princípio matemático exato. Os gregos acreditavam que a beleza podia ser quantificada e representada por fórmulas matemáticas. Isso levou Pitágoras a conceber a proporção Áurea (1/1,618 = 0,618), e Platão, a proporção Bela (1/1,733 = 0,577).

Protocolos para restaurações estéticas previsíveis 61

PROPORÇÃO ÁUREA

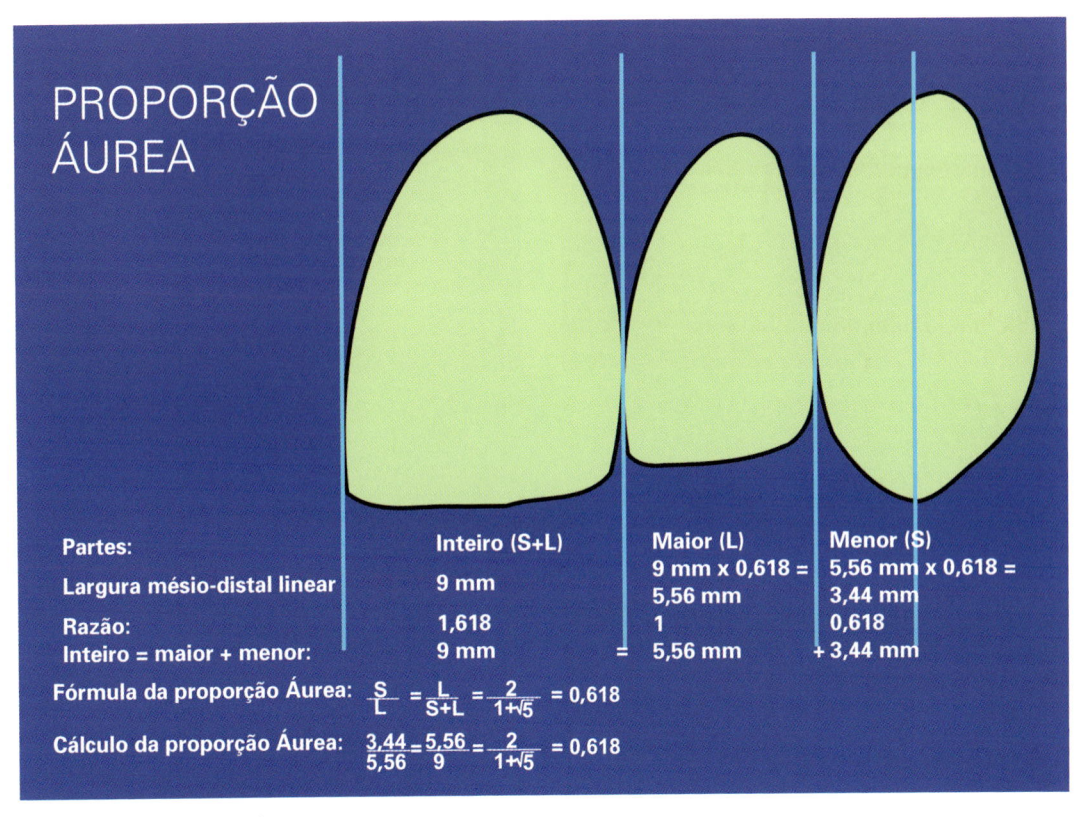

Partes:	Inteiro (S+L)	Maior (L)	Menor (S)
Largura mésio-distal linear	9 mm	9 mm x 0,618 = 5,56 mm	5,56 mm x 0,618 = 3,44 mm
Razão:	1,618	1	0,618
Inteiro = maior + menor:	9 mm =	5,56 mm +	3,44 mm

Fórmula da proporção Áurea: $\frac{S}{L} = \frac{L}{S+L} = \frac{2}{1+\sqrt{5}} = 0{,}618$

Cálculo da proporção Áurea: $\frac{3{,}44}{5{,}56} = \frac{5{,}56}{9} = \frac{2}{1+\sqrt{5}} = 0{,}618$

Figura 2.68 A proporção Áurea.

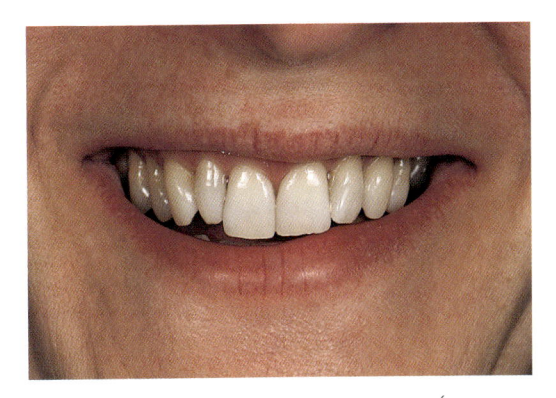

Figura 2.69 Embora não esteja na proporção Áurea, esta dentição natural é esteticamente agradável.

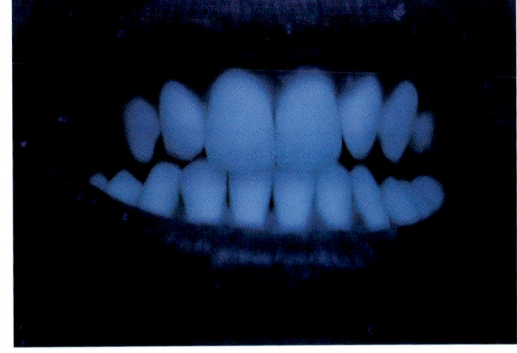

Figura 2.70 Inclinação axial para mesial dos dentes anteriores superiores.

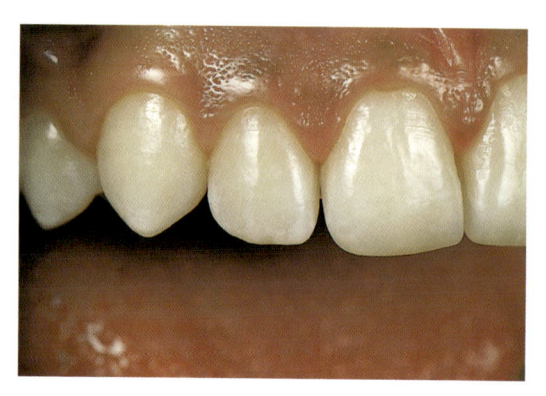

Figura 2.71 Dentes virgens hígidos com ameias incisais pronunciadas.

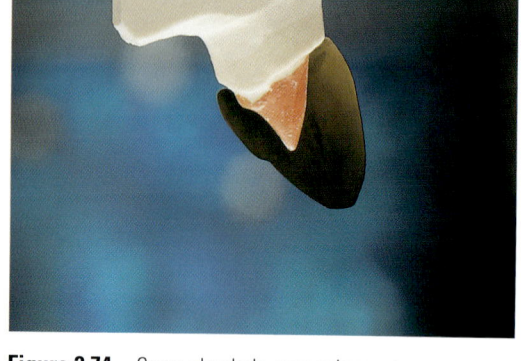

Figura 2.74 Coroa abaulada, com sobrecontorno.

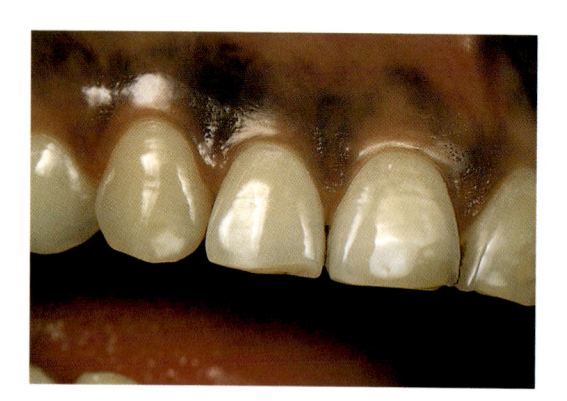

Figura 2.72 Dentes envelhecidos e desgastados, com ameias incisais menos pronunciadas.

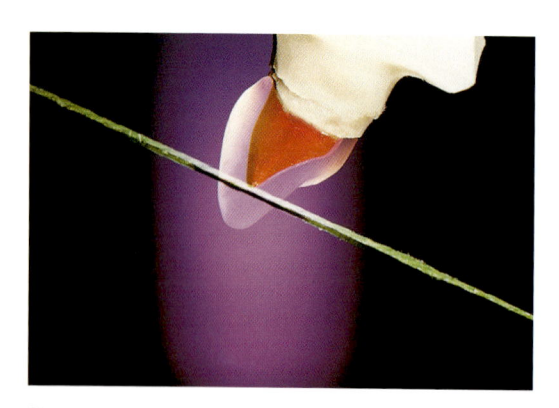

Figura 2.73 Espessura vestibulolingual.

A espessura vestibulolingual dos dentes varia, isto é, o incisivo central possui uma espessura que varia de 2,5 a 3,3 mm.[57] Essa medida é obtida com um compasso de ponta seca na junção do terço médio e do terço incisal do dente (Figura 2.73). Se a espessura vestibulolingual da prótese é maior do que 3,5 mm, deve-se suspeitar de sobrecontorno. Em geral, isso é causado pelo preparo insuficiente do dente, o que implica espaço inadequado para os materiais restauradores, resultando em uma prótese volumosa (Figura 2.74). Se a espessura vestibulolingual é menor do que 2,5 mm, pode ser necessário tratamento endodôntico eletivo antes do preparo para que se consiga o resultado estético almejado.

Composição gengival

O aparato gengival é o último constituinte da avaliação estética. O contorno gengival imita a arquitetura óssea subjacente. O zênite gengival é a parte mais apical da margem gengival livre, localizado distalmente ao longo eixo do dente nos incisivos centrais e caninos superiores, e mais alinhado a ele nos incisivos laterais. Esse zênite desaparece em conseqüência da má odontologia, mas pode ser recuperado com a substituição de restaurações deficientes (Figuras 2.75 e 2.76).

A extensão apical da margem gengival livre a partir do ponto de contato até a gengiva aderida forma a papila interdental. Após recessão, lesões periodontais ou iatrogênicas, as ameias gengivais tornam-se visíveis, formando os chamados "triângulos negros" (Figura 2.77).

Numerosas técnicas para preservação[58] e recuperação[59] da papila interdental foram descritas, e o protesista deve empenhar-se em preencher essas ameias gengivais abertas para obter uma melhor estética.

Durante um "sorriso ideal" relaxado, o lábio superior expõe os aspectos cervicais dos dentes anteriores superiores. As margens gengivais dos incisivos centrais superiores devem estar na mesma altura e ser simétricas. Até 3 mm de exposição acima da margem cervical do dente é esteticamente aceitável (Figura 2.78).[60] Mais do que 3 mm de exposição origina um sorriso gengival, e requer correções objetivando evitar a tensão visual (Figura 2.79). Os tipos de tratamento de-

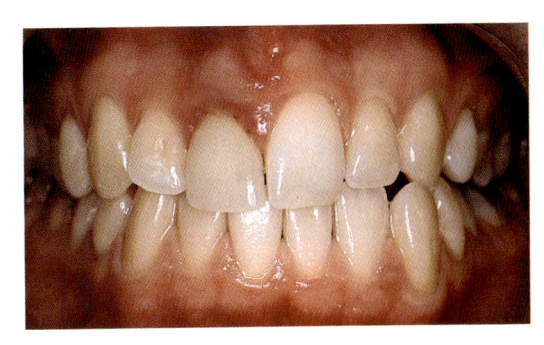

Figura 2.75 Margem gengival livre amorfa associada à coroa deficiente no incisivo central superior direito.

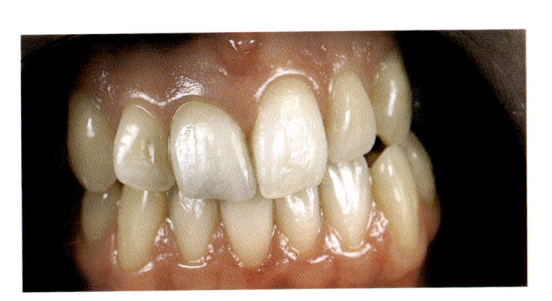

Figura 2.76 Substituição da coroa do paciente da Figura 2.75 e, após o restabelecimento da saúde gengival, os zênites gengivais têm seu pico distalmente ao longo eixo do dente.

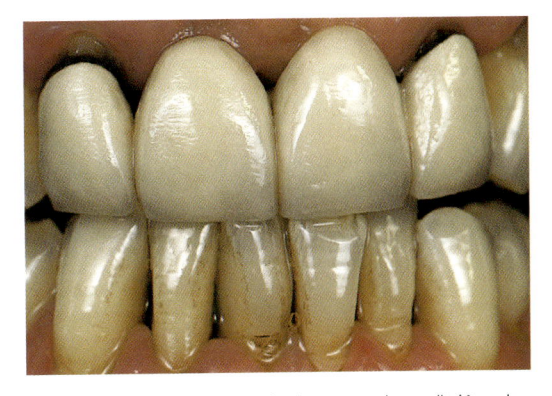

Figura 2.77 Ameias gengivais causando os "triângulos negros" entre coroas metalocerâmicas.

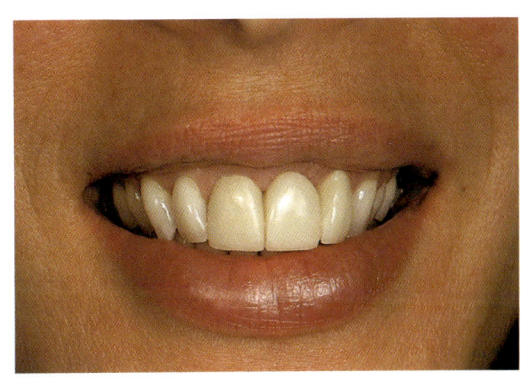

Figura 2.78 Para um sorriso agradável, admite-se até 3 mm de exposição gengival durante o sorriso relaxado.

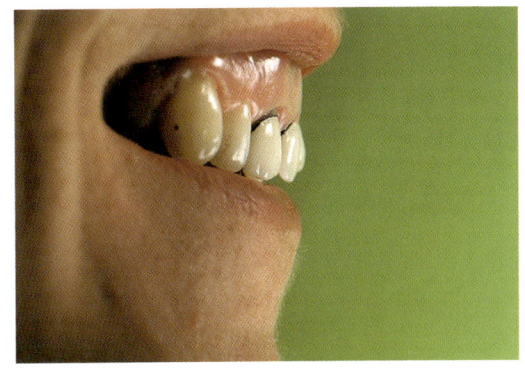

Figura 2.79 Mais do que 3 mm de exposição gengival é esteticamente inaceitável.

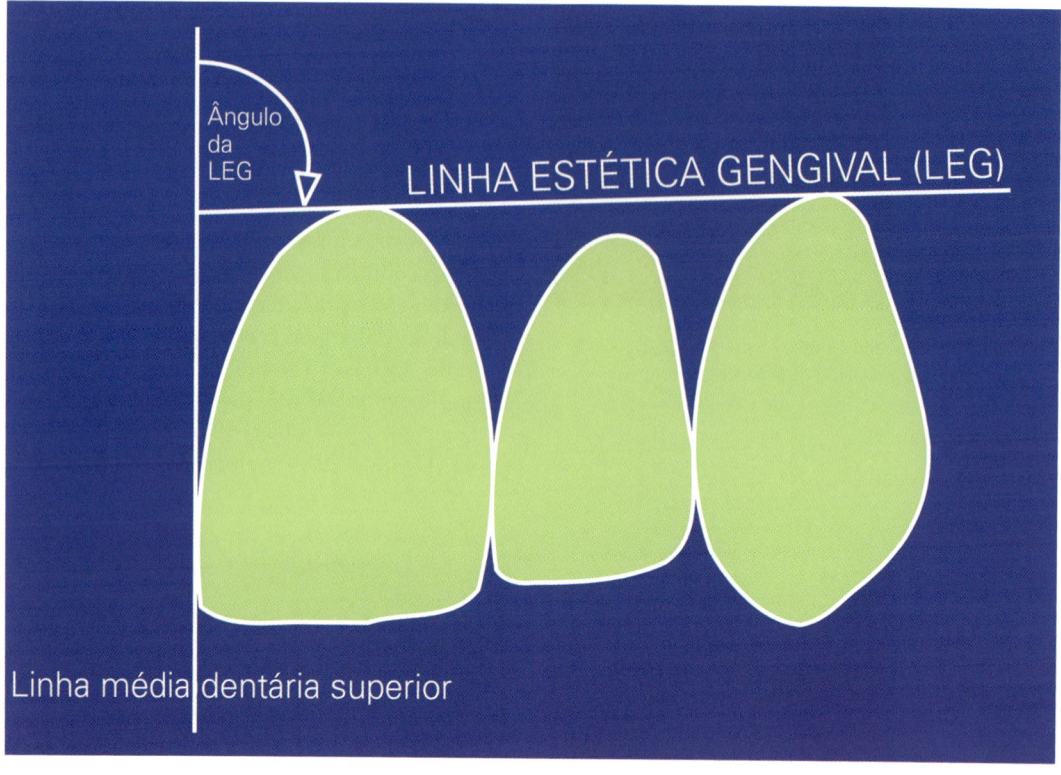

Figura 2.80 Classificação da LEG para a progressão do contorno gengival.

pendem do tipo de patologia, isto é, gengiva hiperplásica requer gengivectomia ou aumento de coroa clínica; a recessão pode ser corrigida por cirurgia plástica gengival utilizando enxertos teciduais ou membranas para regeneração tecidual guiada; a extrusão por intrusão ortodôntica; os sítios de pônticos deficientes, por procedimentos de aumento da crista; as anormalidades esqueléticas, por cirurgia ortognática.

Uma das características mais importantes da estética gengival é a progressão do contorno desde os incisivos até os caninos. A linha estética da gengiva (LEG) pode ser definida como uma linha que une as tangentes dos zênites das margens gengivais do incisivo central e do canino. O ângulo da LEG é a sua intersecção com a linha média dentária superior (Figura 2.80). Considerando uma razão l/c normal, posição anatômica e alinhamento do segmento dentário anterior também normais, são descritas quatro classes de LEG:

- Classe I: o ângulo da LEG fica entre 45 e 90° e o incisivo lateral está tocando a linha ou está abaixo dela (1 a 2 mm) (Figura 2.81).
- Classe II: o ângulo da LEG fica entre 45 e 90°, porém o incisivo lateral está acima dela (1 a 2 mm) e sua porção mesial se sobrepõe à distal do incisivo central. Essa situação ocorre freqüentemente na Classe II de Angle ou na pseudoclasse II, gerando variação da composição dental (Figura 2.82).
- Classe III: o ângulo da LEG é de 90° e o canino, o lateral e o central estão abaixo da linha (Figura 2.83).
- Classe IV: o contorno gengival não pode ser relacionado a nenhuma das classes anteriores. O ângulo da LEG pode ser agudo ou obtuso. Aparecem aqui inúmeras condições gengivais em forma de assimetrias, incluindo recessão, padrões alterados de erupção, perda da papila interdental, fissuras e inserção alta do freio labial (Figura 2.84).

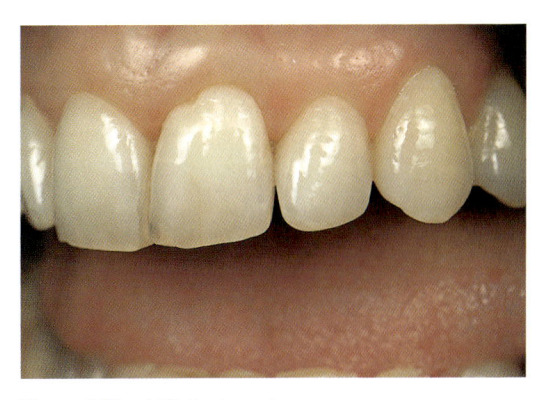

Protocolos para restaurações estéticas previsíveis **65**

Figura 2.81 LEG de classe I.

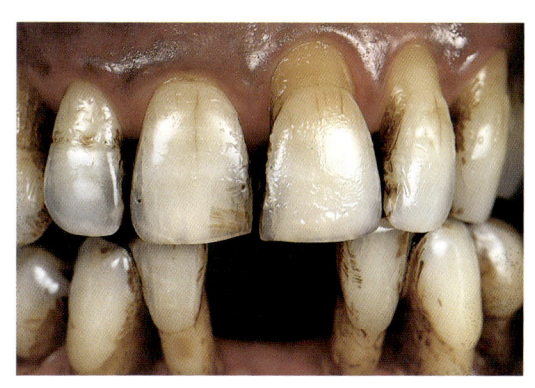

Figura 2.84 LEG de classe IV.

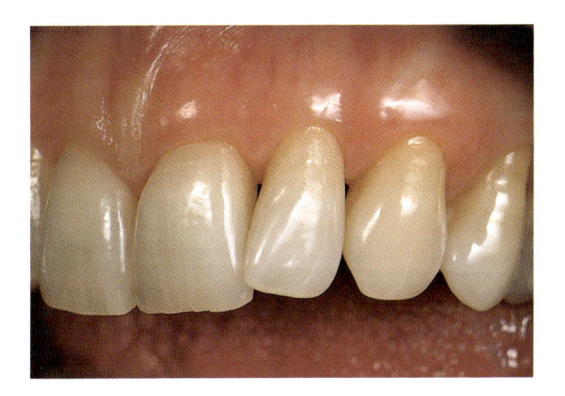

Figura 2.82 LEG de classe II.

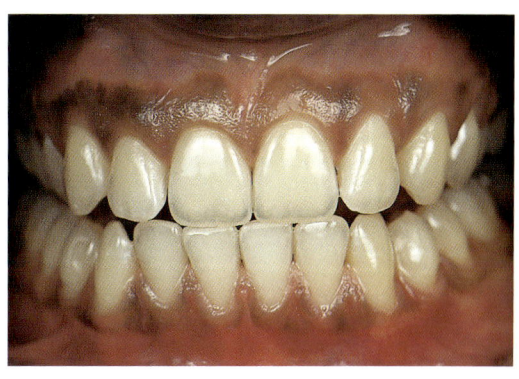

Figura 2.85 LEG de classe I no sextante superior direito e de classe II no sextante superior esquerdo.

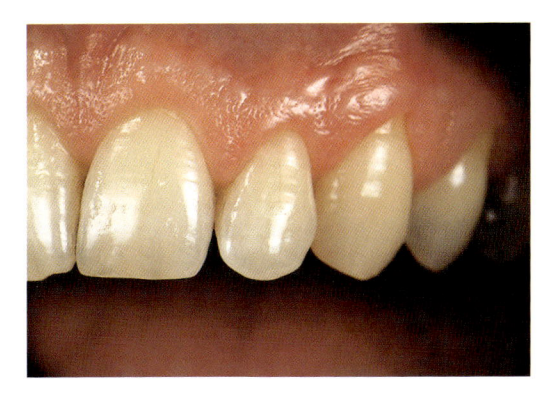

Figura 2.83 LEG de classe III.

Em uma única boca, os lados direito e esquerdo podem apresentar diferentes classes de LEG (Figura 2.85). O objetivo é restabelecer o contorno gengival alcançando uma das classes I, II ou III de LEG, a fim de conseguir aprovação estética e uma "estética rosa" favorável.

A Tabela 2.3 resume os itens mais importantes a serem considerados durante a avaliação estética.

Tabela 2.3 Avaliação estética

Composição	Avaliar	Determinar por meio de...
Facial	Forças coesivas (simetria horizontal)	Linhas faciais horizontais
	Forças de segregação	Linha média facial
	Plano incisal	Relação com a linha interpupilar
	Protrusão e retrusão da maxila	Plano E de Rickett e ângulo nasolabial
Dentofacial	Exposição dentária em posição estática	Fator LIRS
	Exposição dentária durante o sorriso	Simetria radial
	Fulcro do sorriso	Linha média dental
	Linha do sorriso	Relação dos dentes superiores com o lábio inferior durante o sorriso
Dental	Dimensões dentárias	Razão largura/comprimento
	Morfologia dentária	Genética (fatores hereditários)
	Relação dente-a-dente	Proporção Áurea modificada, mesma proporção sendo mais importante do que uma razão específica
	Inclinação axial	Segmento dentário anterior superior com inclinação do longo eixo para mesial
	Ameias incisais	Idade, sexo e personalidade
	Espessura vestibulolingual	Variação normal = 2,5-3,3 mm
	Fonética	Sons M, F, V e S
Gengival	Contorno ao redor dos dentes individuais	Arquitetura óssea subjacente e morfologia dentária
	Exposição durante o sorriso	Média aceitável é menor ou igual a 3 mm
	Progressão do contorno de incisivos até caninos	LEG e ângulo da LEG

Referências bibliográficas

[1] Goaslind, G.D., Robertson, P.B., Mahan, C.J., Morrison, W.W. and Olson, J.V. (1977) Thickness of facial gingiva. *J Periodontol*, **48(12),** 768-771

[2] Alpiste-Illueca, F. (2004) Dimensions of the dentogingival unit in maxillary anterior teeth: A new exploration technique (Parallel Profile Radiography). *Int J Periodontics Restorative Dent*, **24,** 386-396

[3] Wernntrom, J.L., Bengazi, F. and Lekholm, U. (1994) The influence of the masticatory mucosa on the peri-implant soft tissue condition. *Clin Oral Implant Res*, **5,** 1-8

[4] Meffert, R.M. (1988) The soft tissue interface in dental implantology. *J Dent Educ*, **52,** 810-811

[5] Silverstein, L.H., Lefkove, M.D. and Garnick, J.J. (1994) The use of free gingival soft tissue to improve the implant/soft tissue interface. *J Oral Implantol*, **20,** 36-40

[6] Stanley, H.R. The cyclic phenomenon of periodontitis. *Oral Surg*, **8,** 598-610

[7] Frank, R., Fiore-Donno, G., Cimasoni, G. and Matter, J. (1974) Ultrastructural study of epithelial and connective gingival reattachment in man. *J Periodontol*, **45,** 626-635

[8] Ingber, J.S., Rose, L.F. and Caslet, J.G. (1977) The biological width – a concept in periodontics and restorative dentistry. *Alpha Omegan*, **70,** 62-65

[9] Garguilo, A.W., Wentz, F.M. and Orban, B. (1961) Dimensions and relations of the dentogingival junction in humans. *J Periodontol*, **32,** 321

[10] Tal, H., Soldinger, M., Dreiangel, A. and Pitarus, S. Periodontal response to long-term abuse of the gingival attachment by supracrestal amalgam restorations. *J Clin Periodont*, **16**, 654-689

[11] Vacek, J.S., Gher, M.E., Assad, D.A., Richardson, A.C. and Giambarresi, L.I. (1994) The dimensions of the human dentogingival junction. *Int J Periodontics Restorative Dent*, **14(2)**, 155-165

[12] Becker, W., Ochsenbein, C., Tibbets, L. and Becker, B. (1997) Alveolar bone anatomic profiles as measured from dry skulls. *J Clin Periodontal*, **24**, 727-731

[13] Tarnow, D., Mager, A. and Fletcher, P. (1992) The effect of the distance from the contact point to the crest of bone on the presence or absence of the interproximal dental papilla. *J Periodontol*, **63**, 995-996

[14] Kois, J.C. (1998) New paradigms for anterior tooth preparation: Rationale and technique. *Oral Heath*, **April,** 19-30

[15] Nevins, M. and Skurow, H.M. (1984) The intracrevicular restorative margin, the biologic width, and the maintenance of gingival margin. *Int J Periodontics Restorative Dent*, **4**, 30-49

[16] Block, P.L. (1987) Restorative margins and periodontal health: A new look at an old perspective. *J Prosthet Dent*, **57(6),** 683-689

[17] deWaal, H. and Castelucci G. The importance of restorative margin placement to the biologic width and periodontal health: part 1. *Int J Periodontics Restorative Dent*, **13**, 461-471

[18] American Academy of Periodontology (2000) Dental implants in periodontal therapy. *J Periodontol*, **71**, 1934-1942

[19] Grundler, U., Gracis, S. and Capelli, M. (2005) Influence of the 3-D bone-to-implant relationship on esthetics. *Int J Periodontics Restorative Dent*, **25**, 113-119

[20] Holt, R.L., Rosenberg, M.M., Zinser, P.J. and Ganeles, J. (2002) A concept for a biologically derived parabolic implant design. *Int J Periodontics Restorative Dent*, **22**, 473-481

[21] (1999) The glossary of prosthodontic terms. *J Prosthet Dent*, **81(l)**, 39-110

[22] Dawson, P. (1989) *Evaluation, Diagnosis and Treatment of Occlusal Problems*, 2nd edn. Mosby, St Louis

[23] Posselt, U. (1952) Studies in the mobility of the human mandible. *Acta Odontol Scand*, **10**, 109

[24] Steele, J.G., Nohl, F.S.A. and Wassell, R.W. (2002) Crowns and other extra-coronal restorations: Occlusal considerations and articulator selection. *Br Dent J*, **192(7),** 377-387

[25] Mantis, A., Chan, C. and Miralles, R. (1987) Influence of group function and canine guidance on electromyographic activity of elevator muscles. *J Prosthet Dent*, **57(4): 494-501**

[26] Williamson, E.H. and Lundquist, D.O. (1983) Anterior guidance: its effect on electromyographic activity of the temporal and masseter muscles. *J Prosthet Dent*, **49(6),** 816-823

[27] Bartlett, D.W. and Fisher, N.L. (1995) Factors influencing treatment planning of restorative dentistry in general practice: Part 2. *Dental Update*, **October,** 334-337

[28] Speak, F. (2004) Occlusion in the new millennium: The controversy continues – Part 2. *Spear Perspective*, **3(2)**

[29] Rugh, J.D. and Johnson, R.W, (1984) Vertical dimension discrepancies and masticatory pain/dysfunction. In: *Abnormal jaw Mechanics*. Ed. Solberg, WK. and Clark, G. Quintessence, Chicago

[30] McGee, G.F. (1947) Use of facial measurements in determining vertical dimension. *J Am Dent Assoc*, **35**, 342-350

[31] Rivera-Morales, W.C. and Mohl, N. (1991) Relationship of occlusal vertical dimension to the health of the masticatory system. *J Prosthet Dent*, **65**, 547-553

[32] Gattozzi, J.G., Nichols, B.R., Somes, G.W. and Ellinger, C.W. (1976) Variations in mandibular rest positions with and without dentures in place. *J Prosthet Dent*, **36**, 159

[33] Rugh, J.D. and Drago, C.J. (1981) Vertical dimension: A study of clinical rest position and jaw muscle activity. *J Prosthet Dent*, **45**, 677-675

[34] Chiche, G.J. and Pinault, A. (1994) *Esthetics of Anterior Fixed Prosthodontics*. Quintessence Publishing Co. Inc., Chicago

[35] Ahmad, I. (2005) *Clinical Guide to Anterior Dental Aesthetics*. Nature Publishing, London

[36] HeGAL, G.W.F. (1944) Montaigne, ed. *Vorlesungen über die Ästhetik*. Paris

[37] Rufenacht, C.R. (1990) *Fundamental of Esthetics*. p. 20. Quintessence Publishing Co. Inc., Chicago

[38] Chiche, G.J. and Pinault, A. (1994) *Esthetics of Anterior Fixed Prosthodontics*. Quintessence Publishing Co. Inc., Chicago

[39] Levin, J.B. (1995) Esthetic diagnosis. *Current Opinion in Cosmetic Dentistry*, Current Science, 9-17

[40] Spear, F. (1995) Creating Esthetic Excellence Part I, A Complete Approach. Presented at the ADA Meeting, Las Vegas

[41] Vig, R.G. and Brundo, G.C. (1972) The kinetics of anterior tooth display. *J Prosthet Dent*, **39,** 502

[42] Rufenacht, C.R. (1990) *Fundamental of Esthetics*. Quintessence Publishing Co. Inc., Chicago

[43] Heartwell, C.M. (1968) *Syllabus of Complete Dentures*. Lea and Febiger, Philadelphia

[44] Swissedent Foundation (1990) *Dental Office Procedures*. Swissedent Foundation, California

[45] Miller, E.C., Bodden, E.R. and Jamison, H.C. (1979) A study of the relationship of the dental midline to the facial median line. *J Prosthet Dent*, **41,** 657-660

[46] Levin, E.I. (1978) Dental esthetics and the golden proportion. *J Prosthet Dent*, **40,** 244-252

[47] MacArthur, D.R. (1987) Are anterior replacement teeth too small? *J Prosthet Dent*, **57,** 462-465

[48] House, M.M. and Loop, J.L. (1939) *Forum and Colour Harmony in the Dental Art*. Whittier, Calf, MM House

[49] Rufenacht, C.R. (1990) *Fundamental of Esthetics*. p. 114. Quintessence Publishing Co. Inc., Chicago

[50] Williams, J.L. (1914) A new classification of human tooth forms with a special reference to a new system of artificial teeth. *Dent Cosmos*, **56,** 627

[51] Frush, J.P. and Fisher R.D. (1956) How dentinogenics integrate the sex factor. *J Prosthet Dent*, **6,** 160-172

[52] Frush, J.P. and Fisher, R.D. (1956) How dentogenics integrate the personality factor. *J Prosthet Dent*, **6,** 441-449

[53] Frush, J.P. and Fisher, R.D. (1957) The age factor in dentogenics. *J Prosthet Dent*, **7,** 5

[54] Lombardi, R.E. (1973) The principles of visual perception and their clinical application to dental esthetics. *J Prosthet Dent*, **29,** 358-381

[55] Levin, E.I. (1978) Dental aesthetics and the golden proportion. *J Prosthet Dent*, **40,** 244-252

[56] Woelfel, J.B. (1990) *Dental Anatomy: Its relevance to Dentistry*. 4th edn. Lea and Febiger, Philadelphia

[57] Chiche, G.J. and Pinault, A. *Esthetics of Anterior Fixed Prosthodontics*. p. 59. Quintessence Publishing Co. Inc., Chicago

[58] Beagle, J.R. (1992) Surgical reconstruction of the interdental papilla: case report. *Int J Periodont Rest Dent*, **12,** 145-151

[59] Lie, T. (1992) Periodontal surgery for the maxillary anterior area. *Int J Periodont Rest Dent*, **12,** 73-82

[60] Allen, P. (1988) Use of mucogingival surgical procedures to enhance esthetics. *Dent Clin North Am*, **32,** 307

Seleção do sistema cerâmico

3

Após estabelecer o plano de tratamento ideal utilizando as tríades APT e SFE descritas nos dois capítulos anteriores, o clínico, o ceramista e o paciente enfrentam agora a escolha do tipo de restauração que pode alcançar esses objetivos. O mercado odontológico está cheio de sistemas protéticos, com vantagens altamente divulgadas. No entanto, deve-se enfatizar que nenhum sistema oferece tudo, e muitas vezes é inevitável fazer concessões. A discussão a seguir se concentra nos sistemas de cerâmica pura, possibilitando que o profissional possa selecionar o material mais apropriado para uma determinada situação clínica. O desempenho clínico das restaurações de cerâmica pura é influenciado por muitos fatores, os quais são discutidos nos demais capítulos deste livro, incluindo propriedades dos materiais, tipo de preparo dentário, fabricação, cimentação, oclusão e fadiga. Este capítulo se limita às propriedades das várias cerâmicas.

BASES CIENTÍFICAS

Razões para restaurações de cerâmica pura

A primeira questão a ser feita é "Por quê?" Por que escolher uma restauração de cerâmica pura, e não metalocerâmica? É consenso que as restaurações metalocerâmicas têm apresentado uma durabilidade notável desde sua introdução, há mais de quatro décadas. A principal razão para esse sucesso é atribuída à técnica clínica e laboratorial estabelecida e relativamente pouco sensível. Enquanto a durabilidade mecânica das restaurações metalocerâmicas é incontestável, sua maior desvantagem é a aparência deficiente em áreas esteticamente desafiadoras da boca. Nessas circunstâncias, o familiar sombreado ou a visualização do metal por transparência na margem cervical compromete intensamente a estética. Além disso, os produtos da corrosão e as respostas alérgicas às ligas metálicas também são preocupações a considerar. Essas desvantagens estimularam a introdução dos sistemas cerâmicos totais, com estética e biocompatibilidade superiores, e a eliminação da corrosão e das respostas alérgicas indesejáveis. A explicação para a melhora estética das próteses cerâmicas é apresentada a seguir.

Um dente parece "natural" devido à interação da luz com os tecidos dentários. O processo pelo qual a luz interage com a dentina e o esmalte é complexo, consistindo em refração, transmissão, difusão, fluorescência, opalescência e iridescência, as quais são descritas no Capítulo 4 (Análise da cor). Todavia, para a presente discussão, a seguinte explicação simplificada é suficiente. A luz penetra em um dente através de duas vias: pela raiz, através do periodonto, e pela coroa, a parte visível na cavidade bucal (Figuras 3.1 e 3.2). A vitalidade e a autenticidade da dentição natural se devem à mistura desimpedida dos raios de luz por essas duas rotas. Idealmente, uma restauração artificial deve simular esse fluxo livre da luz pelo interior de toda a estrutura dental (Figura 3.3).

Esse fenômeno é ilustrado por modelos de um dente natural, uma coroa metalocerâmica e uma coroa de cerâmica pura (Figuras 3.4 a 3.6). No dente natural, a luz azul (representando a luz que entra pela raiz) e a luz vermelha (representando a luz que entra pela coroa) estão livres para se misturarem e utilizam 100% da capacidade óptica do esmalte e da dentina (Figura 3.7). Quando uma coroa metalocerâmica é colocada sobre um dente, a subestrutura metálica bloqueia 90%

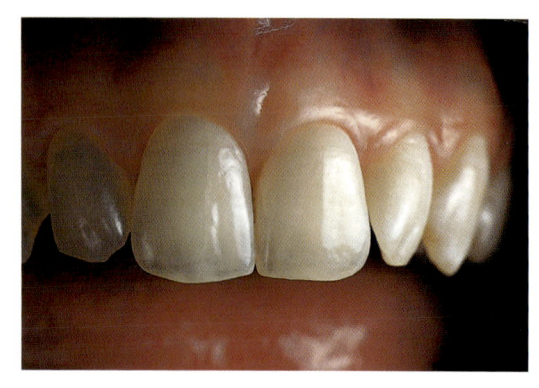

Figura 3.3 A vitalidade da dentição natural é atribuída ao fluxo luminoso desimpedido através da raiz e da coroa dos dentes.

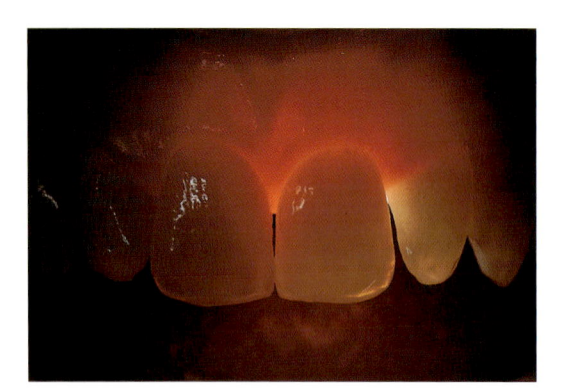

Figura 3.1 Luz penetrando no dente pela raiz, através do periodonto.

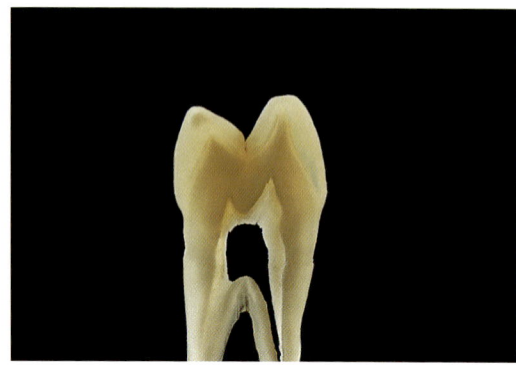

Figura 3.4 Dente natural seccionado.

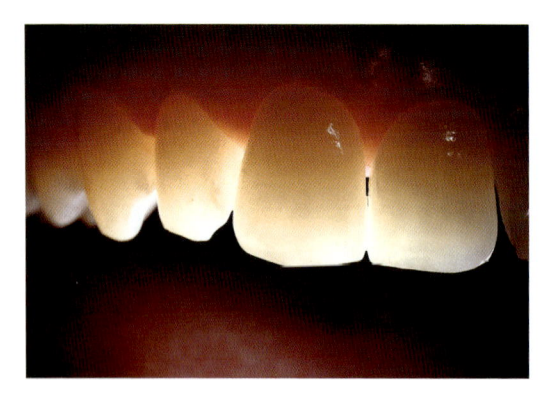

Figura 3.2 Luz penetrando no dente pela coroa.

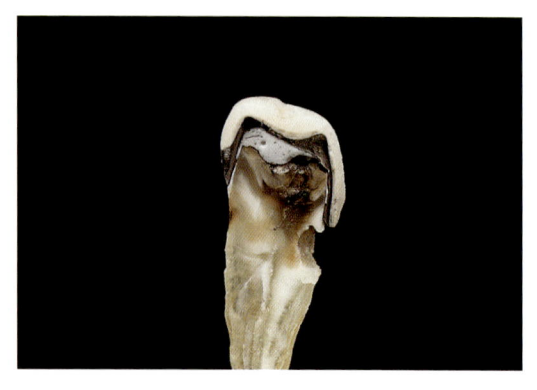

Figura 3.5 Dente portador de coroa metalocerâmica seccionado.

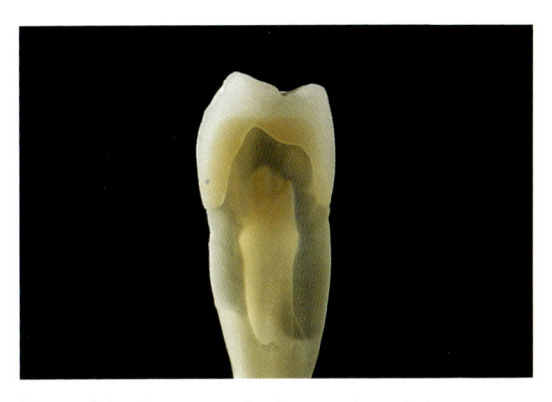

Figura 3.6 Dente portador de coroa de cerâmica pura seccionado.

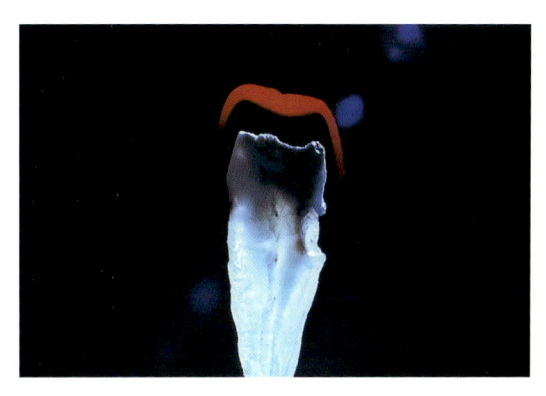

Figura 3.8 Coroa metalocerâmica: a subestrutura metálica bloqueia toda a luz que emana da raiz (azul), e a estética ou aparência da coroa é limitada à porcelana de cobertura (vermelho).

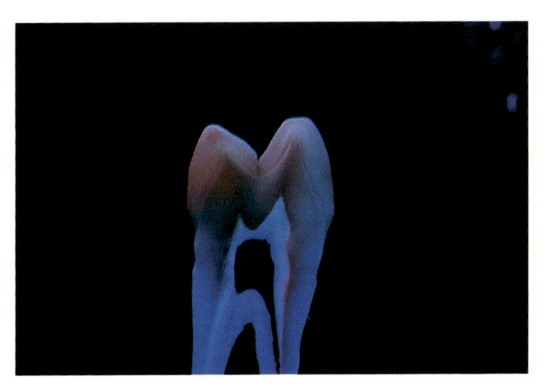

Figura 3.7 Dente natural: luz penetrando através da raiz (azul), funde-se livremente com a luz que penetra pela coroa (vermelho).

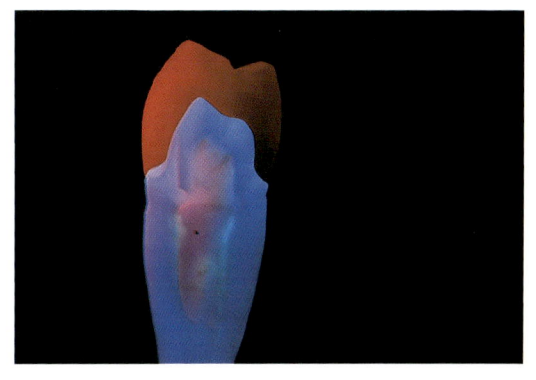

Figura 3.9 Coroa de cerâmica pura: a luz que penetra pela raiz (azul) e a que penetra pela coroa (vermelho) se misturam livremente (vermelho), de modo semelhante ao que acontece no dente natural, sobretudo na área cervical, a mais importante.

(em área de superfície) da capacidade óptica desse dente. Na realidade, a estética, ou aparência, da coroa metalocerâmica é limitada à camada de cerâmica, menos de 10% da área superficial (Figura 3.8). Embora não seja impossível, é extremamente difícil simular totalmente a óptica de um dente em apenas 10% de sua área superficial. O ceramista é desafiado a imitar o fluxo luminoso de todo um dente somente na camada de cerâmica, o que requer habilidade e um alto grau de preparo. Quando isso não é alcançado, a coroa metalocerâmica resultante parece artificial e chapada, com o freqüente acinzentado ou escurecimento da margem cervical.

Nas coroas de cerâmica pura, de modo semelhante ao dente natural, a luz pode fluir livremente, utilizando 100% da capacidade óptica do esmalte e da dentina (Figura 3.9). Assim, as restaurações de cerâmica pura demonstram vitalidade, vibração e, com freqüência, não são distinguíveis dos dentes naturais circundantes. Isso também é relevante ao utilizar pinos para dentes não-vitais que necessitam de suporte intra-radicular, já que os pinos metálicos obstruem a transmissão da luz através da raiz.

Propriedades físicas e mecânicas da cerâmica

De modo geral, um alto conteúdo de vidro resulta em melhores propriedades ópticas, mas em menor resistência mecânica (por exemplo, cerâmicas fedspática e reforçada com leucita). O contrário também é verdadeiro: um baixo conteúdo de vidro apresenta uma melhor resistência mecânica, mas translucidez reduzida (por exemplo, alúmina e zircônia puras, densamente sinterizadas). Obviamente, as propriedades ópticas sozinhas são insuficientes para que uma cerâmica apresente bons resultados na cavidade bucal. Além disso, a cerâmica deve ter resistência suficiente (resistência à flexão e à fratura), longevidade (resistência à fratura), pouco desgaste dos dentes antagonistas e biocompatibilidade. Finalmente, são desejáveis procedimentos laboratoriais simples, que permitam a fácil manipulação e confecção dessas restaurações, como, por exemplo, o fato de o material possuir um coeficiente linear de expansão térmica.

As propriedades a seguir são aplicáveis a todas as cerâmicas, enquanto as diferenças específicas de uma dada classe são discutidas mais adiante. As cerâmicas são altamente biocompatíveis com os tecidos dentários, produzindo poucas reações alérgicas ou corrosão por produtos característicos de outros tipos de restaurações.[1] Elas também são estáveis em termos de coloração e repelentes à placa bacteriana, com alterações insignificantes na cor ao longo do tempo e manchamento superficial muito reduzido.[2] Outra preocupação com as cerâmicas feldspáticas mais antigas é a sua dureza pronunciada, que leva ao desgaste indesejável dos dentes antagonistas; este pode ser de cerca de 230 μm por ano,[3] em comparação com o desgaste natural de esmalte contra esmalte, de apenas 60 μm por ano. A menor quantidade de desgaste é produzida pelas restaurações de ouro (9 μm por ano). No entanto, as porcelanas de baixa fusão mais modernas apresentam um desgaste anual comparável ao dos dentes naturais, de aproximadamente 60 μm por ano.

Sistemas cerâmicos de camada única e de camada dupla

Todas as porcelanas, desde a pioneira feldspática até a mais moderna zircônia, são cercadas por inerente fragilidade e baixa resistência à fratura, que comprometem a resiliência mecânica e, no final, a longevidade. Para que uma cerâmica tenha longa duração no ambiente bucal, ela deve ser adequadamente sustentada. A porcelana sem suporte, devido ao seu alto módulo de elasticidade (ME) (fragilidade) inerente, está sujeita a fraturas quando exposta às cargas mastigatórias. Existem duas soluções para esse problema. A primeira é conseguir suporte no dente subjacente para dissipar as forças mastigatórias. A segunda é dar sustentação à fraca camada de porcelana por meio de uma subestrutura mais forte. Ambos os métodos são utilizados em diferentes sistemas cerâmicos.

Para obter suporte do dente natural subjacente é necessário utilizar cimentação adesiva para formar uma estrutura única. Para conseguir isso, a cerâmica deve ser preparada com ácido hidrofluorídrico. Após, deve-se aplicar silano na superfície interna da restauração e cimentá-la sobre a dentina utilizando adesivos dentinários (AD) e cimentos resinosos adequados. As cerâmicas que possibilitam seu tratamento com ácido hidrofluorídrico são as variedades baseadas na sílica, por exemplo, as feldspáticas ou as prensadas. Antes do advento dos agentes de união silanos, muitas falhas de laminados de porcelana eram atribuídas a sua falta de adesão à estrutura dentária. Os silanos resolveram esse problema criando uma ligação química entre a porcelana feldspática tratada e o dente subjacente, criando um selamento hermético entre esses dois materiais distintos, sendo que o dente subjacente passou a agir como suporte para a frágil porcelana. Esse tipo de sistema cerâmico, no qual o suporte da porcelana é obtido por meio do dente natural, é chamado sistema cerâmico de camada única (Figura 3.10).

Em vez de utilizar o dente natural como suporte, a alternativa é uma infra-estrutura resiliente para suportar a frágil camada de porcelana. As subestruturas originais eram de ligas metálicas para restaurações metalocerâmicas. Para evitar a estética deficiente destas, as cerâmicas de alta resistência, como alúmina e zircônia, podem substituir a subestrutura metálica, o que também elimina a necessidade de ganhar suporte do dente subjacente. Esses são os chamados sistemas cerâmicos de camada dupla (Figura 3.11). Além disso, as superfícies internas das restaurações

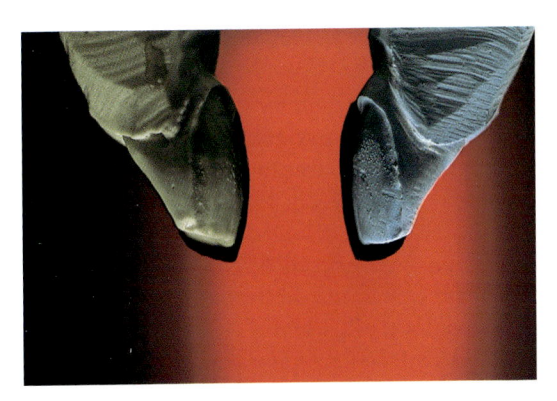

Figura 3.10 Restaurações de cerâmica de camada única: perfil de secção de facetas laminadas de porcelana.

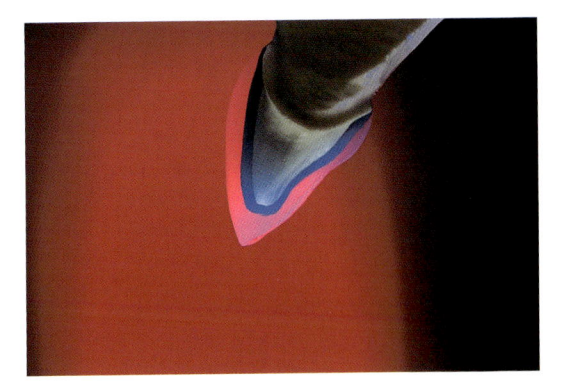

Figura 3.11 Restaurações de cerâmica de camada dupla: um casquete cerâmico denso (azul) é coberto por camadas de porcelana (vermelho).

confeccionadas com alúmina e zircônia não são passíveis de ataque com ácido hidrofluorídrico, sendo que a cimentação adesiva não é pré-requisito. Entretanto, ainda é desejável a adesão entre a cerâmica e o dente, e os cimentos resinosos recém-introduzidos são promissores na obtenção de uma união química semelhante àquela conseguida com os agentes silanos nas cerâmicas com base de sílica (ver Capítulo 10).

Etiologia das fraturas

A principal causa de falha das restaurações de cerâmica pura é a fratura. A prevenção das fraturas não é limitada às propriedades do material, mas fortemente baseada no seguimento de protocolos clínicos e laboratoriais corretos. Esse fatores são, muitas vezes, ignorados, e o material cerâmico é culpado pelas fraturas. São duas as razões para isso:

- As técnicas clínicas e laboratoriais das metalocerâmicas são relativamente pouco sensíveis, permitindo um certo grau de variação.
- Sempre há inércia em alterar os materiais e protocolos utilizados, como as próteses metalocerâmicas, que se tornaram rotina nas últimas quatro décadas.

Ao considerar restaurações de porcelana pura, é essencial uma mudança de paradigma no que se refere à técnica. Os sistemas cerâmicos não toleram variações, exigindo um protocolo diferente e mais rígido para a obtenção de sucesso duradouro. Quando esse aspecto é ignorado, a falha é inevitável. Além disso, é necessário um equilíbrio: as restaurações de porcelana pura não são indicadas para todas as situações clínicas e, em certos casos, as metalocerâmicas são mais previsíveis. Entretanto, quando selecionadas de forma judiciosa e executadas exemplarmente, as restaurações de cerâmica pura resultam em anos de bom resultado nas regiões mais esteticamente exigentes da boca.

Já que a fratura é o caso mais prevalente de falha dos elementos de cerâmica pura, é imprescindível entender a formação e a propagação das trincas. Uma substância inerentemente frágil como a cerâmica apresenta falhas microscópicas inatas (trincas e poros) estatisticamente distribuídas no interior do material. Estas são chamadas falhas de Griffith,[4] formadas durante a fabricação e os ajustes, e sua propagação reduz a resistência do material à fratura. Além disso, a resistência à fratura depende do tempo, diminuindo conforme ele avança.[5] Se uma cerâmica é deixada sem intervenções em um ambiente inerte, as falhas não apresentam conseqüência. No entanto, quando exposta a um ambiente dinâmico, por exemplo, a cavidade oral, essas falhas sofrem o chamado crescimento subcrítico das trincas, eventualmente resultando em fraturas. O ambiente úmido, com ou sem função normal e estresse oclusal parafuncional, causa a fadiga estática e a corrosão por estresse, resultando no crescimento da trinca e em eventuais fraturas catastróficas (Figuras 3.12 e 3.13).

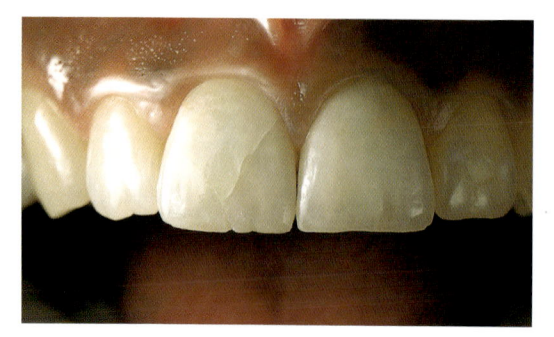

Figura 3.12 Fratura catastrófica em uma coroa de porcelana pura no incisivo central superior direito.

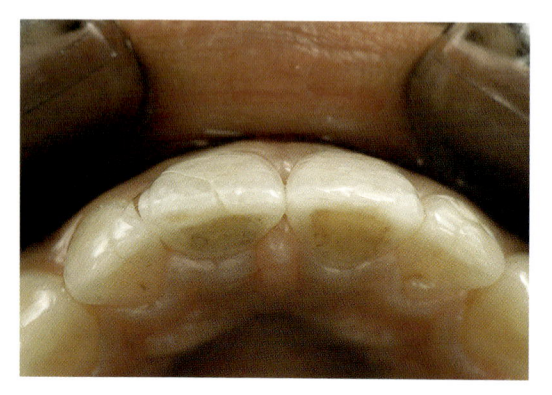

Figura 3.13 Fratura catastrófica em uma coroa de porcelana pura no incisivo central superior direito.

A força média de mordida é maior na região de primeiro molar e menor na região de incisivos. Na região molar, a força varia de 216 a 847 N, e, na região de incisivos, de 108 a 299 N.[6] Claramente, para que uma cerâmica tenha sobrevida longa, deve ser capaz de resistir a essas cargas. Como regra, para que as restaurações posteriores tenham longa duração, elas devem ser capazes de suportar uma carga média de aproximadamente 1.000 N.[7] Também, como mencionado a pouco, quando uma cerâmica com suas trincas é colocada em um ambiente aquoso, ela sofre embebição, o que degrada ainda mais sua resistência à fratura.[8]

Cerâmicas odontológicas

As cerâmicas odontológicas são divididas em três categorias: com base de sílica, base de alúmina e base de zircônia. Todas as variedades, com diferentes processos de fabricação, são usadas em restaurações protéticas intra e extracoronárias. A Tabela 3.1 apresenta uma comparação entre as propriedades mecânicas, e a Tabela 3.2, entre os processos de fabricação de alguns sistemas cerâmicos mais populares.

Cerâmicas com base de sílica

Porcelanas feldspáticas

As cerâmicas convencionais com base de sílica foram os primeiros tipos de porcelanas utilizadas na fabricação de restaurações dentárias. Esses materiais são altamente estéticos, pois simulam a dentição natural. O primeiro método de fabricação de *inlays*, facetas e coroas de porcelana pura utilizando porce-

> ### Definições
>
> - Resistência à fratura: a resistência à fratura ou à propagação da trinca é medida como a resistência à fratura de um material, expressa como K_{IC}. Ela é mensurada como a quantidade de energia necessária para iniciar uma fratura. Quanto maior o valor da K_{IC}, maior a força necessária para iniciar uma fratura ou, colocando de outra forma, mais resistente é o material à formação da fratura. Numerosos métodos são utilizados para retardar a fratura do material cerâmico, incluindo a deflexão da rachadura, proteção por zonas, proteção por contato, ligadura da trinca e transformação de fase (para cerâmicas de zircônia). Muitos desses mecanismos fortalecedores são utilizados em uma grande variedade de cerâmicas dentárias, com sucesso variável, com o objetivo final de aumentar sua resistência à fratura.[9]
>
> - Módulo de elasticidade (ME): medida da elasticidade ou dureza de um material. Um baixo ME (p. ex., tira de elástico) subentende maior flexibilidade e capacidade de absorção de impactos, enquanto um alto ME (p. ex., porcelana) significa fragilidade e menor capacidade de suportar cargas.

Tabela 3.1 Propriedades mecânicas médias das cerâmicas odontológicas contemporâneas[10,11]

Cerâmica	Resistência flexural (MPa)	Resistência à fratura – K_{IC} (MPa m$^{1/2}$)	ME (GPa)	Dureza (GPa)
Porcelana feldspática	95	0,9	60	Maior do que 6,5
Empress 1	106-120	1,2-1,5	65	6,5
Empress 2	306-400	2,8-3,5	105	5,3
In-Ceram Spinell	328-377			
In-Ceram Alúmina (camadas)	594	4,4	265	11
In-Ceram Alúmina (prensada a seco)	440	3,1-4,6	265	11
In-Ceram Zircônia (camadas)	630	4,8-8	240	10,5
In-Ceram Zircônia (prensada a seco)	476	4,9	240	11
Procera alúmina	450 (casquete de 0,4 mm) a 687 (casquete de 0,6 mm)	4,5-6		
DC-Zirkon (zircônia parcialmente estabilizada)	680	5,5	240	13
Procera AllZircon[12]	900-1.200	9-10		Maior do que 13

Tabela 3.2 Processos de fabricação de alguns sistemas cerâmicos

Sistema cerâmico	Lâmina de platina	Modelo refratário	Cera perdida	Padrão de cera e cunhagem	Mecanismo de reforço	CAD/CAM
Porcelana feldspática	Sim	Sim	–	Sim	–	–
Empress 1			Sim	–	Dispersão	CAD/CAM
Empress 2			Sim	–	Dispersão	CAD/CAM
In-Ceram Alúmina			–	Sim	Infiltração	–
In-Ceram Zircônia			–	–	Infiltração	CAD/CAM
Procera			–	–	Densamente sinterizada	CAD/CAM
Cercon			–	Sim	Fase de transformação	CAM
Lava			–	Sim	Fase de transformação	CAM
DC-Zirkon			–	Sim	Fase de transformação	CAM

lanas feldspáticas empregava lâmina de platina ou modelos refratários. Enquanto técnicas mais convenientes suplantaram esses métodos, eles ainda têm seu lugar garantido na odontologia contemporânea. Por exemplo, preparos dentários mínimos que exigem facetas de espessura fina (menos de 0,5 mm) são idealmente confeccionados em lâminas de platina ou modelos refratários. Os modelos refratários também são utilizados na confecção de *inlays* de porcelana.

De acordo com a ISO 6872, o maior obstáculo existente com as porcelanas feldspáticas é a baixa resistência flexural, que causa uma predisposição à fratura, com baixa longevidade.[13] Entretanto, elas ainda encontram indicação na odontologia estética moderna, inclusive para facetas laminadas de porcelana e *inlays/onlays* (Figuras 3.14 e 3.15). Todavia, devido à sua fraqueza inerente, é indispensável o emprego de uma técnica adesiva com uso de agentes silanos e cimentos resinosos para sua cimentação, a fim de ganhar suporte da estrutura dentária subjacente. Além disso, é necessário atenção especial para o preparo do dente, o qual deve acomodar uma espessura uniforme de porcelana para facetas laminadas (Figuras 3.16 a 3.19) e um mínimo de 2 mm para o volume suficiente nas *inlays/onlays*. Finalmente, muitos dos casquetes cerâmicos de alta resistência descritos adiante utilizam a porcelana com base de sílica para as camadas de cobertura.

IPS-Empress 1 (cerâmica vitrificada reforçada com leucita)

O sistema IPS-Empress foi concebido na Universidade de Zurique, Suíça, em 1983, sendo comer-

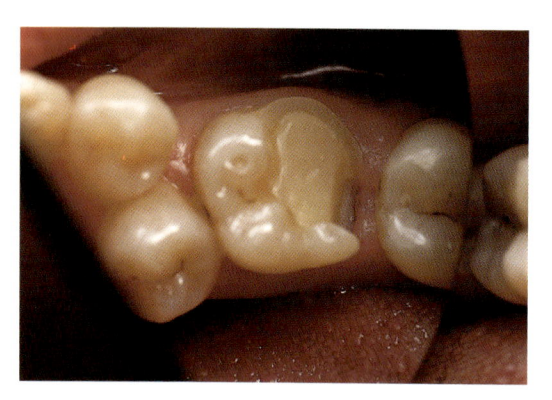

Figura 3.14 Preparo cavitário para *inlay* de porcelana feldspática no primeiro molar inferior.

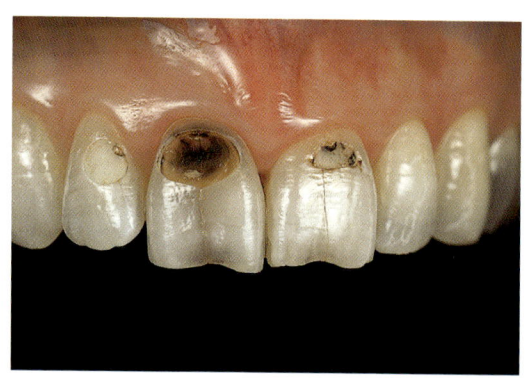

Figura 3.16 Caso clínico de faceta laminada de porcelana feldspática: situação pré-operatória dos incisivos superiores apresentando cárie e desgaste; bordas desiguais.

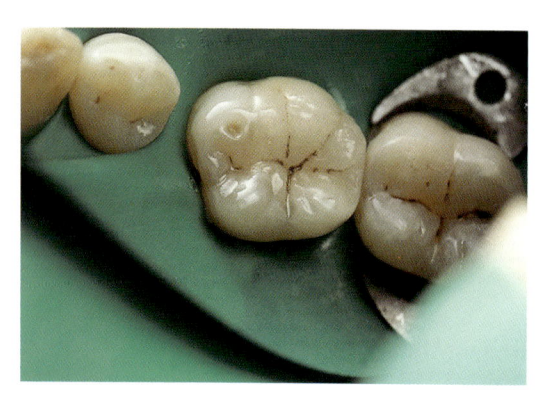

Figura 3.15 Cimentação de uma *inlay* de porcelana feldspática no primeiro molar superior.

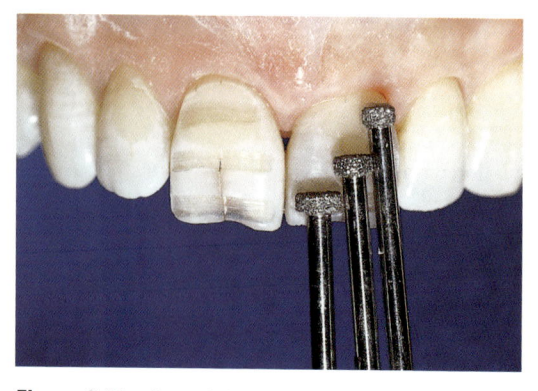

Figura 3.17 Caso clínico de faceta laminada de porcelana feldspática: após a remoção da cárie e das restaurações de resina composta, são usadas brocas-guia para o preparo preciso do dente.

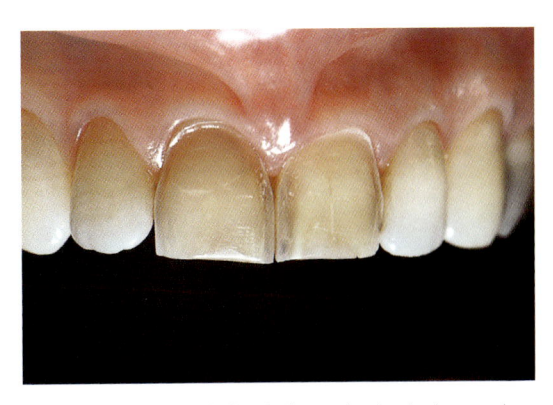

Figura 3.18 Caso clínico de faceta laminada de porcelana feldspática: preparo completo dos dentes para as facetas, mostrando o substrato dentário de cor aceitável.

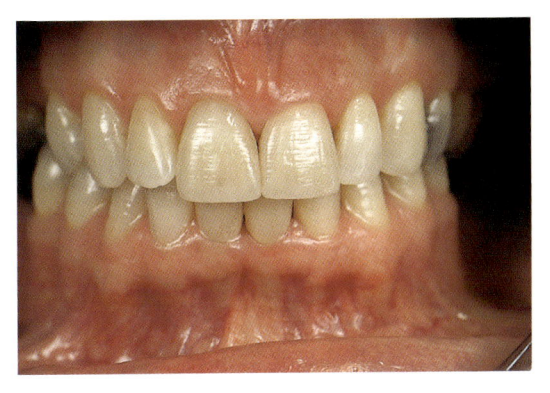

Figura 3.19 Caso clínico de faceta laminada de porcelana feldspática: situação pós-operatória mostrando a recuperação da estética.

cializado pela Ivoclar Vivadent em 1990.[14] Em essência, o material é uma cerâmica com base de sílica, composta de 63% de dióxido de silício e 19% de óxido de alumínio, com adição de cristais de leucita a fim de formar uma cerâmica vitrificada reforçada por leucita que pode ser fundida. A explicação para seu desenvolvimento é eliminar ou minimizar as microporosidades criadas durante a sinterização dos materiais totalmente cerâmicos.[15] Esses espaços vazios predispunham ao início da fratura, a qual ia aumentando, o que eventualmente resultava na falha do material. A incorporação dos cristais de leucita cria barreiras para o crescimento das trincas, prevenindo as microfissuras e melhorando a resistência flexural e a resistência à fratura pelo reforço por dispersão. Além disso, o processo de injeção em moldes na presença de pressão e calor reduz distorções e aumenta ainda mais a resistência flexural. A resistência flexural varia de 95 a 180 MPa, e a resistência à fratura (K_{IC}) é de aproximadamente 1,3 MPa m$^{1/2}$.

Existem dois métodos para a confecção de restaurações em Empress 1. O primeiro é o uso do processo de cera perdida, semelhante àquele utilizado para coroas metalocerâmicas convencionais. A forma da restauração é esculpida em cera, e o padrão é coberto por revestimento e aquecido em um forno. O molde da restauração é, então, injetado com a cor desejada de um lingote de Empress aquecido a 1.200°C. O calor e a pressão asseguram uma boa adaptação e integridade marginal. Após ser retirada do revestimento, a restauração é finalizada utilizando-se a técnica de pigmentação ou de camadas. A técnica de pigmentação é utilizada para *inlays/onlays* pintando-se com pigmentos de croma elevado para a caracterização, seguido de uma camada de *glaze* para selar a superfície. A segunda técnica, a de camadas, é utilizada para coroas ou facetas, aplicando-se sobre o casquete prensado as camadas de cerâmica para dentina ou esmalte.

O segundo método emprega um processo de *design* e confecção com auxílio do computador (sistema CAD/CAM). Após o preparo do dente, é feita uma moldagem ou uma câmera intra-oral faz uma varredura diretamente na cavidade ou no preparo. Utilizando o programa adequado, a restauração é desenhada graficamente e enviada a uma máquina de cunhagem, que recorta um lingote de Empress até chegar ao formato desejado. Mais uma vez, para completar a restauração, utiliza-se uma das técnicas de finalização, por pigmentação ou por camadas.

As indicações do Empress 1 são *inlays/onlays* e coroas unitárias anteriores (Figuras 3.20 a 3.23). O Empress 1 não é recomendável para dentes que suportam grandes cargas oclusais, nem para múltiplas coroas unitárias esplintadas ou para próteses parciais fixas (PPF). As maiores qualidades do Empress 1 são a estética superior, a excelente integridade marginal e a fácil confecção. Além disso, por ser uma cerâmica com base de sílica, a superfície interna da restauração pode ser preparada com ácido hidrofluorídrico, utilizando-se silano e um protocolo de cimentação adesiva. A facilidade de confecção e a possibilidade de cimentar de forma adesiva as restaurações contribuíram para o sucesso clínico do Empress 1, embora o material seja mecanicamente inferior a outras cerâmicas odontológicas.

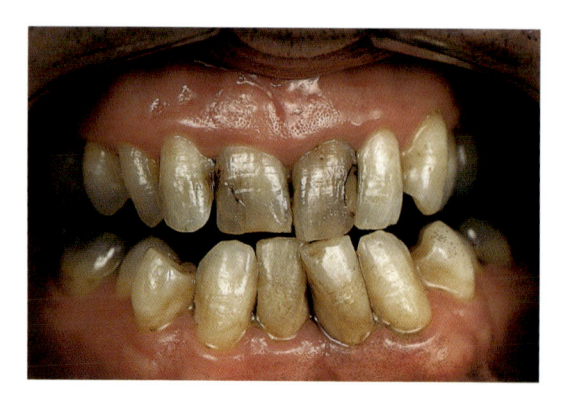

Figura 3.20 Caso clínico em Empress 1: vista pré-operatória mostrando incisivos superiores pigmentados, manchados, com muitas restaurações e trincas.

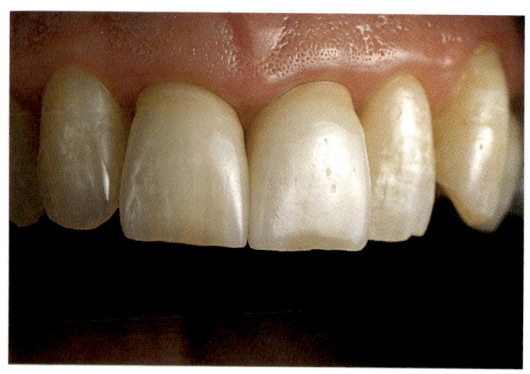

Figura 3.23 Caso clínico em Empress 1: situação pós-operatória, mostrando duas coroas de Empress 1 cimentadas, com grande melhora estética (trabalho laboratorial de David Korson, Londres).

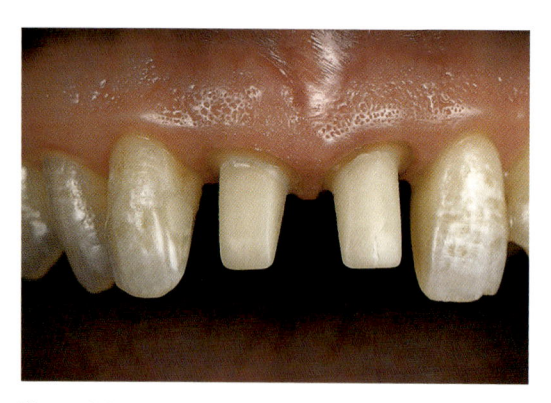

Figura 3.21 Caso clínico em Empress 1: dois núcleos cerâmicos indiretos cimentados nas raízes dos incisivos centrais superiores com o intuito de melhorar a coloração e a transmissão da luz do dente.

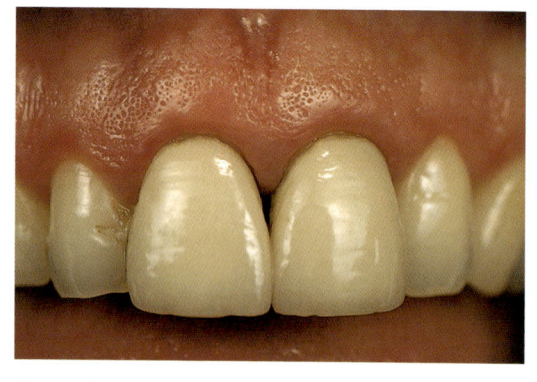

Figura 3.24 Caso clínico em Empress 2: coroas metalocerâmicas deficientes nos incisivos centrais superiores.

IPS- Empress 2 (cerâmica vitrificada de dissilicato de lítio)

O Empress 2 (Ivoclar-Vivadent) foi lançado em 1998, com propriedades mecânicas superiores ao Empress 1, mas sem comprometimento com as qualidades estéticas (Figuras 3.24 a 3.27). A resistência flexural e a K_{IC} variam entre 340 e 400 MPa, e 2 e 3,3 MPa $m^{1/2}$, respectivamente. O processo de fabricação é idêntico ao do Empress 1, embora para o Empress 2 seja necessária uma porcelana de cobertura diferente (cerâmica de fluorapatita). Devido à subestrutura mecanicamente mais forte, o fabricante alega que o ganho de suporte a partir do dente subjacente, através da cimentação adesiva, não é mandatório. O maior problema do Empress 2 é o protocolo laboratorial extremamente sensível à

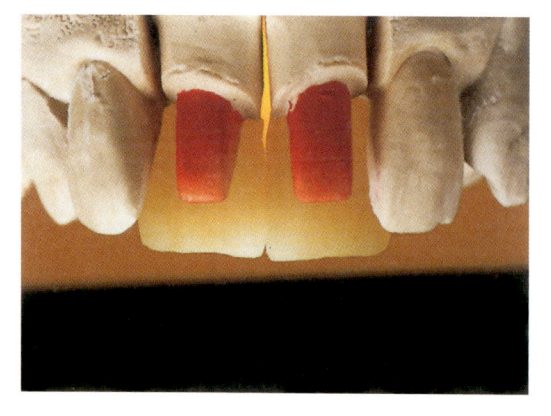

Figura 3.22 Caso clínico em Empress 1: relação entre o preparo dentário e a coroa definitiva.

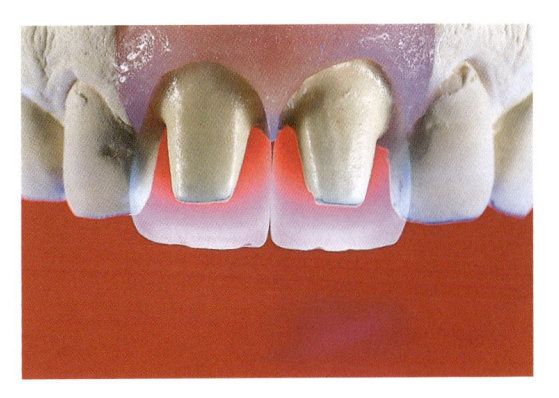

Figura 3.25 Caso clínico em Empress 2: relação entre o preparo dentário e a coroa definitiva em um modelo com gengiva artificial.

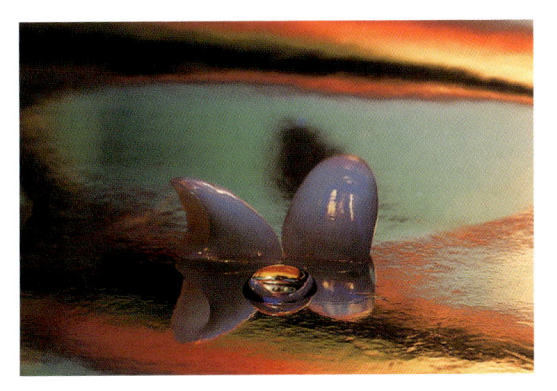

Figura 3.26 Caso clínico em Empress 2: coroas de Empress 2 prontas, com brilho e textura corretos.

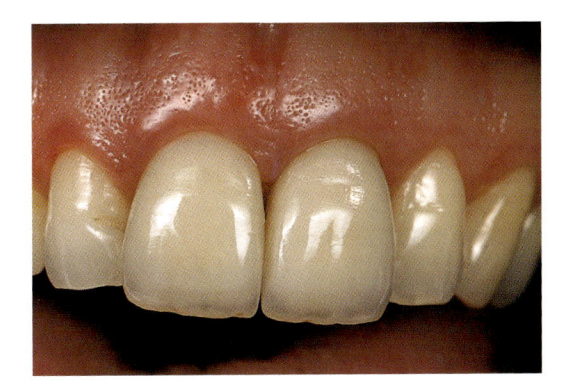

Figura 3.27 Caso clínico em Empress 2: vista pós-operatória mostrando a melhora estética e a saúde gengival ao redor das coroas de Empress 2 nos incisivos centrais superiores (trabalho laboratorial de Gerald Ubassy, França).

técnica, o que resulta em numerosos incidentes de deslaminação da porcelana de cobertura, restando o casquete cerâmico. Outra preocupação é sua recomendação de uso em próteses parciais fixas, necessitando de conectores entre pilares e pônticos de 4 mm × 4 mm. Isso significa que as ameias gengivais devem apresentar dimensões suficientes com pontos de contato suficientemente longos, o que pode não ser anatomicamente possível, resultando no comprometimento da saúde periodontal e da estética.

Cerâmicas com base de alúmina

In-Ceram Spinell (vidro injetado com magnésio e alúmina)

O sistema In-Ceram Spinell (Vita) é duas vezes mais translúcido do que o In-Ceram Alúmina, especialmente desenvolvido para permitir que a estrutura do dente subjacente "transpareça" no material. Sua principal indicação é *inlays* e *onlays* indiretas, presumindo-se que o dente apresente uma coloração aceitável, permitindo que a restauração desapareça contra o dente natural. No entanto, devido à reduzida resistência mecânica, o In-Ceram Spinell não é indicado para coroas em dentes posteriores, mas é altamente estético e indicado para coroas unitárias anteriores.[16]

In-Ceram Alúmina (alúmina infiltrada com vidro)

O sistema In-Ceram Alúmina (Vita) é uma alúmina porosa parcialmente sinterizada, subseqüentemente infiltrada com vidro fundido. A resistência flexural e a K_{IC} são de, respectivamente, 352 a 600 MPa, e 2,7 a 4,49 MPa m$^{1/2}$,[17] superiores às duas classes de Empress. Do ponto de vista óptico, a alúmina é mais densa do que o vidro de leucita, mas ainda assim exibe estética excelente (Figuras 3.28 a 3.31). São possíveis dois métodos para sua fabricação. O processo de prensagem a seco utiliza lingotes processados, permitindo sua cunhagem com ou sem o programa de CAD/CAM. O método de camadas utiliza alúmina dispersa em solução aquosa, que é pintada sobre um modelo de gesso específico. O processo laboratorial é demorado, envolvendo inúmeros estágios. Para evitar a deslaminação na interface casquete-porcelana de cobertura, é necessário cuidado, a fim de evitar a abrasão de partículas do casquete antes da aplicação das camadas.[18]

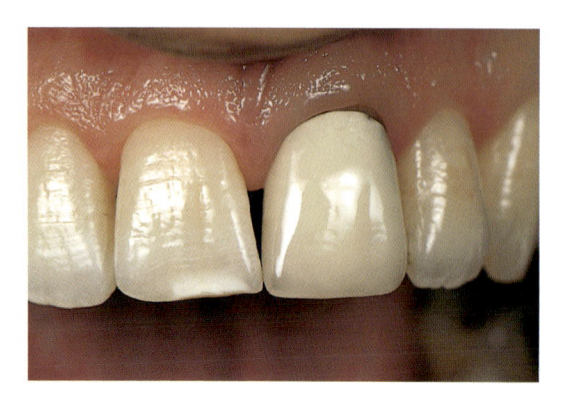

Figura 3.28 Caso clínico em In-Ceram Alúmina: coroa metalocerâmica deficiente no incisivo central superior esquerdo.

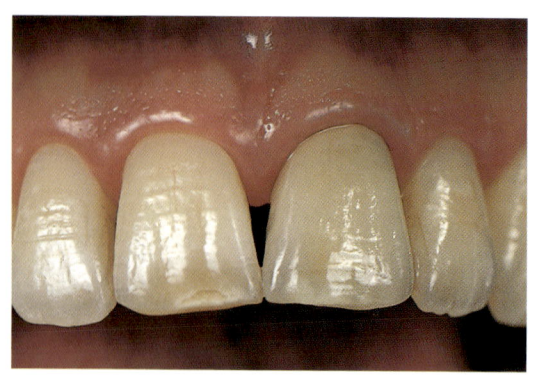

Figura 3.31 Caso clínico em In-Ceram Alúmina: coroa em In-Ceram Alúmina cimentada no incisivo central superior esquerdo (trabalho laboratorial de Paul Sturridge, Londres).

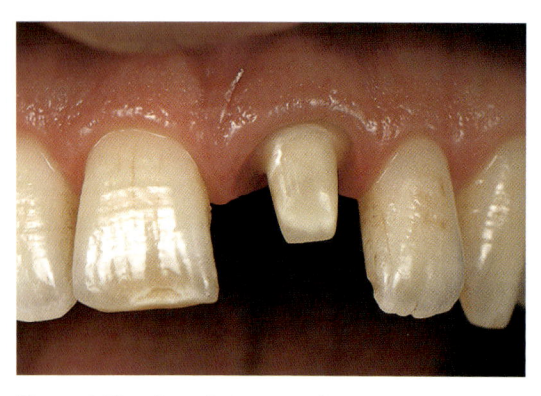

Figura 3.29 Caso clínico em In-Ceram Alúmina: preparo dentário.

Figura 3.30 Caso clínico em In-Ceram Alúmina: relação entre o preparo dentário e a coroa definitiva sob iluminação ultravioleta.

Procera (alúmina pura densamente sinterizada)

Para tirar proveito da resistência da alúmina, no início dos anos 1990 houve a introdução de um casquete de alúmina pura, densamente sinterizada (99,9% de óxido de alumínio), chamado Procera.[19] A alúmina altamente densa apresenta mínimas porosidades, reduzindo a propagação da fratura e melhorando as propriedades mecânicas. A carga oclusal necessária para quebrar um casquete de Procera é de cerca de 1.500 N;[20] mesmo após a aplicação das camadas de cobertura com uma porcelana de baixa fusão, como a AllCeram, as restaurações resistem a uma carga de 1.300 N antes que a fratura seja iminente. Como foi dito anteriormente, a força de resistência recomendada para restaurações posteriores é de 1.000 N. Assim, um casquete de Procera é uma ótima subestrutura para próteses anteriores e posteriores. Embora seja resistente, o complexo de porcelana de óxido de alumínio de baixa fusão reduz significativamente o desgaste dos dentes naturais antagonistas a 60 µm por ano, em comparação com a porcelana feldspática, que provoca um desgaste anual de cerca de 230 µm.[21]

O processo de fabricação envolve a varredura de um modelo de gesso corretamente troquelado do dente preparado (Figuras 3.32 e 3.33). Em seguida, o programa de CAD/CAM é utilizado para desenhar a subestrutura, e o desenho digitalizado do casquete é enviado, pela *internet*, para Goteborg, Suécia, ou New Jersey, EUA, onde os casquetes são fabricados em um processo industrial com controle de qualidade e, subseqüentemente, enviados para

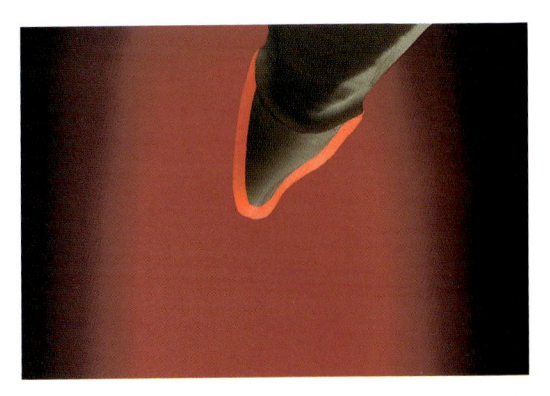

Figura 3.32 Modelo de gesso corretamente troquelado com um sulco levemente aprofundado apical à terminação, permitindo um delineamento preciso da margem para a varredura e a confecção de casquete de alúmina pelo processo de CAD/CAM (Procera, Nobel Biocare).

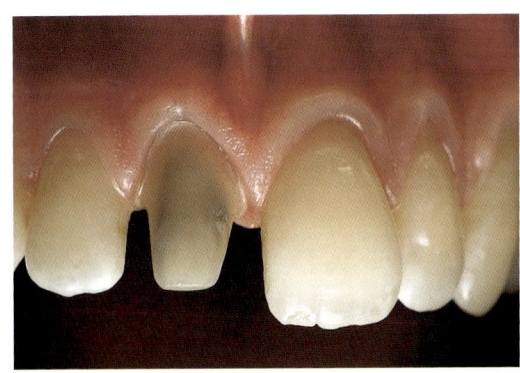

Figura 3.34 Incisivo central direito pigmentado.

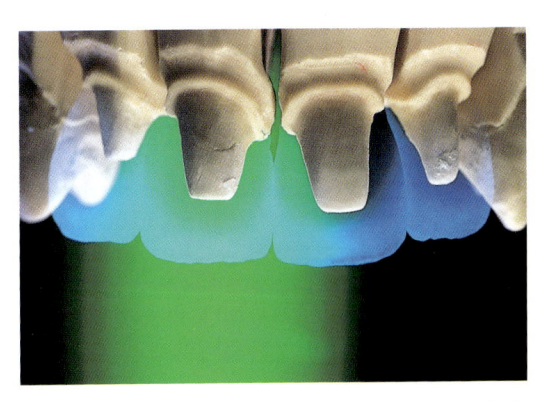

Figura 3.33 Modelo de gesso corretamente troquelado com um sulco levemente aprofundado apical à terminação, permitindo um delineamento preciso da margem para a varredura e a confecção de casquete de alúmina pelo processo de CAD/CAM (Procera, Nobel Biocare).

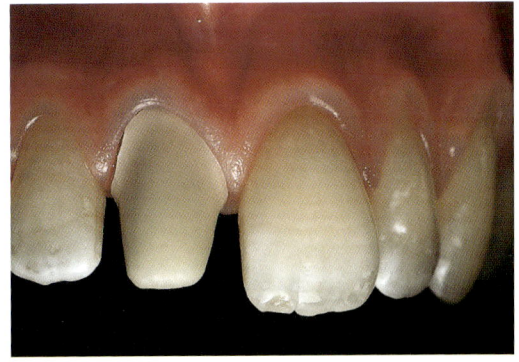

Figura 3.35 Capacidade de mascaramento de um casquete de porcelana: a pigmentação do incisivo central direito é facilmente ocultada pelo casquete de Procera alúmina.

o ceramista. Para compensar a distorção durante a sinterização, o valor exato dessa distorção é calculado para cada modelo, e um modelo corrigido é fabricado para retificar antecipadamente a contração. O sistema oferece opções de espessura do casquete (0,25 mm, 0,4 mm ou 0,6 mm), opacidade (branco ou padrão) e material (alúmina ou zircônia). É alcançada integridade marginal de 70 μm, dentro das normas clínicas aceitáveis de 50 a 100 μm.[22]

A restauração é completada com a aplicação sobre o casquete das camadas de porcelana com base de sílica ou alúmina (Nobel Rhondo). A maior vantagem de um casquete Procera é a possibilidade de mascarar a coloração do dente subjacente (Figuras 3.34 e 3.35). Embora seja translúcido, permitindo a transmissão da luz para o dente, a densidade do casquete é suficiente para encobrir a coloração indesejável do dente ou de núcleos metálicos.[23] O Procera é classificado como um sistema cerâmico de alta resistência, com resistência flexural chegando a quase 700 MPa, suficiente para sustentar camadas de porcelana mais fraca e eliminando a necessidade de cimentação adesiva. Isso é potencialmente vantajoso, pois podem ser utilizados vários agentes cimentantes, como fosfato de zinco, ionômero de vidro e ionômero de vidro modificado por resina (ver Capítulo 10). Finalmente, a longevidade das restaurações de Procera é de 7 a 10 anos,[24] comparável à de coroas metalocerâmicas convencionais (Figuras 3.36 a 3.39).

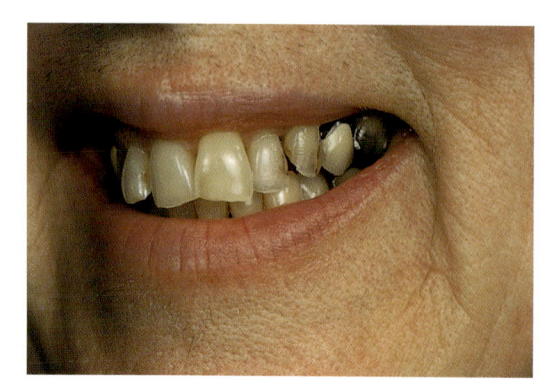

Figura 3.36 Caso clínico em Procera alúmina: erosão palatina do incisivo lateral e do canino superior esquerdo resultou em um esmalte fino, frágil e pouco estético.

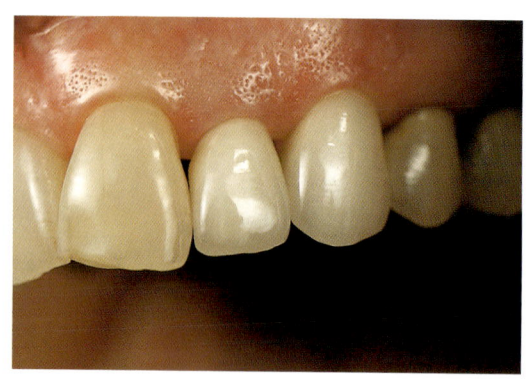

Figura 3.39 Caso clínico em Procera alúmina: coroas em Procera cimentadas, com melhora estética, evitando maior erosão do esmalte (trabalho laboratorial de Jean-Marc Etienne, França).

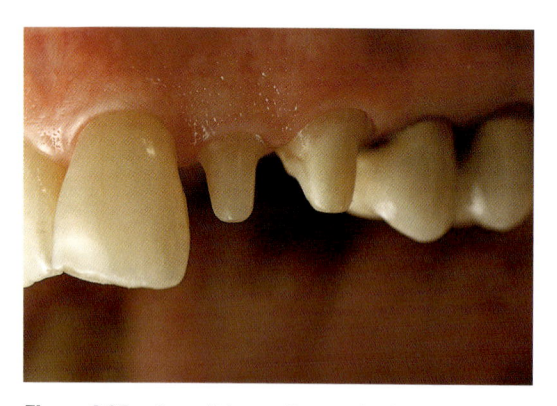

Figura 3.37 Caso clínico em Procera alúmina: preparo dentário com terminação em chanfro.

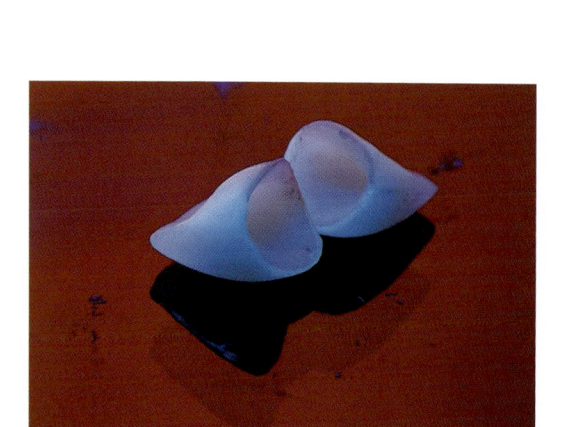

Figura 3.38 Caso clínico em Procera alúmina: duas coroas prontas em Procera.

Cerâmicas com base de zircônia

A maior resistência da zircônia, em comparação com a alúmina, não está relacionada somente ao reforço da fase de transformação, mas varia de acordo com a completa sinterização, a porosidade e a adição de ítria estabilizante. A zircônia é a cerâmica mais resistente utilizada na odontologia e, dependendo de marcas específicas, a resistência flexural pode chegar a 1.000 MPa. Embora seja possível confeccionar coroas anteriores, a zircônia é indicada principalmente para coroas e para próteses parciais fixas (discutidas mais adiante) que necessitam suportar forças oclusais. As suas limitações, em comparação com a alúmina, são a baixa transmissão da luz (devido ao conteúdo de vidro reduzido) e o grande valor, resultando em opacidade óptica e radiopacidade quase metálicas. Assim, em situações nas quais a translucidez é de extrema importância, por exemplo, em restaurações estéticas anteriores, um casquete de alúmina é mais indicado do que um de zircônia de espessura comparável.[25]

In-Ceram Zircônia

O sistema In-Ceram Zircônia (Vita) é uma alúmina infiltrada com vidro reforçada com zircônia, basicamente um In-Ceram Alúmina reforçado com a adição de 33% de seu peso de zircônia parcialmente estabilizada. Como no In-Ceram Alúmina, estão disponíveis dois métodos de fabricação: em camadas ou prensagem a seco, e, novamente, acredita-se que o segundo seja mecanicamente superior devido ao processamento prévio por meio de um processo industrial controlado.

Zircônia estabilizada com ítria

Exemplos de marcas comerciais disponíveis no mercado são DC-Zirkon (Austenal), Procera All-Zirkon (Nobel Biocare), Cercon (Dentsply/Ceramco), Lava (3-M ESPE) e Cerec (Sirona). Nos materiais densamente sinterizados, a contração é o maior obstáculo. Esta é superada com a cunhagem de um bloco de material densamente sinterizado, de modo que a contração não seja mais preocupação, ou com a compensação antecipada das alterações dimensionais. Um exemplo de processo de cunhagem é o sistema DCS Precedent (DSC Dental), que realiza a cunhagem de um bloco pré-sinterizado, enquanto alguns processos combinam a cunhagem e a sinterização. Os métodos Cercon e Lava utilizam uma armação aumentada de zircônia pré-sinterizada, que é cunhada e então sinterizada totalmente até alcançar a dimensão desejada.

Longevidade

A longevidade de uma restauração é o aspecto final a considerar antes de selecionar o sistema cerâmico. Na avaliação da longevidade, as duas expressões mais utilizadas são taxa de sobrevida e taxa de sucesso. Estas não são sinônimos, mas duas avaliações distintas. A taxa de sobrevida subentende que uma restauração particular está funcionando, mesmo que já não apresente os parâmetros iniciais desejados. Por outro lado, o sucesso implica que a restauração não esteja apenas sobrevivendo, mas que também seja bem-sucedida, incorporando os outros objetivos iniciais do tratamento.[26] Por exemplo, uma prótese parcial fixa de três elementos de cerâmica pura pode fraturar ou sofrer deslaminação, mas continua sobrevivendo. Enquanto continua mantendo a saúde e a função, falta-lhe estética (a tríade SFE – ver Capítulo 2). Um resultado verdadeiramente bem-sucedido é a presença das três entidades: saúde, função e estética.

O modo pelo qual ocorre a fratura de coroas unitárias de porcelana pura é diferente daquele das próteses parciais fixas de mais de um elemento. Nas coroas, a parte mais fraca é a superfície interna, submetida às maiores forças de tensão,[27] criando rachaduras na subestrutura do casquete, eventualmente irradiando para a porcelana de cobertura e causando deslaminação. Assim, a incorporação de um casquete de cerâmica altamente resistente por baixo da porcelana de cobertura reduz as fissuras na superfície interna. Em uma prótese parcial fixa, a distribuição das forças se concentra nos sítios conectores, fazendo com que essas estruturas sejam as partes mais fracas, mais vulneráveis à fratura.[28]

Muitos dados (não-confiáveis) clínicos e laboratoriais estão disponíveis, sustentando o emprego de restaurações de porcelana pura, mas os testes reais são os ensaios clínicos controlados, deficientes para a maioria dos sistemas cerâmicos mais modernos. Foi proposto que a duração mínima desses estudos deveria ser de 3 a 5 anos, com uma porcentagem de falha de 5%.[29] Atualmente, os sistemas que se enquadram nessas exigências são Empress 1, In-Ceram Alúmina e Procera, demonstrando bom desempenho clínico em próteses unitárias.[30]

Metalocerâmica

Desde sua introdução na década de 1960, as coroas e próteses fixas metalocerâmicas têm apresentado sucesso clínico admirável. Essas restaurações apresentam o emprego clínico mais longo, e sua taxa de sobrevida é considerada padrão-ouro, utilizada como guia para avaliar o sucesso dos sistemas cerâmicos. A Tabela 3.3 traz uma lista de estudos clínicos sobre a longevidade das restaurações metalocerâmicas. Embora limitados em suas conclusões, esses estudos agem como uma referência para a avaliação das taxas de longevidade dos sistemas cerâmicos de modo mais acertado e em curto prazo.

Tabela 3.3 Taxas de longevidade das restaurações metalocerâmicas

Trabalho	5 anos	10 anos	15 anos
Leempoel et al.[31]		95%	
Kerschbaum et al.[32]	92%	79%	
Walton[33]		97%	
Walton[34]			85%

Variações das coroas metalocerâmicas, como os sistemas galvanocerâmicos, também estão disponíveis como alternativa às próteses parciais fixas convencionais (porcelana fundida ao metal). Entretanto, dados sobre a sobrevida em longo prazo são limitados; um estudo recente apresenta taxas de sucesso variando de 92 a 96,5% após 7 anos.[35]

Dicor e Cerestore

Dicor foi o primeiro sistema cerâmico que podia ser fundido. Sua indicação, juntamente com as coroas de Cerestore, eram coroas unitárias anteriores. Esses sistemas ganharam popularidade devido ao seu processo simplificado de fabricação utilizando a técnica de cera perdida, semelhante à das coroas metalocerâmicas. Entretanto, sua reputação foi prejudicada em virtude das falhas clínicas que ocorriam nas interfaces cimento-casquete e casquete-porcelana de cobertura e, assim, atualmente estão em desuso.[36]

IPS-Empress 1

Desde sua introdução em 1990, o sistema Empress tornou-se um termo genérico para denominar restaurações de cerâmica prensada. Seu sucesso deve-se à facilidade de fabricação, tanto pelo sistema de cera perdida quanto pelos equipamentos de CAD/CAM, produzindo restaurações precisas e exatas. Numerosos estudos clínicos em curto prazo relataram um desempenho positivo, mas somente com protocolos clínicos meticulosos e seleção cuidadosa do caso.[37,38,39] A taxa de sucesso das coroas de Empress 1 varia de 92 a 99% em 3 a 3,5 anos, sendo as fraturas as principais causas de falha, seguidas de envolvimento endodôntico e hipersensibilidade.[40] Essas características são predominantemente limitadas a coroas anteriores. Um estudo recente, por um período de 11 anos, relatou taxas de sucesso de 98,92% para coroas anteriores, mas somente 84,37% para coroas posteriores, enfatizando que são contra-indicadas coroas de Empress 1 em dentes posteriores.[41]

In-Ceram Alúmina

Esse tipo de cerâmica com base de alúmina, juntamente com o sistema Empress 1, é um dos sistemas cerâmicos mais duradouros, sendo sua longevidade um bom guia para avaliar os outros sistemas. Ao longo de um período de 6 anos, a razão sucesso/falha para coroas anteriores e posteriores foi de 98,9% para 1,1%, e de 99,2% para 0,8%, respectivamente.[42] A alta taxa de sucesso para ambas as regiões é promissora, indicando que o sistema In-Ceram Alúmina pode ser utilizado em coroas unitárias anteriores e posteriores.

Procera

O Procera é um sistema cerâmico de camada dupla, e as fraturas podem ser superficiais (limitadas à porcelana de cobertura) ou globais (envolvendo o casquete). A extensão da fratura determina se a "lesão" pode ser tratada ou é necessária a substituição. Fraturas pequenas, que não afetam a saúde ou a função, podem ser facilmente reparadas com resina composta. No entanto, perdas maiores, que deixam bordas cortantes ou que facilitam a impacção de alimentos, exigem substituição da restauração.

Numerosos trabalhos têm relatado taxas variáveis de sucesso para o sistema Procera. Em um estudo multiinstitucional com 5 anos de duração, a taxa de sucesso variou de 94 a 97%,[43] enquanto em outro estudo o sucesso foi de 97,7% em 5 anos e de 92,2% em 10 anos.[44] Um trabalho recente defende um sucesso de 100% após 5 anos em coroas unitárias anteriores, e de 95,15% para coroas posteriores, com uma média de 96,7% para todas as regiões da boca.[45] Em outro estudo clínico, as coroas de Procera apresentaram taxa de sucesso de 94% em 5 anos, e 87% dos pacientes tratados deram uma nota maior do que 7 para suas restaurações, em uma escala de 1 a 10, para avaliação da estética e da função.[46]

Embora seja difícil fazer comparações de longevidade a partir de diferentes estudos, e tendo em mente uma taxa mínima de sucesso de 95% em 3 a 5 anos, a Tabela 3.4 apresenta as taxas de sucesso de coroas unitárias de alguns sistemas cerâmicos.

Próteses Parciais Fixas (PPFs)

Devido à estética superior, tem sido proposta a indicação dos sistemas cerâmicos para pontes fixas, especialmente nas regiões anteriores da boca (Figuras 3.40 a 3.43). Todavia, em virtude da sua relativa incipiência, os dados sobre pontes de cerâmica pura são confusos, dependendo de uma metodologia experimental e de estudos clínicos esparsos.

Tabela 3.4   Taxas de sobrevida de coroas unitárias confeccionadas com alguns sistemas cerâmicos

Sistema	3 anos ou mais	5 anos ou mais	10 anos ou mais
Empress 1 (anteriores)	92-99%		98%
Empress 1 (posteriores)			84%
In-Ceram Alúmina (anteriores)		99%	
In-Ceram Alúmina (posteriores)		99%	
Procera Alúmina (anteriores)		94-100%	92%
Procera Alúmina (posteriores)		95%	

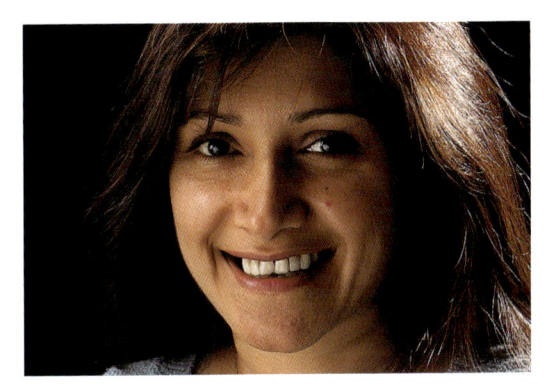

Figura 3.40   Caso clínico de PPF em Procera alúmina: vista facial pré-operatória mostrando plano incisal desgastado e desigual.

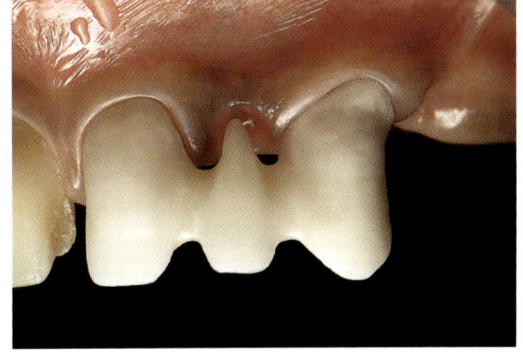

Figura 3.42   Caso clínico de PPF em Procera alúmina: prova do casquete em Procera alúmina, subestrutura da PPF de três elementos do incisivo central ao canino, com o incisivo lateral como pôntico.

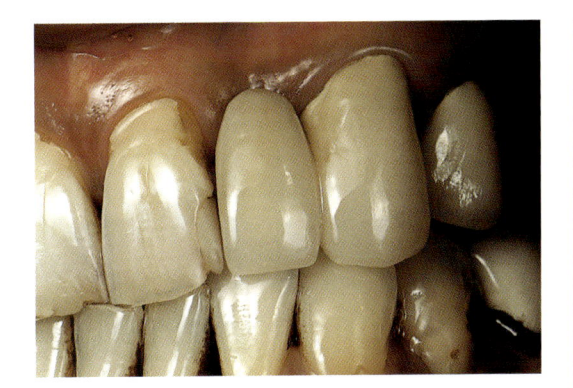

Figura 3.41   Caso clínico de PPF em Procera alúmina: prótese deficiente no canino superior esquerdo com o incisivo lateral em cantilever.

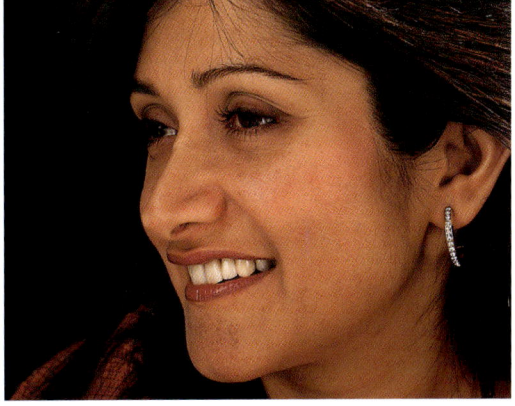

Figura 3.43   Caso clínico de PPF em Procera alúmina: vista facial pós-operatória mostrando o plano incisal paralelo à curvatura do lábio inferior durante o sorriso relaxado (trabalho laboratorial de Jean-Marc Etienne, França).

Ao selecionar uma cerâmica em especial para uma situação clínica específica, é indicado que se faça uma comparação entre as possibilidades de falha em longo prazo. A utilização de um método *in vitro*, como a análise de elementos finitos, avalia a distribuição do esforço para uma dada carga. Isso permite comparar diferentes cerâmicas, com possibilidade de prever a resiliência em longo prazo, o que é muito valioso em estudos *in vivo*. A extrapolação computacional desses dados permite o cálculo de um índice CARES/LIFE (do inglês, **C**eramic **A**nalysis and **R**eliability **E**valuation of **S**tructure **L**ife *Prediction* – Análise Cerâmica e Avaliação da Confiabilidade da Predição da Longevidade Estrutural) para a confiabilidade tempo-dependente. Por meio desses métodos, foi avaliada a resistência à fratura em longo prazo dos sistemas Empress 1 e 2 (Ivoclar-Vivadent, Schaan, Liechtenstein), In-Ceram Alúmina (Vita, Bad Sackingen, Alemanha) e zircônia (3Y-PSZ zircônia, Metoxit, Thyangen, Suíça). Os sistemas Empress 1 e In-Ceram Alúmina apresentaram alta probabilidade de fratura quando usados em estruturas protéticas de pontes posteriores em cerâmica pura, após um período de 10 anos. Contrariando o que o fabricante afirma, a inferência é que o In-Ceram Alúmina não é indicado para pontes fixas posteriores. O Empress 2 foi mais promissor, enquanto a zircônia apresentou os melhores resultados, com pouca probabilidade de fratura após 10 anos de esforço simulado.[47]

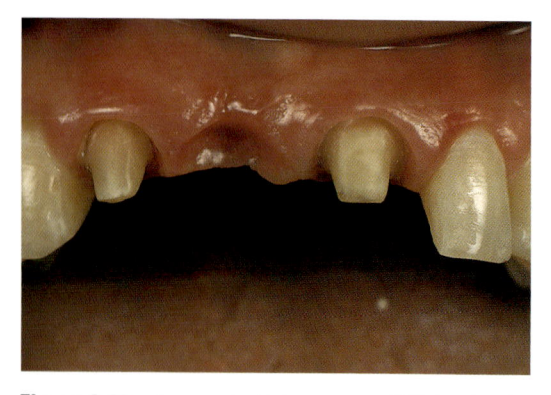

Figura 3.44 Preparo dentário para uma PPF de três elementos de porcelana pura em Empress 2, desde o incisivo lateral superior direito até o incisivo central superior esquerdo, com o incisivo central direito como pôntico.

Além das propriedades do material, outro fator crítico para a prevenção de fraturas das próteses parciais fixas é a área superficial e o desenho dos conectores entre os pilares e os pônticos. Idealmente, quanto maior a área, maior a resistência à fratura. No entanto, se o espaço da ameia é limitado, os conectores com secção maior são pouco práticos, entram em conflito com o acesso para higienização e com a estética. Esse fato é particularmente relevante nas PPFs de Empress 2, as quais requerem uma altura cérvico-incisal do conector de 5 mm (Figuras 3.44 e 3.45).[48] Como o casquete é mais resistente do que a porcelana de cobertura, pode ser interessante deixá-lo exposto no lado voltado para o tecido, a fim de obter um conector mais resistente.[49] A visão oposta é a seguinte: a resistência à fratura de uma PPF aumenta após a cobertura das camadas de porcelana devido a uma união estável entre as duas camadas. Embora muitos casquetes cerâmicos excedam em resistência o limiar médio das forças mastigatórias, mesmo nos dentes posteriores,[50] a expectativa de durabilidade não é idêntica à longevidade clínica, já que nessa situação há ainda muitos fatores que não são considerados, como a polpa, o ligamento periodontal ou a espessura do cimento adesivo.[51]

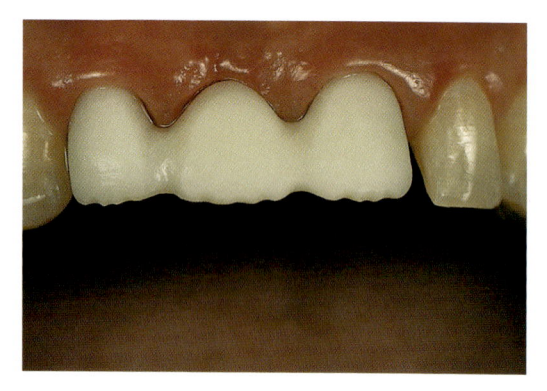

Figura 3.45 Prova da subestrutura em Empress 2; note os conectores extremamente longos no sentido cérvico-incisal, necessários para conferir resistência e resiliência.

Provavelmente a cerâmica mais promissora para as pontes fixas é a zircônia, infiltrada em matriz de alúmina (In-Ceram Zircônia), ou parcialmente estabilizada com ítria (DC-Zirkon, DSC Dental/Vita). A zircônia estabilizada tem a capacidade de suportar forças oclusais de cerca de 2.500 N, comparável a uma PPF metalocerâmica de dimensão semelhante. A principal diferença

Tabela 3.5 Indicações para a escolha de um sistema cerâmico

Sistema cerâmico	Inlays/onlays	Facetas	Coroas unitárias anteriores	Coroas unitárias posteriores	PPF anterior	PPF posterior	Mascarar dentes com alteração de coloração
Porcelana feldspática	Sim	Sim	Sim	Não	Não	Não	Não
Empress 1	Sim	Sim	Sim	Não	Não	Não	Não
Empress 2	Sim	Sim	Sim	Sim[1]	Possível[3]	Não	Sim
In-Ceram Spinell	Sim	Não	Sim	Não	Não	Não	Não
In-Ceram Alúmina	Não	Não	Sim	Sim[1]	Sim	Possível[5]	Sim
Procera	Não	Sim[2]	Sim	Sim	Sim	Possível[5]	Sim
In-Ceram Zircônia	Não	Não	Sim[4]	Sim	Sim[4]	Possível[5]	Sim
Procera Zircônia	Não	Não	Sim[4]	Sim	Sim[4]	Possível[5]	Sim
DC Zirkon	Não	Não	Sim[4]	Sim	Sim[4]	Possível[5]	Sim
Cercon	Não	Não	Sim[4]	Sim	Sim[4]	Possível[5]	Sim
Lava	Não	Não	Sim[4]	Sim	Sim[4]	Possível[5]	Sim

[1] Ausência de disfunção oclusal.
[2] Mascaramento de alterações intensas de coloração como manchamento por tetraciclina ou sombra de núcleo/pino metálico.
[3] Dependendo da oclusão e de espaço suficiente para os conectores.
[4] Dependendo da cor dos dentes adjacentes: a zircônia é mais clara (alto valor) e apresenta menor transmissão da luz do que a alúmina.
[5] Promissor, mas há poucos dados sobre sua longevidade clínica em curto ou longo prazo.

das metalocerâmicas é o fato de as fraturas serem superficiais, limitadas à porcelana de cobertura, enquanto na zircônia as fraturas são globais, abrangendo toda a estrutura, e necessitam a substituição de toda a prótese.[52]

A Tabela 3.5 traz uma lista de indicações para a seleção do sistema cerâmico em uma variedade de situações clínicas. É necessário cautela no que diz respeito a PPFs de porcelana pura até que novos ensaios clínicos sustentem sua longevidade em curto e longo prazo.

PRÁTICA CLÍNICA

A discussão apresentada anteriormente deixou claro que os pontos mais importantes na escolha do sistema cerâmico são a capacidade de suportar as cargas oclusais e a longevidade. As fraturas são a principal causa de falha, ocorrendo em qualquer interface do complexo dente/restauração, incluindo:

- Dentina: falha da coesão devido ao preparo dentário deficiente.
- Dentina-cimento: falha adesiva dos agentes adesivos dentinários.
- Cimento: falha coesiva em razão da pouca resistência à compressão do agente cimentante, por exemplo, ionômero de vidro, ionômero de vidro modificado por resina.
- Cimento-casquete cerâmico: falha adesiva, por exemplo, para Procera AllCeram, In-Ceram Zircônia, Dicor.[53]
- Casquete cerâmico: falha global em coroas unitárias, iniciando na superfície interna, e nos conectores nas PPFs.

- Casquete-porcelana de cobertura: deslaminação, especialmente no Empress 2, Cerestore e In-Ceram Alúmina.
- Porcelana de cobertura: fratura ou lasca superficial devido ao suporte inadequado do casquete. Isso é particularmente significativo quando um casquete de espessura uniforme é fabricado para um dente com grande espaço até os dentes adjacentes ou interoclusal, resultando em falta de suporte para camadas de porcelana de cobertura. Assim, é essencial que o casquete tenha altura suficiente para dar suporte a uma camada uniforme de porcelana de cobertura. Isso é conseguido pelo enceramento do preparo curto até alcançar a altura correta, antes da fabricação do casquete. No sistema Procera, pode-se conseguir isso por meio da dupla varredura (varredura de dentro para fora) para assegurar que o casquete tenha altura suficiente para dar suporte à porcelana de cobertura.

Referências bibliográficas

[1] Oden, A., Wiatr-Adamczak, E. and Olsson, K. (1991) Aluminium release from alumina and aluminium plate. *Tandlakartindningen*, **83**, 634-636 (in Swedish)

[2] Attanasi, R.C., Yaman, P., Lang, B., Razzoog, M. and Joarla, M.J. (1996) Evaluation of color stability of Procera All-Ceramic porcelain. *University of Michigan Abstract* 2134 IADR

[3] Hacker, C.H., Wagner, W.C. and Razzoog, M.E. (1996) An in vitro investigation of the wear of enamel on porcelain and gold in saliva. *J Prosthet Dent*, **75**, 14-17

[4] Griffith, A.A. (1924) The phenomenon of rupture and flaw in solids. *Philos Trans R Soc*, **221**, 163-189

[5] Munz, D. and Fett, T. (1999) *Ceramics: mechanical properties, failure behaviour, material selection*. 1st edn. Springer, Berlin

[6] Waltimo, A., Kemppainen, P. and Kononen, M. (1993) Maximal contraction force and endurance of human jaw-closing muscles in isometric clenching. *Scan J Den Res*, **101**, 416-421

[7] Tinschert, J., Natt, G., Mautsch, W., Augthun, M. and Spiekermann, H. (2001) Fracture resistance of lithium disilicate-, alumina-, and zirconia- based three-unit fixed partial dentures: A laboratory study. *Int J Prosthodont*, **14**, 231-238

[8] Castellani, D., Baccetti, T., Giovannoni, A. and Bernardini, U.D. (1994) Resistance to fracture of metalceramic and all-ceramic crowns. *Int J Prosthodont*, **7**, 149-154

[9] Swain, M.V. (1989) Toughening mechanisms for ceramics. *Master Forum*, **13**, 237-253

[10] Guazzato, M., Albakry, M., Ringer, S.P. and Swain, M.V. (2004) Strength, fracture toughness and microstructure of a selection of all-ceramic materials. Part 11. Zirconia based dental ceramics. *Dent Mat*, **20**, 449-456

[11] Raigrodski, A.J. (2005) All-ceramic full coverage restorations: concepts and guidelines for material selection. *Pract Proced Aesthet Dent*, **17(4)**, 249-256

[12] Wagner, W.C. and Chu, T.M. (1996) Biaxial flexural strength and indentation fracture toughness of three new dental core ceramics. *J Prosthet Dent*, **76**, 140-144

[13] Oilo, G. (1988) Flexural strength and internal defects of some dental porcelains. *Acta Odont Scan*, **46**, 313-322

[14] Dong, J.K., Luthy, H., Wohlwend, A. and Scharer, P. (1992) Heat pressed ceramics: technology and strength. *Int J Prosthodont*, **5(l)**, 9-16

[15] Probster, L., Geis-Gerstorfer, J., Kirchner, E. and Kanjanttra, P. (1997) In vitro evaluation of a glass-ceramic restorative material. *J Oral Rehabil*, **24(9)**, 636-645

[16] Fradeani, M., Aquilino, A. and Corrado, M. (2002) Clinical experience with In-Ceram Alumina and Spinell crowns: 5-year follow-up. *Int J Periodont Rest Dent*, **22(6)**, 525-533

[17] Jung, Y.-G., Peterson, I.M., Pajares, A. and Lawn, B.R. (1999) Contact damage resistance and strength degradation of glass- infiltrated alumina and spinel ceramics. *J Dent Res*, **77**, 804-814

[18] Carrier, D.D. and Kelly, J.R. (1995) In-Ceram failure behaviour and core-veneer interface quality as influenced by residual infiltration glass. *J Prosthodont*, **4**, 237-242

[19] Andersson, M. and Oden, A. (1993) A new all-ceramic crown. A dense-sintered, high purity alu-

mina coping with porcelain. *Acta Odontol Scan,* **51,** 59-64

20. Craig, R.G., O'Brian, W.J. and Powers, J.M. *Dental Material Properties and Manipulations.* 6th edn. Mosby, St Louis

21. Hacker, C.H., Wagner, W.C. and Razzoog, M.E. (1996) An in vitro investigation of the wear of enamel on porcelain and gold in saliva. *J Prosthet Dent,* **75,** 14-17

22. May, K., Russel, M., Razzoog, M. and Lang, B. (1998) Precision of fit of the Procera AllCeram crown. *J Prosthet Dent,* **80(4),** 394-404

23. Oden, A. and Razzoog, M.E. (1997) Masking ability of Procera AllCeram copings of various thickness. *J Dent Res,* **76,** 310

24. Oden, A., Andersson, M., Krystek, I. and Magnusson, D. (1996) A 5-year clinical follow-up study of Procera AllCeram crowns. Thesis, University of Umea

25. Sadan, A., Blatz, M.B. and Lang, B. (2005) Clinical considerations for densely sintered alumina and zirconia restorations: Part 1. *Int J Periodontics Restorative Dent,* **25,** 213-219

26. Malament, K. and Socransky, S. (1999) Survival of Dicor glass-ceramic dental restorations over 14 years. Part II: Effect of thickness of Dicor material and design of tooth preparation. *J Prosthet Dent,* **81,** 662-667

27. Proos, K.A., Swain, M.V., Ironside, J.V. and Steven G. (2002) Finite element analysis studies of an all-ceramic crown on a first premolar tooth. *Int J Prosthodont,* **15,** 404-412

28. Guazzato, M., Proos, K., Sara, G. and Swain, M.T. (2004) Strength, reliability, and mode of fracture of bilayered porcelain/core ceramics. *Int J Prosthodont,* **17,** 142-149

29. Scherrer, S.S., De Rilik, W.G., et al. (2001) Incidence of fractures and lifetime predications of all-ceramic crown systems using censored data. *Am J Dent,* **14,** 72-80

30. Donovan, T.E. and Cho, G.C. (2003) The role of allceramic crowns in contemporary restorative dentistry. *J Calif Dent Assoc,* **31(7),** 565-569

31. Leempoel, P.J., Eschen, S., De Haan, A.E and Van't Hof, M.A. (1985) An evaluation of crowns and bridges in a general dental practice. *J Oral Rehabil,* **12,** 515-528

32. Kerschbaum, T., Paszyna, C., Klapp, S. and Meyer, G. (1991) Failure time and risk analysis of fixed partial dentures. *Dtsch Zahnarztl Z,* **46,** 20-25

33. Walton, T.R. (1999) A 10 year longitudinal study of fixed prosthodontics: clinical characteristics and outcome of single-unit metalceramic crowns. *Int J Prosthodont,* **12,** 519-526

34. Walton, T.R. (2002) An up to 15-year longitudinal study of 515 metal-ceramic FPDs: part 1. Outcome. *Int J Prosthodont,* **15(5),** 439-445.

35. Erpenstein, H., Borchard, R. and Kerschbaum, T. (2000) Long-term clinical results of galvano-ceramic and glass-ceramic individual crowns. *J Prosthet Dent,* **83(5),** 530-534

36. Thompson, J.Y., Anusavice, K.J., Naman, A. and Morris, H.E. (1994) Fracture surface characterisation of clinically failed all-ceramic crowns. *J Dent Res,* **73,** 1824-1832

37. Sjogren, G., Lantto, R., Granberg, A., Sundstorm, B.O. and Tillberg, A. (1999) Clinical examination of leucite-reinforced glass-ceramic crowns (Empress) in general practice: a retrospective study. *Int J Prosthodont,* **12(2),** 122-128

38. Fradeani, M. and Aquilano, A. (1997) Clinical experience with Empress crowns. *Int J Prosthodont,* **10(3),** 241-247

39. Sorensen, J.A., Choi, C., Fanuscu, M.I. and Mito, W.T. (1998) IPS Empress crown system: Three-year clinical trial results. *J Calif Dent Assoc,* **26(2),** 130-136

40. Brochu, J.-E and El-Mowafy, O. (2002) Longevity and clinical performance of IPS-Empress ceramic restorations – a literature review. *J Can Dent Assoc,* **68(4),** 233-237

41. Fradeani, M. and Redemagni, M. (2002) An 11-year clinical evaluation of leucite-reinforced glassceramic crowns: a retrospective study. *Quintessence Int,* **33,** 503-510

42. Segal, B.S. (2001) Retrospective assessment of 546 all-ceramic anterior and posterior crowns in a general practice. *J Prosthet Dent,* **85(6),** 544-550

43. Oden, A., Andersson, M., Krystek-Ondracek, I. and Magnusson, D. (1998) Five-year clinical evaluation of Procera AllCeram crowns. *J Prosthet Dent,* **80,** 450-456

44. Odman, P. and Andersson, B. (2001) Procera AllCeram crowns followed for 5 to 10.5 years: a prospective clinical study. *Int J Prosthodont,* **14,** 504-509

[45] Fradeani, M., D'Amelio, M., Redemagni, M. and Corrado, M. (2005) Five-year follow-up with Procera all-ceramic crowns. *Quintessence Int*, **36**, 105-113

[46] Naert, I., Van der Donck, A. and Beckers, L. (2005) Precision of fit and clinical evaluation of all-ceramic full restorations followed between 0.5 and 5 years. *J Oral Rehabil*, **32(1)**, 51-57

[47] Hannink, R.H.J., Kelly, P.M. and Muddle, B.C. (2000) Transforming toughness in zirconia-containing ceramics. *J Am Ceram Soc*, **83**, 461-487

[48] Sorrensen, J.A., Cruz, M., Mito, W.T., Raffemer, O., Meredith, H.R. and Foser, H.P. (1998) A clinical investigation on three-unit fixed partial dentures fabricated with lithium disilicate glass-ceramic. *Pract Periodontics Aesthet Dent*, **11**, 95-106

[49] McLaren, E.A. and White, S.N. (2000) Glassinfiltrated zirconia/alumina-bases ceramic for crowns and fixed partial dentures: Clinical and laboratory guidelines. *Quintessence Dental Technology 2000*. pp 63-76. Quintessence, Chicago

[50] Pallis, K., Griggs, J.A., Woody, R.D., Guillen, G.E. and Miller, A.W (2004) Fracture resistance of three all-ceramic restorative systems for posterior applications. *J Prosthet Dent*, **91**, 561-569

[51] Fischer, H., Weber, M. and Marx, R. (2003) Lifetime prediction of all-ceramic bridges by computational methods. *J Dent Res*, **82(3)**, 238-242

[52] Pauli, C. (1996) Biegefestigkeit dreigliedriger metal-und vollkeramischer Oberkieferseiten-zahnbrucken. *Zahnarztl Welt/Ref*, **105**, 626-632

[53] Kelly, J.R., Giordano, R., Pober, R. and Cima, M.J. (1990) Fracture surface analysis of dental ceramics: clinically failed restorations. *Int J Prosthodont*, **3**, 430-440

Análise da cor

4

Muitas vezes, algo que não é compreendido torna-se alvo de mistério, medo, indiferença ou rejeição. A cor, embora seja parte de praticamente todas as atividades humanas, é uma dessas coisas pouco compreendidas e povoadas de conceitos errôneos. Muito da literatura sobre cor é baseado em fórmulas matemáticas, que são úteis nos laboratórios técnicos e industriais, mas possuem pouco significado nas situações do dia-a-dia. A literatura odontológica comumente apresenta resultados de um aspecto particular da cor que esteja em julgamento, sem discutir seus princípios fundamentais. O objetivo deste capítulo é "abrir as portas da percepção" para que toda a equipe odontológica possa compreender e utilizar a cor em sua prática diária. A primeira parte enfoca os conceitos fundamentais, incluindo definições, medidas (quantitativas e qualitativas), sensação e percepção da cor. A segunda parte explica as variáveis que influenciam a seleção do matiz e como contornar obstáculos durante a avaliação visual, concluindo com os aparelhos digitais para a análise do matiz dos dentes.

BASES CIENTÍFICAS

A visão é o mais avançado dos sentidos humanos. Predomina sobre todos os outros sentidos: audição, olfato, tato e paladar. Quando há um conflito entre os sentidos, a visão dá o julgamento final, um fenômeno denominado captura visual. A visão da cor é parte da experiência visual e um dos mais complexos processos que ocorrem no cérebro. A identificação da cor é resultado de três processos: estímulo, sensação e percepção. É importante esclarecer que esses processos não são sinônimos utilizados para descrever um mesmo evento, mas eventos distintos em seqüência, que ocorrem durante a detecção da cor. Uma explicação para a cor envolve muitas áreas da ciência, como a física, a química, a fisiologia e a psicologia. O processo pelo qual a energia radiante (luz) se relaciona com uma experiência psicológica (cor) é chamado de psicofísica.

A percepção da cor envolve a presença de três entidades: uma fonte de luz (iluminador), um objeto e um detector (ocular ou instrumental). Essa afirmação subentende que os três itens devem estar presentes para que a cor seja percebida. Isso nem sempre é necessário, e, contrariando a crença popular, é possível perceber a cor sem que haja estímulo ou sensação. Fundamentalmente, a experiência de cor está na mente do observador, não é uma propriedade inata do objeto ou dos olhos (Figura 4.1). Embora o complexo iluminador/objeto/detector leve à percepção

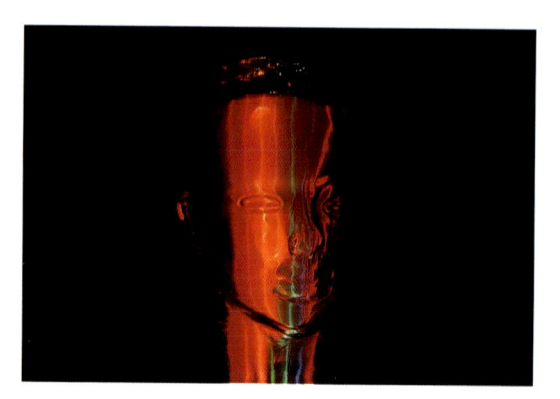

Figura 4.1 Escultura de vidro iluminada pelas cores do espectro visível como uma ilustração de que a experiência de cor está na mente do observador.

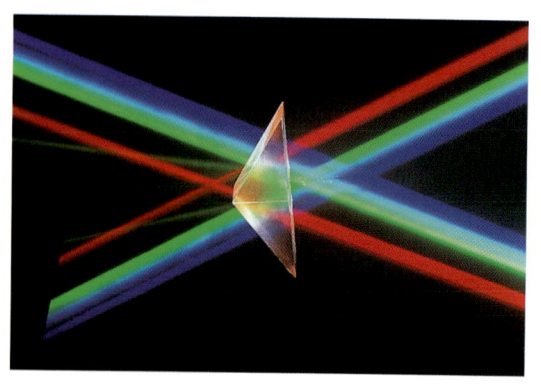

Figura 4.2 Variação do experimento original de Isaac Newton mostrando que um prisma de vidro decompõe a luz branca nas cores do espectro visível.

da cor, é importante notar que essa percepção é apenas um dos tipos de experiência de cor, conhecida como percepção da cor. Outros tipos de experiências de cor são a percepção subsconsciente da cor, como uma memória ou sonho,[1] e a percepção paraconsciente, por exemplo, durante uma experiência psicodélica sob influência de alucinógenos (em ambos os estados mentais, não estão presentes o iluminador e o objeto para gerar uma resposta). Na discussão que segue, a experiência de cor é limitada à percepção consciente da cor.

Estímulo para a cor

A primeira parte da tríade estímulo/sensação/percepção é o estímulo físico da cor. A energia radiante (luz) é uma faixa estreita do espectro eletromagnético, que, em um extremo, compreende as ondas longas de rádio e, em outro, as ondas mais curtas da radiação gama. O sistema visual do olho só é capaz de detectar comprimentos de onda de 380 nm (violeta) a 780 nm (vermelho).[2] De acordo com Isaac Newton,[3] a luz não tem cor; somente quando ela interage com um objeto é que a cor é produzida. Isso foi comprovado em seu famoso experimento de decomposição da luz através de um prisma, em todas as cores do espectro visível, que compreende o vermelho, laranja, amarelo, verde, azul, lilás e violeta (Figura 4.2).

Como foi dito anteriormente, as partes que compreendem o estímulo para a cor são o iluminador (fonte de luz), um objeto e um detector.

Iluminador

A qualidade da luz é determinada por sua temperatura de cor, medida em Kelvin (K); esta varia de um céu azul-claro (9.000 K) até a luz de velas (2.500 K). Em 1931, a CIE (Commission International de l'Éclairge – Comissão Internacional de Iluminação)[4] recomendou o uso de fontes de luz padronizadas A, B ou C, que foram suplementadas em 1971[5] para a inclusão do iluminador D_{65}. Essas fontes de luz são diferenciadas pelas suas curvas de distribuição da força espectral e utilizadas para a determinação da cor sob condições específicas. Por exemplo, o Iluminador Padrão A representa a luz incandescente com uma temperatura de cor de 2.856 k, o Iluminador Padrão C é a luz do dia média em 6.774 K, sem a radiação ultravioleta, e o Iluminador Padrão D_{65} é a luz do dia a 6.540 K, incluindo os comprimentos de onda da radiação ultravioleta. Para ser preciso, uma fonte é uma luz fisicamente detectável (por exemplo, a luz do refletor odontológico), e um iluminador pode ou não ser detectável, mas, se um iluminador for convertido em uma forma física, é chamado de fonte-padrão. Para essa discussão, os termos fonte e iluminador são sinônimos. A cor de um objeto aparece de formas diferentes, dependendo do iluminador.

Essa propriedade das fontes de luz de influenciar a cor dos objetos é denominada tradução da cor (Figuras 4.3 e 4.4).

Objeto

Semelhante a um cubo de três dimensões, altura, comprimento e profundidade, a cor também tem três dimensões: valor, matiz e croma. O valor é a quantidade de luz refletida por um objeto, comparado a um difusor branco puro (refletindo 100%) e um absorvedor preto (que absorve toda a luz incidente, sem reflexão). Se um material reflete a maior parte da luz que incide em sua superfície, ele aparece mais claro, isto é, tem um valor mais alto. Inversamente, um objeto escuro absorve a maior parte da luz incidente e aparece sombrio, isto é, tem um baixo valor. Entre esses dois extremos, está uma graduação de valor chamada escala de cinza. O tomate da Figura 4.5 apresenta uma refletância de 14%, comparando-se ao difusor branco de 100% do lado esquerdo e ao absorvedor preto de 0% de refletância do lado direito.

A segunda dimensão da cor é o matiz ou comprimento de onda da luz; esta é dependente da refletância espectral (do espectro visível) de um objeto. Por exemplo, a Figura 4.6 mostra que, quando a luz atinge a superfície de um tomate (nesse caso separada nas cores do espectro de claridade), todas as cores são absorvidas, exceto o vermelho. Assim, o tomate aparece vermelho, pois a refletância espectral se limita somente ao comprimento de onda vermelho (isto é, o tomate reflete apenas a parte vermelha da luz branca). Um objeto opaco (como o tomate) reflete um comprimento de onda específico e produz uma curva de *refletância* espectral, enquanto um objeto colorido transparente (por exemplo, um vidro colorido) cria uma curva de *transmitância* espectral. Um objeto translúcido, como um dente, produz as duas curvas, de refletância e de transmitância. Essas curvas espectrais são análogas às curvas de distribuição de força dos iluminadores.

O croma é o último componente da cor. As três pimentas da Figura 4.7 apresentam o mes-

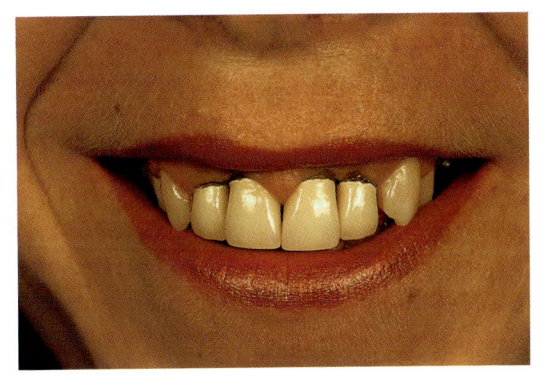

Figura 4.3 Iluminação incandescente dá uma aparência amarelada a esta composição dentofacial.

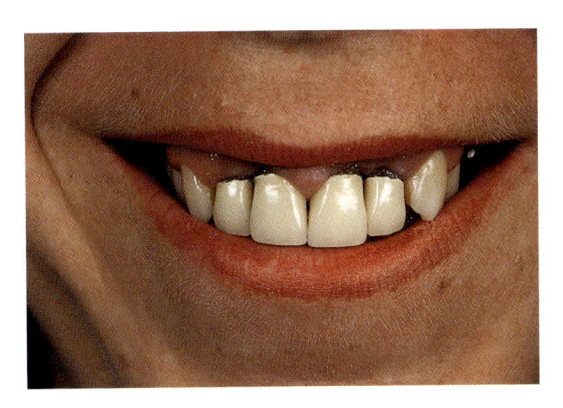

Figura 4.4 A mesma imagem da Figura 4.3, visualizada à luz de temperatura de cor de 5.600 K (simulando a luz do dia), produzindo uma tradução mais realística da cor.

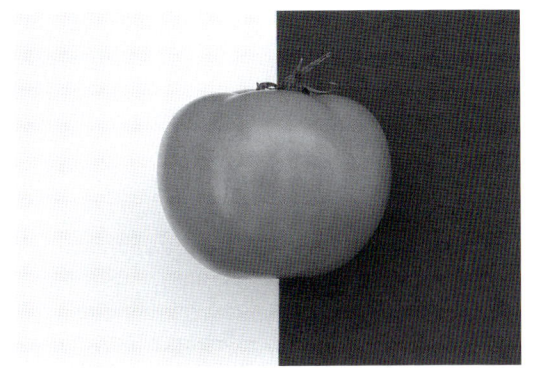

Figura 4.5 O valor do difusor branco do lado esquerdo é de 100% e o do absorvedor preto do lado direito é de 0%. O tomate apresenta uma refletância de 14%, refletindo apenas 14% da luz que incide em sua superfície.

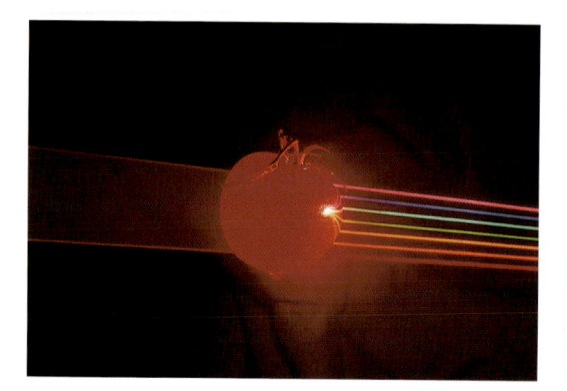

Figura 4.6 O tomate é visto em vermelho porque absorve todas as outras cores do espectro visível (lado direito), exceto as de comprimento de onda da região do vermelho (lado esquerdo).

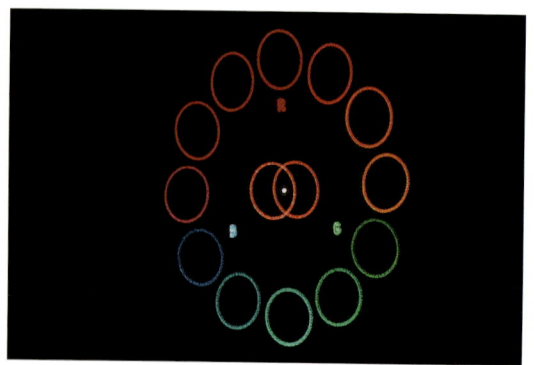

Figura 4.8 Representação gráfica das três cores primárias: vermelho, verde e azul.

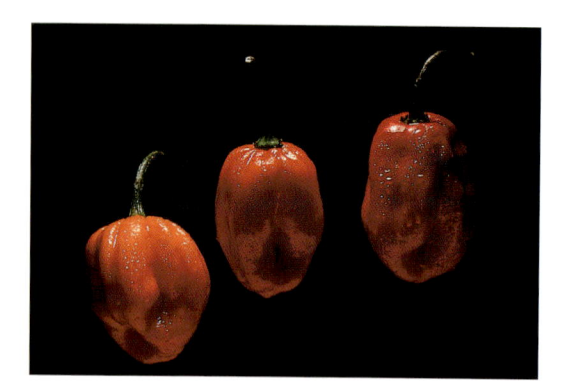

Figura 4.7 Três pimentas vermelhas de mesmo matiz (vermelho), mas com cromas diferentes (profundidade de cor) que aumentam da esquerda para a direita.

mo matiz, mas com uma intensidade de cor crescente da esquerda para a direita. A pimenta da esquerda é menos saturada e parece pálida, isto é, tem um baixo croma. A pimenta do meio é mais saturada, enquanto a da direita é a mais saturada, mostrando uma aparência vívida, com o croma maior.

A cor é quantificada numericamente por meio de suas três dimensões: matiz, valor e croma. A quantificação da cor é semelhante à determinação das dimensões de um objeto, em que a régua equivale ao instrumento de medição da cor (colorímetro ou espectrofotômetro), o comprimento, ao espaço da cor, e a escala, como a imperial (polegadas) ou a métrica (metros), às coordenadas da cor de um espaço de cor específico. Os dois instrumentos populares para a medição objetiva da cor são o colorímetro e o espectrofotômetro. O colorímetro utiliza o método do triplo estímulo, compreendendo três filtros coloridos correspondentes às sensibilidades espectrais seletivas às três cores primárias, vermelho, verde e azul (Figura 4.8). As leituras X, Y e Z são a quantidade das três cores primárias de um dado objeto que são convertidas em um espaço de cor determinado. O espectrofotômetro, por outro lado, mede a distribuição espectral (refletância ou transmitância) de um objeto e não apenas as três cores. Esse método é mais descritivo e é capaz de identificar a cor utilizando diferentes iluminadores. As leituras das curvas de um espectrofotômetro (refletância ou transmitância espectral) podem ser impressas ou convertidas em coordenadas de cor para espaços de cor particulares.[6]

Muitos espaços e coordenadas de cor estão disponíveis para a quantificação da cor, mas, por questão de espaço, serão descritos o Munsell[7] e o CIEL*a*b* (1976). O sistema de referência é o Sistema Munsell, concebido em 1905 pelo artista norte-americano A. H. Munsell. É fabricado a partir de tiras de papel colorido correspondendo às três coordenadas de cor: matiz, valor e croma de Munsell, que mais tarde foram alteradas para Sistema Munsell de Renotação.[8,9] Esses sistemas expressam a cor pela combinação de uma letra e um número de acordo com os Diagramas de Cor de Munsell. Essa notação também é utilizada na escala Vitapan 3D-Master (Vita) (Figura 4.9).

O espaço de cor CIE, introduzido em 1931 com as coordenadas Yxy, mostrou-se inadequado, pois as cores eram representadas apenas em duas dimensões (matiz e croma), e as cores percebidas não tinham correlação com a percepção visual. Em 1976, a CIE modificou seu espaço de cor para L*a*b*, sendo que L* indica a luminosidade (valor) e a* e b* são as coordenadas de cromaticidade. O espaço de cor CIE L*a*b* é mais bem visualizado por meio de uma esfera (Figura 4.10). O eixo vertical representa L*, sendo a parte mais superior branca (valor de 100%) e a parte mais inferior preta (valor de 0%). Na direção do a*, +a* corresponde ao vermelho, enquanto –a* é a cor verde complementar; para a coordenada b*, +b* é amarelo e –b* denota a cor azul complementar. O croma é o eixo radial que se desloca do centro para a periferia da esfera. O centro da esfera apresenta as cores de baixo croma, e a periferia, as de alto croma. O espaço de cor que representa os dentes naturais está localizado entre as coordenadas +a* e +b*, nos comprimentos de onda vermelho, vermelho-amarelado (laranja) e amarelo do espectro (Figura 4.11).

Sensação (detector)

A terceira parte do estímulo para a cor é a resposta espectral do detector: nesse caso, o olho. A sensação visual é um processo químico, elétrico e fisiológico, cuja descrição elementar seria a conversão de uma energia física (luz) em mensagens neurais, um processo denominado transdução.

A energia radiante entra no olho através da córnea e é focalizada na retina pela lente. A lente modifica sua curvatura (acomodação) para focalizar os raios luminosos através de uma abertura da íris conhecida como pupila. A aparência preta da pupila é atribuída ao fato de que a maior parte da luz que entra no olho é absorvida pelos pigmentos sensíveis a ela na retina[10] (semelhante ao que acontece à luz que incide sobre uma superfície

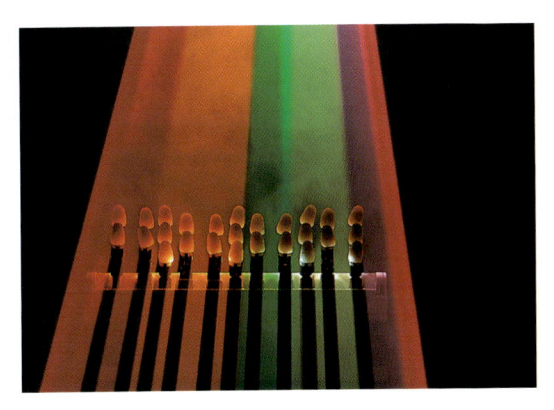

Figura 4.9 Escala de cor Vitapan 3D-Master.

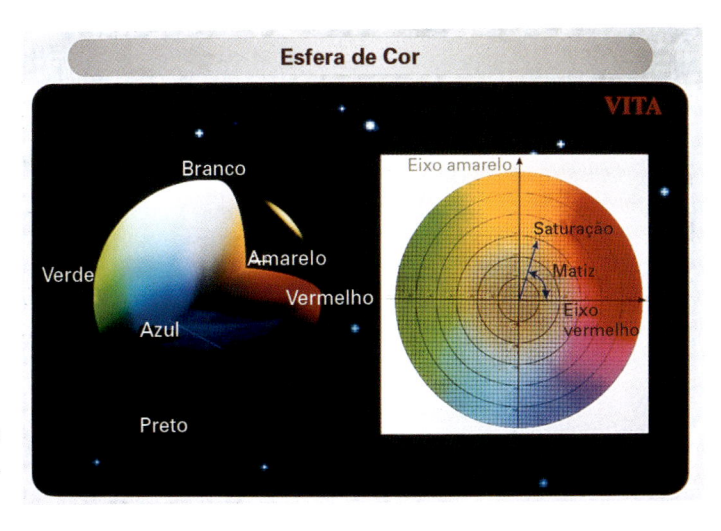

Figura 4.10 Espaço de cor CIE L*a*b* representado por uma esfera (imagem cortesia da Vita).

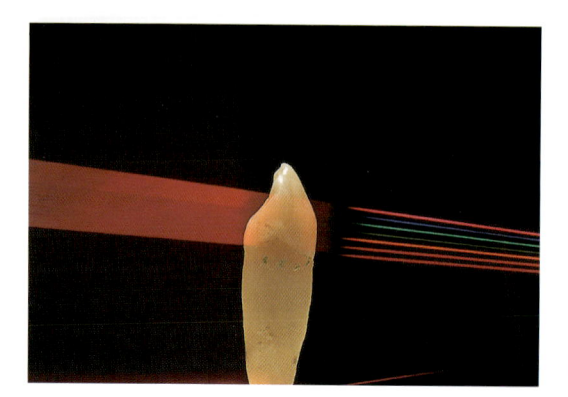

Figura 4.11 O dente natural absorve todas as cores do espectro (lado direito), exceto as de comprimento de onda da região do amarelo, laranja e vermelho (lado esquerdo).

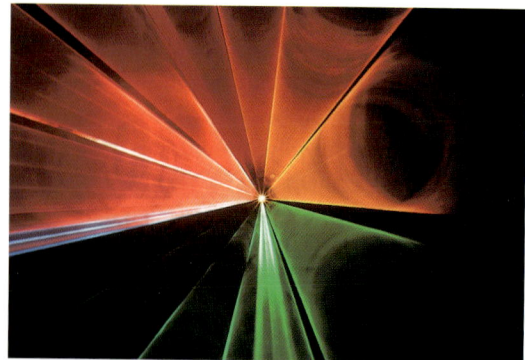

Figura 4.13 As cores do espectro visível convergindo para a fóvea do olho, onde é possível a visão cromática.

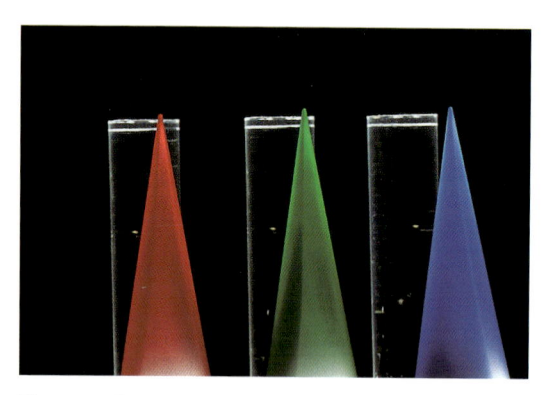

Figura 4.12 Representação dos bastonetes e cones da retina do olho. Os cones são responsáveis pela visão cromática, respondendo a uma das três cores primárias, vermelho, verde ou azul. Os bastonetes (no fundo) são responsáveis pela visão acromática, claro e escuro.

preta). A acuidade visual (nitidez) ocorre no centro da lente, onde as aberrações esféricas e cromáticas são desprezíveis.

A retina é um mosaico de dois tipos de células fotossensíveis, denominadas bastonetes e cones (Figura 4.12). Os cones são responsáveis pela visão cromática e contêm pigmentos fotossensíveis com sensibilidades espectrais às três cores primárias, correspondendo ao comprimento de onda de 448 nm (azul), 528 nm (verde) e 567 nm (vermelho).[11] Quando estimulados pela luz, os pigmentos sofrem fotodecomposição, criando um impulso elétrico para a excitação nervosa. A maioria dos 6 milhões de cones estão agrupados na fóvea, uma depressão da retina com superfície de 1 mm^2 no ponto focal central da retina (Figura 4.13). O campo de visão da fóvea é de 2°, e, em direção à periferia, os cones se mesclam com os bastonetes. Os cones têm ligação de um para um com os neurônios, o que contribui para sua capacidade de transmitir informações precisas ao nervo óptico, resultando em imagens nítidas.

Os bastonetes têm uma distribuição máxima de 20° a partir da fóvea. Seu pigmento fotossensível (rodopsina) apresenta uma sensibilidade espectral relativa máxima apenas ao comprimento de onda de 510 nm (verde), resultando em visão acromática. Os bastonetes não têm ligação tão direta com o nervo óptico, e os impulsos de um grupo de bastonetes convergem para um único neurônio. Uma vantagem desse arranjo neural é que a visão percebida pelos bastonetes pode se dar em condições de luz fraca, mas a desvantagem é que a imagem resultante é borrada em comparação à da visão dos cones.

Na odontologia, a distribuição em cones e bastonetes da retina é significativa durante a determinação da cor. O clínico deve se concentrar, ou olhar, no dente e na escala de cores para avaliar o matiz e o croma que ativam a visão dos cones (cromática) no interior dos 2° da fóvea. Para verificar a luminosidade (valor), o observador precisa desviar o olhar para ativar a visão dos bastonetes localizada em um raio de 20° da fóvea.

O limiar de diferença para as cores no olho humano é baixo o suficiente para discriminar 7 milhões de variações de cor.[12] Existem duas teorias principais para explicar a visão das cores. A primeira é a teoria tricromática de Young-Helmholtz, a qual estipula que a retina possui três tipos de receptores, cada um sensível a uma das três cores primárias, vermelho, verde e azul (Figura 4.14).[13,14] Ela se baseia na mistura aditiva de cores, por exemplo, quando as luzes vermelha e verde são misturadas, produzindo o amarelo. A maior parte das cegueiras bicromáticas consiste na incapacidade de distinguir os vermelhos e verdes, e afeta 1 a cada 50 indivíduos, predominantemente homens, já que o defeito é uma herança genética relacionada ao sexo. Nos dicromáticos, entretanto, o amarelo (mistura de vermelho e verde) ainda é discernível, achado que vai contra a teoria de Young-Helmholtz. A limitação dessa teoria é que ela explica a percepção da cor somente em um local (a retina), sendo chamada de teoria de estágio único.

A teoria de processo-oponente de Hering propõe a ocorrência de uma análise pós-retina da informação visual enviada ao cérebro. Essa análise compreende as cores oponentes, vermelho-verde, azul-amarelo e branco-preto; isto é, alguns neurônios são ativados pelo amarelo e "desligados" pelo azul.[15] Isso significa que, se uma cor é detectada em um local específico da retina, a cor oposta não pode ser detectada ao mesmo tempo, ou seja, não é possível detectar um azul-amarelado. Juntas, as teorias de Young-Helmholtz e de Hering oferecem uma explicação mais coerente da sensação de cor, denominada teoria de múltiplos estágios.[16]

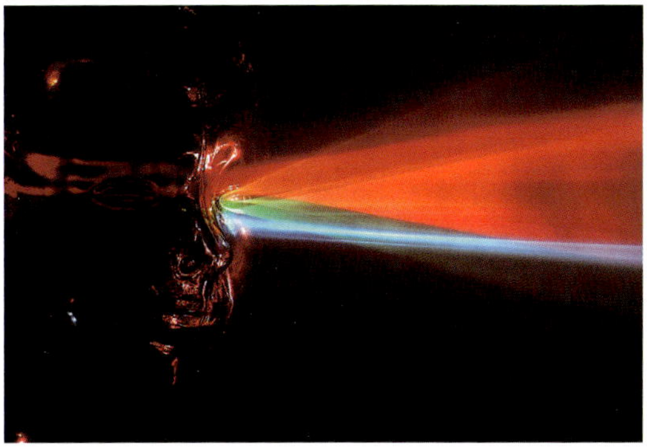

A exploração da teoria de processo-oponente na odontologia pode ser utilizada para solucionar o problema de dentes com intensas alterações de cor por meio de laminados de porcelana. Freqüentemente, pacientes que apresentam manchamento por tetraciclina recebem como tratamento facetas laminadas de porcelana opaca para mascarar a coloração do dente, resultando em próteses artificiais de valor. Para criar uma aparência mais natural, as facetas podem ser confeccionadas utilizando porcelanas com modificadores de uma cor complementar à coloração do dente. Dessa forma, o processamento pós-retina da informação neural irá contrabalançar o manchamento dentário através das facetas de porcelana, isto é, um dente alaranjado necessita de um modificador verde para a porcelana (embora não seja uma cor complementar verdadeira, funciona bem para a função estética almejada).[17] Os cimentos odontológicos também empregam a mesma teoria para melhorar a cor de uma restauração de cerâmica translúcida.

Sinopse do estímulo para a cor

Os três itens que constituem o estímulo para a cor são o iluminador, o objeto e o detector (olhos). Cada um forma uma curva espectral: o iluminador é representado por uma curva de distribuição da força espectral; o objeto, por sua refletância (ou transmitância) espectral; e o olho, por sua curva de resposta espectral. É o produto dessas três curvas que forma o estímulo para a cor, que é, por fim, interpretado pelo cérebro. A parte a seguir descreve como o cérebro interpreta e decodifica esse esboço cromático.

Percepção

O processo psicológico da visão reside no cérebro, envolvendo a decodificação dos dados neurais enviados pelos olhos. A informação da retina chega ao córtex visual, localizado no lobo occipital, através do nervo óptico, passando pelo tálamo. Durante o seu trânsito, a informação é continuamente processada até que atinge os centros superiores do cérebro, compreendendo os hemis-

Figura 4.14 Escultura de vidro demonstrando a teoria tricromática de Young-Helmholtz, que afirma que o olho possui apenas receptores para as três cores primárias, vermelho, verde e azul.

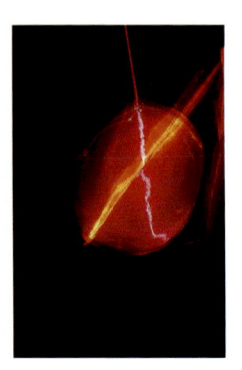

Figura 4.15 Vista superior do crânio humano, mostrando que a luz que incide no olho direito (raio amarelo) é transmitida para o córtex visual esquerdo localizado no lobo occipital, e vice-versa para o olho esquerdo (raio cor-de-rosa).

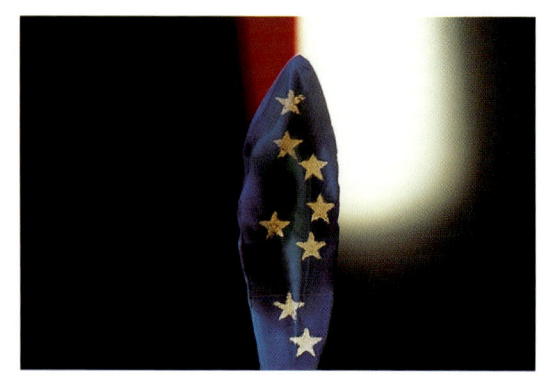

Figura 4.16 Um indivíduo com lesão do corpo caloso não consegue interpretar esta imagem como a de um dente em uma representação surreal da bandeira dos Estados Unidos.

férios cerebrais direito e esquerdo. O olho direito envia informações para o hemisfério esquerdo e vice-versa (Figura 4.15). O córtex visual é um dos maiores responsáveis pelo processamento dos dados visuais, sendo parte do córtex cerebral. Três quartos do córtex cerebral estão envolvidos nas áreas de associação que interpretam, integram e agem a partir da informação que chega dos órgãos sensoriais. O processamento da informação pelo cérebro é uma via de mão dupla, uma de baixo para cima, processando dos sentidos para o cérebro, e outra de cima para baixo, processando do cérebro para as outras partes do corpo, gerando uma resposta em reação a um estímulo.

Os hemisférios cerebrais direito e esquerdo realizam diferentes computações analíticas. Em um indivíduo destro, o hemisfério esquerdo é "dominante" e responsável pelas tarefas cognitivas. Embora o direito seja encarado como o hemisfério "menor", ele ostenta superioridade de percepção e visão espacial. Isso significa que uma imagem projetada no hemisfério direito é reconhecida mais rapidamente do que se projetada no hemisfério esquerdo. Um feixe de tecido nervoso denominado corpo caloso, além de ser uma ligação física entre os dois hemisférios, é um importante canal de comunicação. Quando ele é lesado (por exemplo, em uma cirurgia neural para tratar epilepsia), o cérebro vê um objeto mas não consegue reconhecê-lo. Em um indivíduo cujo corpo caloso está lesado, a imagem na Figura 4.16 é percebida como formas e cores sem nenhum significado. Entretanto, em uma pessoa com o corpo caloso intacto, o hemisfério esquerdo percebe as formas e as cores e envia a informação para o hemisfério direito, o qual percebe conceitualmente a imagem como uma representação surreal da bandeira dos Estados Unidos.

A imagem formada na retina pelo aparelho ocular é incompleta. De fato, a retina não vê o objeto da forma como ele aparece, mas sim uma representação simbólica dele, chamada de representação implícita. Essa imagem é um rascunho em 2½ dimensões, mais do que duas dimensões porque a orientação é transmitida, mas não tridimensional, pois a profundidade não é representada explicitamente.[18] O cérebro realiza complexas computações, usando experiências passadas (experiências próprias ou atávicas), tendências, etc. para converter a imagem em uma representação tridimensional explícita.[19] A mente não toma consciência desse aspecto computacional da consciência visual, mas responde ao seu resultado.[20]

A partir do que foi exposto, é evidente a razão pela qual os indivíduos diferenciam uma cor particular de formas distintas. Além disso, o cérebro percebe o mundo não como ele é, mas como nossa mente quer que ele seja. Um clínico, durante a análise de cor do dente, é guiado pelas experiências passadas, que podem não ser idênticas às do ceramista ou do paciente. Esses conflitos são inevitáveis, mas a consciência de que existem essas influências e idiossincrasias evita desentendimentos e conflitos entre o clínico, o paciente e o ceramista.

Determinação da cor do dente

As variáveis que afetam a determinação da cor de um dente são divididas em:

- Físicas
- Fisiológicas
- Psicológicas
- Dentárias

Variáveis físicas

Iluminador

Está bem estabelecido que a qualidade do iluminador afeta a percepção da cor, um fenômeno conhecido como interpretação da cor. Para conseguir uma avaliação da cor confiável e reproduzível, a iluminação deve ser padronizada no que diz respeito à sua qualidade e quantidade. As qualidades de cor mais condutivas à discriminação de cores são o *Cloud Diffused North Noon Daylight*, que possui uma distribuição uniforme da força espectral[21] com temperatura de cor de 6.500 K,[22] o Iluminador Padrão CIE C ou o D_{65}. A quantidade ou intensidade de luz deve ser de 1.500 lux,[23] equivalente a duas lâmpadas fluorescentes de 220 W a uma distância de 2 metros.[24] Além disso, a fonte de luz não deve ser direcional, mas uniformemente difusa para evitar a reflexão especular.[25] Muitos aparelhos patenteados preenchem esses requisitos, e seu uso é imprescindível para evitar discrepâncias de cor.

Metamerismo

O estímulo para a cor é um produto das curvas espectrais pertencentes ao iluminador (distribuição da força espectral), ao objeto (refletância ou transmitância espectral) e ao observador (resposta espectral). O metamerismo é um fenômeno que descreve porque a cor de dois objetos é percebida de forma diferente quando um dos fatores é alterado, enquanto os outros dois permanecem constantes. Existem dois tipos de metamerismo: do objeto e do observador.

O metamerismo do objeto é a comparação de dois objetos que têm a mesma cor sob um determinado iluminador, mas quando o iluminador

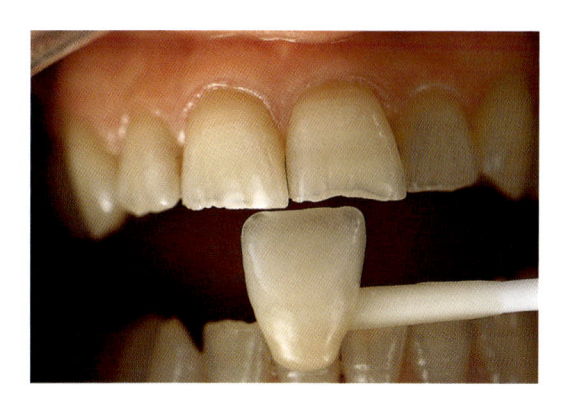

Figura 4.17 Metamerismo: um padrão de escala de cores coincide com o dente do paciente sob iluminação de um *flash* com temperatura de 5.500 K.

é alterado, suas cores se tornam diferentes. Isso acontece porque os objetos possuem diferentes curvas de refletância espectral, mas, se apresentam cores iguais com uma determinada fonte, devem ter as mesmas coordenadas de cor (isto é, valores de triplo estímulo CIE). Essas duas afirmações parecem contraditórias, mas não são; a razão para isso é que a curva de refletância contém mais informações do que as coordenadas de cor derivadas dela. Para que dois objetos tenham a mesma cor em qualquer condição de luz, isto é, sejam um par invariável, suas curvas de refletância espectral devem ser idênticas. O significado do metamerismo do objeto é o seguinte: se uma restauração (coroa ou restauração direta) coincide em cor com os dentes adjacentes sob a luz alógena do refletor odontológico, ela pode não ter a mesma cor quando observada à luz natural (Figuras 4.17 e 4.18). Assim, é recomendável realizar os procedimentos utilizando iluminação que imite a luz do dia a fim de evitar o metamerismo.[26]

O metamerismo do observador, seja visual ou instrumental, acontece quando o iluminador permanece constante, mas o observador é alterado. Em humanos, isso depende das diferentes respostas espectrais fisiológicas de sensibilidade dos cones no interior dos olhos. Na odontologia, manifesta-se quando uma restauração é percebida com a mesma cor do dente pelo profissional e pelo paciente, mas não pela família e amigos do paciente. Para evitar essa situação, é desejável que se solicite a presença de parentes ou amigos próximos do paciente na consulta de seleção de cor.

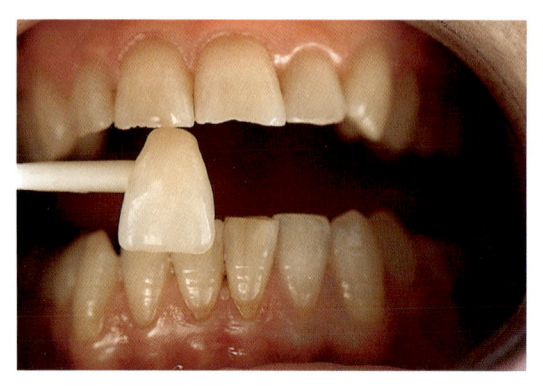

Figura 4.18 Metamerismo: o mesmo padrão da Figura 4.17 é muito claro (alto valor) em relação ao dente sob iluminação imitando a luz do dia, com temperatura de 6.500 K.

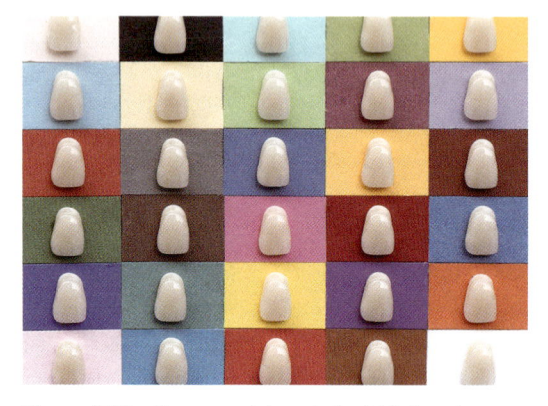

Figura 4.19 O contexto (plano de fundo) influencia na cor percebida de um objeto. Todos os padrões de escala desta figura são idênticos (Vitapan 3L1.5), mas são percebidos de forma diferente dependendo da cor do fundo. A correta avaliação da cor se dá com um fundo cinza neutro.

O ambiente

O contexto no qual um objeto é observado também influencia na percepção de sua cor, isto é, um objeto em ambiente claro irá parecer mais opaco. Além disso, de acordo com a teoria processo-oponente de processamento pós-retina da informação visual, a observação de um objeto vermelho irá aumentar a sensibilidade ocular à cor verde. A Figura 4.19 demonstra que um dente de escala de uma determinada cor é percebido de forma diferente, dependendo da cor do fundo. O consultório dentário apresenta uma infinidade de objetos coloridos, como a decoração interior, os equipamentos, os pertences, as roupas e adornos do paciente, etc., com estímulos visuais conflitantes.[27] Pode ser necessário, então, criar um microcosmo cromático, com a iluminação correta e um plano de fundo ideal usando um cartão N 7/0 cinza neutro de Munsell[28] e limitar a determinação de cores a essa área específica.

Variáveis fisiológicas

Com o avanço da idade, as lentes dos olhos reduzem a sua capacidade de mudar de forma (acomodação), diminuindo a capacidade de focalizar. Também, alterações como a catarata causam o escurecimento ou o amarelamento das lentes. Esses processos degenerativos produzem aberrações esféricas e cromáticas, amarelando a visão.[29] Um profissional afetado tende a realizar restaurações mais amarelas, o que pode ser amenizado pela participação de um componente mais jovem da equipe de profissionais.

Se a visão não é concentrada na fóvea do olho, onde se localiza a maior parte dos cones, é chamada de periférica. Esta apresenta uma menor capacidade de discernir cores. Quando essa visão indireta se dá a mais de 40 µm da fóvea, ocorre a cegueira total para cores. O clínico que apresenta constante dificuldade em identificar as cores deve procurar um oftalmologista para verificar se sofre de visão indireta.

A interferência de matiz é o desenvolvimento de tolerância para uma cor específica, um problema ocupacional que afeta cirurgiões-dentistas e ceramistas. O resultado é o aumento da tolerância ao amarelo e uma redução da sensibilidade ao vermelho (cor raramente observada em dentes naturais). Assim, ambos os profissionais demonstram a interferência de matiz para o vermelho.[30,31] Se uma restauração apresentar um erro de coloração em um matiz de vermelho, sua rejeição é mais provável do que se apresentar um erro em um matiz de amarelo. A relevância clínica da interferência de matiz é tal que o protesista ou o ceramista pode considerar uma restauração aceitável, mas ela acaba sendo rejeitada pelo paciente por ser muito amarela.

Variáveis psicológicas

As variáveis psicológicas são as mais complexas e menos compreendidas das variáveis para identificação das cores. Antes de descrever os processos cerebrais específicos das cores, é necessário delinear os fundamentos básicos de todos os órgãos sensoriais.

Detecção de estímulo

Para que um órgão detecte um estímulo, este deve ser de uma magnitude mínima, denominada limiar absoluto, descrito pela teoria de detecção de sinais, que determina **quando** um sinal é detectável.[32] O temperamento do indivíduo influencia muito no fato de um sinal ser ou não detectado por meio de expectativas, experiência, motivações, cansaço, a tarefa a ser realizada, o horário do dia ou até o exercício regular. Muitas discordâncias a respeito de cores entre o mesmo operador e entre operadores diferentes são atribuídas a essas variáveis.

A discriminação de dois estímulos simultâneos, por exemplo, combinar a cor de um padrão da escala com a de um dente natural, envolve um processo chamado de diferença de potencial ou diferença apenas perceptível.[33] De modo prático, uma diferença mínima é necessária para discernir dois estímulos diferentes. Essa é a distinção entre o que é uma coincidência de cor clinicamente *aceitável* e o que é uma coincidência de cor clinicamente *perceptível*. A diferença mínima de cor perceptível pelo olho humano fica na faixa de ΔE^* 0,3 a 0,5 (em que ΔE^* é a diferença de cor definida pelo CIE). No entanto, os limiares aceitáveis são muito mais altos, no ΔE^* 1,1 a 2,1, permitindo uma maior liberdade quando as restaurações não estão em coincidência absoluta com a cor dos dentes, mas mesmo assim são aceitáveis.

Adaptação

A adaptação sensorial é a redução de sensibilidade a um estímulo perpétuo ou constante que ocorre em um órgão sensitivo. Por exemplo, um indivíduo não se dá conta de que está usando sapatos ao longo do dia, liberando o cérebro para se concentrar em outros estímulos. Pode-se argumentar: se um indivíduo olha atentamente para um objeto, por que ele não desaparece? Porque os micromovimentos do olho e as piscadas regulares garantem que a imagem na retina esteja sendo constantemente alterada.

Outra forma de adaptação é o fenômeno de adaptação cromática ou constância de cor. Quando um cartão branco é observado sob luz solar e após em um ambiente interno sob luz incandescente, é percebido como branco em ambas as circunstâncias. Esse é um dos mais misteriosos processos cerebrais, e ajuda a sustentar ainda mais a teoria de que, no final, é o cérebro que "fabrica" a percepção da cor. O motivo pelo qual o cartão mantém seu estado cromático é que o cérebro "armazena" a cor do cartão na memória recente e, vendo o cartão pela segunda vez (com uma fonte de luz de temperatura diferente), automaticamente assume que ele seja branco. A técnica para suplantar esse obstáculo na avaliação da cor é a que vem a seguir.

Para detectar um estímulo, a imagem deve ser visível por um mínimo de 60 a 70 milissegundos.[34] Abaixo desse limiar mínimo, é impossível para o cérebro interpretar uma imagem ou sua cor. Uma exposição maior, até um máximo de 5 segundos, é possível sem a interferência da adaptação cromática.[35] Esse intervalo de tempo durante o qual as cores podem ser percebidas de forma apurada é denominado período de avaliação cromática (PAC). Dessa forma, a determinação da cor deve ser realizada dentro do PAC. A concentração em um só dente por períodos mais longos, na esperança de conseguir uma maior informação cromática, é inútil e compromete a análise da cor.

A constância do brilho ou da luminosidade é semelhante à constância da cor (adaptação cromática), isto é, o cérebro percebe o valor de um objeto em relação ao contexto (plano de fundo).[36] Na Figura 4.20, um dente de mesmo valor parece mais claro quando em frente de um fundo preto, comparando-a com quando aparece em um fundo branco. A relevância clínica da constância do brilho é que o dente parece mais claro contra o fundo escuro da boca. Para contrabalançar essa ilusão, a determinação do valor deve ser realizada com um fundo cinza neutro.

Variáveis dentárias

A cor dos dentes não é uniforme na população, variando até mesmo entre os dentes de um mesmo indivíduo. Após os 35 anos de idade, os dentes tornam-se cada vez mais saturados, com um croma mais profundo, especialmente na região

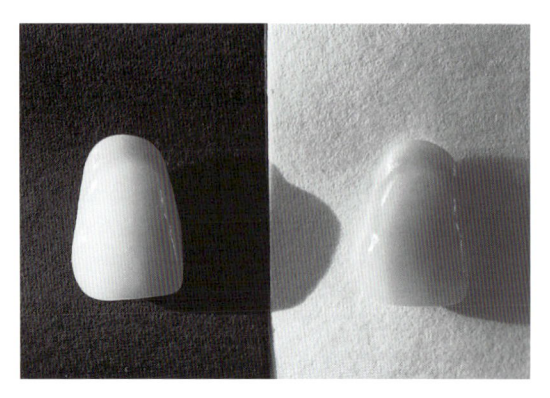

Figura 4.20 A constância da luminosidade ou brilho é demonstrada colocando-se um padrão de mesmo valor (Valor Vita do grupo 4), que parece mais claro quando em frente ao fundo preto (esquerda), do que à frente de um fundo branco (direita).

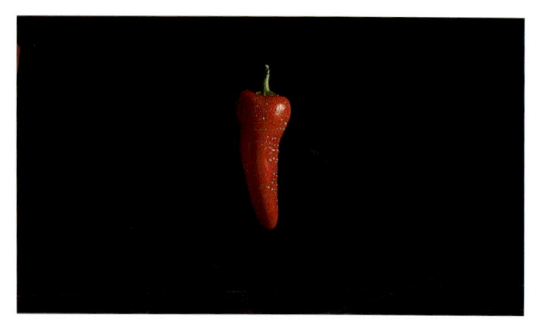

Figura 4.21 O matiz, o valor e o croma da pimenta vermelha são claramente discerníveis quando observados sem uma barreira óptica.

cervical. O valor também diminui à medida que o esmalte vai tornando-se mais translúcido. As diferenças entre arcos dentários incluem dentes anteriores superiores mais amarelados do que os seus antagonistas inferiores. Uma variação interessante é o fato de os caninos superiores serem mais avermelhados do que os inferiores. As diferenças dentro de um mesmo arco incluem caninos de menor valor, mais amarelados e com maior croma em comparação com os incisivos, que apresentam o maior valor dentre todos os dentes. Essas variações devem ser consideradas durante o tratamento restaurador mais extenso, especialmente na ausência de dentes naturais adjacentes que sirvam de referência para a prótese em questão.[37]

Coincidência da cor das próteses com os dentes naturais

Para conseguir uma coincidência absoluta (coincidência invariável) para condições de iluminador e observador, o dente natural e a restauração artificial devem ter as mesmas propriedades físicas e curvas de refletância. A tentativa de combinar materiais de diferentes composições resulta na coincidência aproximada, sob condições limitadas de iluminação e de observação, fato denominado coincidência condicional. A maioria das determinações visuais de cor na odontologia são coincidências condicionais, o que é clinicamente aceitável (ver discussão anterior sobre perceptibilidade vs. aceitabilidade).

Estrutura multicamadas dos dentes naturais e artificiais

A dificuldade de selecionar a cor dos dentes se dá porque o profissional tem de lidar com uma estrutura que possui várias camadas de espessura, opacidade e características ópticas superficiais diferentes. Esse fato introduz complexidades muito maiores do que quando se avalia a cor de um objeto uniformemente opaco e turvo. Os dentes naturais, bem como os materiais restauradores que têm por objetivo simular sua estrutura, são multicamadas, o que influencia na forma como são percebidos.

O matiz básico de um dente é determinado pela cor da dentina, enquanto o valor é dado pela camada de esmalte. O croma é, essencialmente, a saturação da cor na dentina, mas é influenciado pelo valor e pela espessura do esmalte. Para uma análise correta da cor, é importante apreender o conceito de interação visual entre o esmalte e a dentina. O modelo a seguir explica de que forma a cromaticidade de um dente é afetada por sua estrutura heterogênea. As três dimensões da cor (matiz, valor e croma) da pimenta vermelha na Figura 4.21 podem ser mensuradas com relativa facilidade. A situação torna-se mais complicada quando a pimenta vermelha é observada atra-

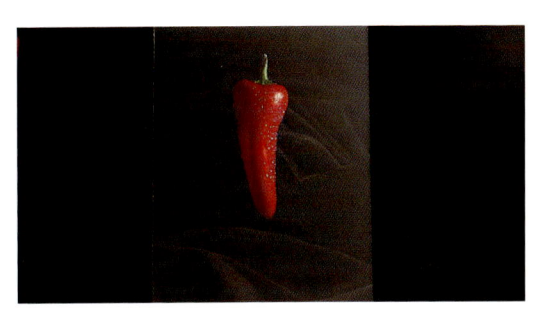

Figura 4.22 Uma placa de vidro é colocada na frente da pimenta da Figura 4.21; o croma parece diminuir, mas o matiz permanece constante.

Figura 4.23 Quando uma placa de vidro de maior opacidade (menor translucidez) é colocada na frente da pimenta da Figura 4.21, o croma parece diminuir ainda mais, mas o matiz permanece constante. O maior valor do vidro (isto é, seu maior brilho) é diretamente proporcional à maior opacidade.

vés de placas de vidro de translucidez variada. À medida que a translucidez do vidro diminui, o valor aumenta, o croma diminui, mas o matiz não se altera (Figuras 4.22 e 4.23). Essa analogia é idêntica à camada dupla encontrada nos dentes naturais, sendo que a pimenta representa a dentina, e a placa de vidro, o esmalte. A dentição jovem é caracterizada por um esmalte altamente opaco, claro (de alto valor), que mascara a dentina subjacente. Com o passar dos anos, o esmalte torna-se progressivamente mais translúcido e difuso (baixo valor), revelando a camada de dentina. Essa multicamada de esmalte e dentina é um obstáculo enorme no que se refere à cor do dente, já que o valor do esmalte e a lisura de sua superfície complicam a avaliação da cor da camada de dentina.

Outras variáveis ópticas que influenciam a cor

Tendo estabelecido os fundamentos das teorias de cor, outras variáveis ópticas que a influenciam são a fluorescência e a opalescência, discutidas a seguir. As propriedades das porcelanas odontológicas, como a reatividade e a adaptabilidade cromática, a pureza óptica e a estabilidade cromática, podem ser encontradas em outras publicações que tratem de materiais dentários.[38]

Fluorescência

A incandescência é a capacidade inerente de um objeto, animado ou inanimado, de emitir luz visível. Um exemplo de criatura incandescente é o vaga-lume, enquanto uma fonte artificial é qualquer lâmpada doméstica. A luminescência é a emissão de luz a partir de um objeto que não se deve à incandescência. Isso implica o fato de que o objeto não emite luz de forma inerente, como ocorre com uma entidade incandescente, sendo necessária uma fonte externa de luz para gerar a emissão. Exemplos são os sinais de trânsito luminescentes, que "brilham" quando a luz dos faróis atinge sua superfície. A fluorescência é um tipo particular de luminescência, descrito como a emissão de luz visível a partir de um objeto ou superfície na presença de iluminação ultravioleta. O grau de luminosidade de um objeto fluorescente é chamado de intensidade de luminescência.

Os dentes naturais têm a capacidade de emitir luz visível quando expostos à luz ultravioleta, possuindo, assim, fluorescência (Figura 4.24).[39] Independentemente de sua cor sob a luz do dia, a fluorescência dos dentes naturais varia de um comprimento de onda máximo de 450 nm, reduzindo gradualmente até cerca de 680 nm.[40] O ponto importante a ser salientado é que a fluorescência dos dentes independe de sua cor percebida sob luz branca. Esse é um fator crucial durante a confecção das porcelanas odontológicas, que procuram simular as características ópticas dos dentes naturais. A luz ultravioleta não é exclusividade de casas noturnas, mas também existe na luz natural. Como os poluentes industriais estão constantemente destruindo a camada de ozônio do planeta,

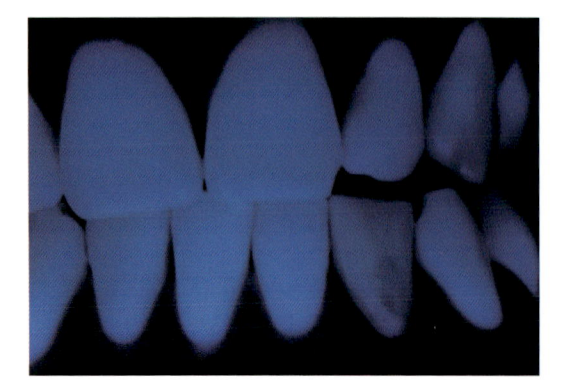

Figura 4.24 Fluorescência dos dentes naturais quando observados sob iluminação ultravioleta.

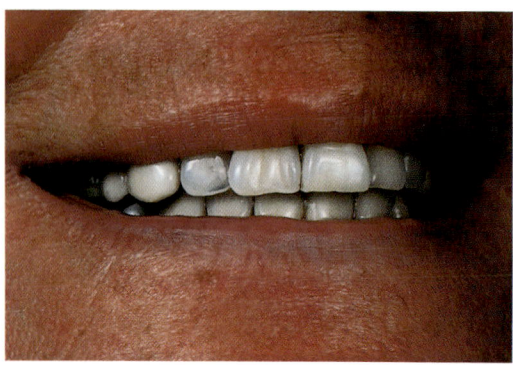

Figura 4.25 Opalescência: sob luz refletida, os dentes apresentam uma coloração azulada (observe a borda incisal do incisivo lateral superior direito).

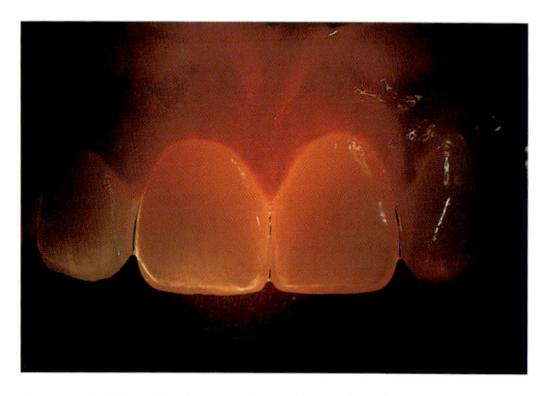

Figura 4.26 Opalescência: sob transluminação, os dentes apresentam uma aura laranja/âmbar (observe as bordas incisais dos incisivos centrais superiores).

a quantidade de luz ultravioleta que entra na atmosfera está sofrendo um aumento ainda maior. A fluorescência faz com que os dentes pareçam mais claros e brancos, alterando assim sua cor visível sob luz natural. Freqüentemente é dito que a fluorescência é a propriedade que confere vitalidade aos dentes naturais. Essa é uma das causas da aparente desarmonia entre as cores da escala e os dentes naturais. Isso porque, embora a cor visível do dente coincida com o análogo de porcelana, a restauração definitiva não harmoniza com os dentes naturais circundantes devido aos diferentes graus de fluorescência. A falha está no fato de que, embora o dente da escala possa ter a mesma cor de certo dente, seu espectro de fluorescência e a intensidade de luminescência não coincidem com os do dente.

Opalescência

A luz visível contém fótons que variam de 380 a 780 nm. Certos materiais, como a gema semipreciosa de opala, possuem a capacidade de transmitir e refratar fótons de comprimentos de onda maiores, ou de refletir ou espalhar fótons de comprimentos de onda menores. Isso resulta em uma aparência azulada quando os objetos opalescentes são observados sob a incidência de luz branca. Da mesma forma, quando observados sob transluminação, eles parecem alaranjados/âmbar. O esmalte dentário também possui opalescência e, quando visto sob luz branca incidente, apresenta uma aparência azulada (Figura 4.25), mas sob transluminação aparece com uma aura alaranjada/âmbar (Figura 4.26). Como na fluorescência, a pureza óptica também é vantajosa para a simulação da opalescência na porcelana que reproduz o esmalte.

Escalas de cor

Quando as condições clínicas permitem, o modo ideal de avaliar independentemente o matiz da dentina e da camada de esmalte é realizar o preparo de metade do dente (Figura 4.27). Isso permite a análise individual da dentina e do esmalte, bem como da espessura de cada camada. Essa informa-

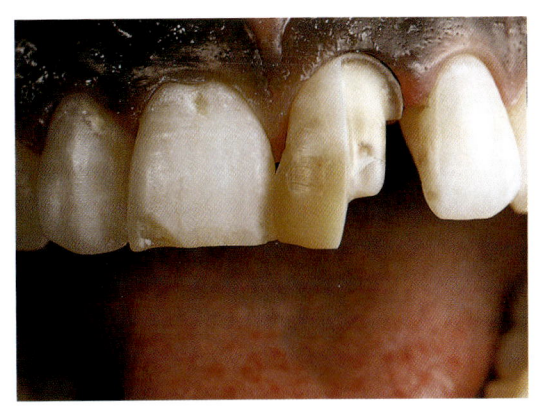

Figura 4.27 Preparo de metade da coroa do incisivo central superior esquerdo para uma avaliação independente das cores da dentina e do esmalte.

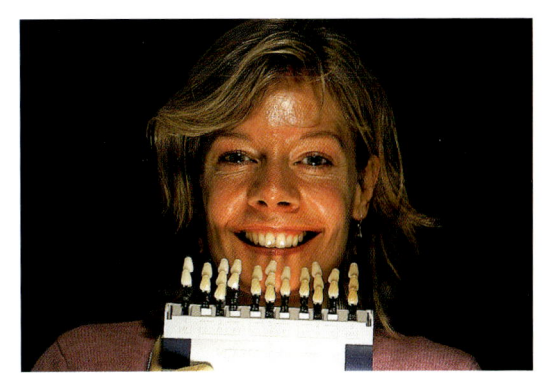

Figura 4.28 Vista facial da paciente com a escala Vitapan 3D-Master, fotografada utilizando uma luz de 5.500 K.

ção é extremamente valiosa para que o ceramista consiga simular a cor e a espessura de cada camada de porcelana equivalente à dentina e ao esmalte.

Tipos de escalas de cor

As escalas mais utilizadas atualmente para seleção da cor em odontologia são:

- Vita Classic (Vita, Bad Sackingen, Alemanha)
- Vitapan 3D-Master (Vita)
- Chomascop (Ivoclar-Vivadent, Schaan, Liechtenstein)
- Escala-padrão de croma e valor específicos

Figura 4.29 Os grupos de valor da escala Vitapan 3D-Master são numerados de 1 a 5, com todos os padrões de cada grupo apresentando o mesmo valor. A escala de cinza ao fundo representa a redução do valor da esquerda para a direita.

Escalas Vita

A escala mais largamente utilizada e amplamente citada é a Vita Classic, que classifica os matizes nas letras A (laranja), B (amarelo), C (cinza-amarelado) e D (cinza-alaranjado ou marrom-alaranjado). Dentro de cada matiz, os números são utilizados para referir-se ao croma e ao valor. Por exemplo, 1 é um valor alto com baixo croma, e 4 é um valor baixo com alto croma. Esse sistema de análise de cor, embora pouco preciso, está arraigado na prática clínica e laboratorial.

No início dos anos 1990, a Vita introduziu a escala de cores 3D-Master (Figura 4.28), com o objetivo de avaliar as cores de forma mais exata e de acordo com os três componentes da cor: matiz, valor e croma. Diferentemente da maioria das escalas de cor odontológicas, a 3D-Master experimenta uma análise tridimensional da cor dos dentes. O espaço de cor ocupado pela escala é semelhante ao da dentição natural, entre as coordenadas de cor a* (vermelho) e b* (amarelo) do sistema CIE L*a*b*. Os padrões são distribuídos sistematicamente e de forma lógica, e não a esmo como ocorre na escala Vita Classic. Existem duas escalas 3D-Master disponíveis, Vermelha e Azul, ambas fabricadas com porcelanas odontológicas. A escala Vermelha é feita apenas de porcelana para dentina, permitindo uma análise precisa da cor básica de dentina (Figura 4.28), enquanto a escala Azul incorpora porcelana cervical e incisal para uma representação mais realística das várias camadas do dente natural (Figura 4.29).

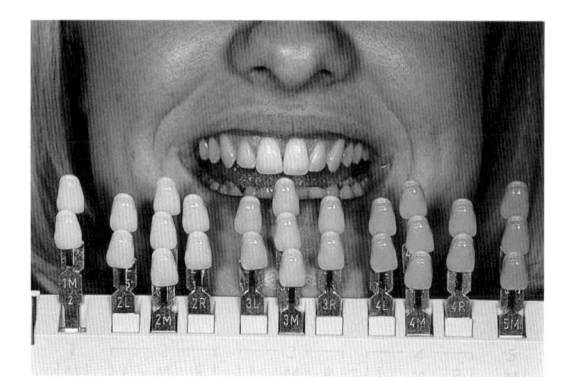

Figura 4.30 Escolha da cor utilizando a escala Vitapan 3D-Master. Passo 1: certificar-se do grupo de valor correspondente ao dente. No caso ilustrado, o grupo de valor dos incisivos centrais superiores é = 2.

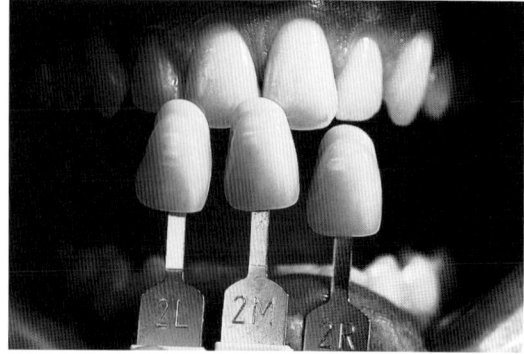

Figura 4.32 Escolha da cor utilizando a escala Vitapan 3D-Master. Passo 3: selecionar o matiz a partir das porções L, M ou R; aqui é selecionado o M como o mais aproximado. A prescrição final da cor é 2M2.

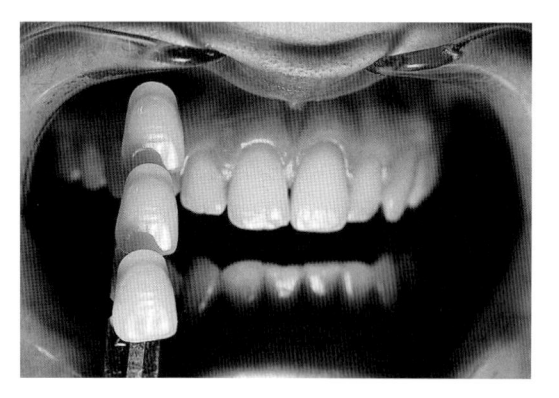

Figura 4.31 Escolha da cor utilizando a escala Vitapan 3D-Master. Passo 2: usando a porção M, croma = 2.

Valor, Croma e Matiz Vita, assim como as coordenadas de cor matiz, valor e croma Munsell, representam as três dimensões da cor. Os padrões são agrupados em cinco categorias, numeradas em seqüência, com valor crescente (1, 2, 3, 4 e 5). Todos os padrões dentro de um grupo de valor apresentam a mesma luminosidade (Figura 4.30). Em um dado grupo de valor, o croma aumenta de cima para baixo (Figura 4.31). Todos os grupos, exceto o 1 e o 5, recebem três letras, L, M e R, correspondendo à variação do matiz. Por exemplo, L (leve) é indicativo de amarelo, M (médio), de vermelho-amarelado ou laranja, e R (vermelho – *red*), de um matiz vermelho (Figura 4.32). A documentação para a escala 3D é análoga ao Sistema Munsell de Renotação, compreendendo uma configuração número/letra/número. O primeiro número indica o grupo de valor (1 a 5), a letra é o matiz (L, M ou R) e o segundo número o croma (1, 2 ou 3). Por exemplo, 2M2 corresponde ao segundo grupo de valor, ao subgrupo de matiz M e ao nível 2 de croma. Para uma cor intermediária, pode ser usada uma combinação entre dois padrões da escala para a prescrição final da cor.

Escala Chomascop

A escala Chomascop utiliza números para discriminar matiz, isso é, 100 (branco), 200 (amarelo), 300 (laranja), 400 (cinza) e 500 (marrom). O croma é indicado por outro grupo de números, sendo 10 de alto valor com baixo croma, e 40 representando baixo valor e alto croma (Figura 4.33). Esse sistema é particularmente útil quando da confecção de restaurações em Empress, já que os lingotes de Empress correspondem à escala Chomascop. Existe um quadro de conversão para transformar as cores da escala Chomascop em cores da Vita Classic.

Escalas-padrão

Finalmente, se a cor do dente não coincide com nenhum dos padrões das escalas, podem ser usadas porcelanas para fabricar uma escala-padrão. Quando são necessários extremos de valor e cro-

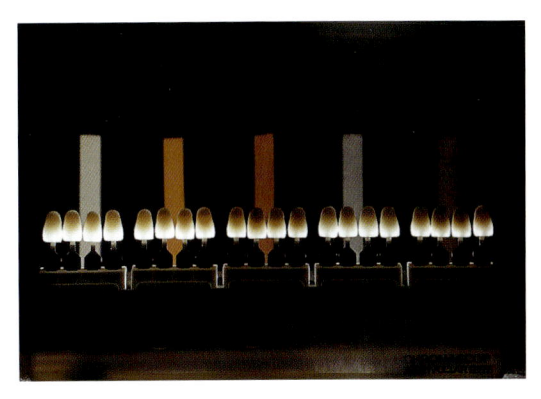

Figura 4.33 Escala de cores Chomascop.

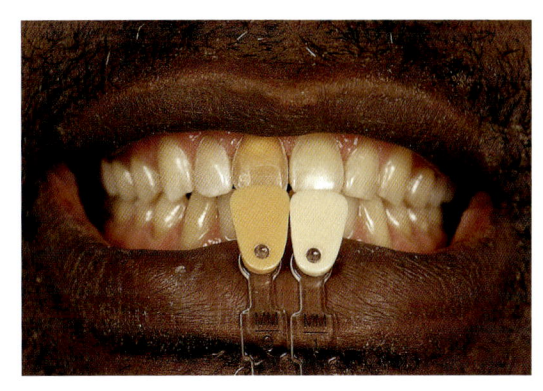

Figura 4.35 Padrões de cor com alto croma.

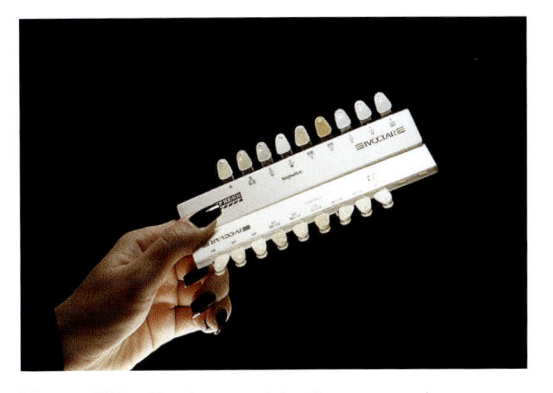

Figura 4.34 Escalas acessórias de croma e valor.

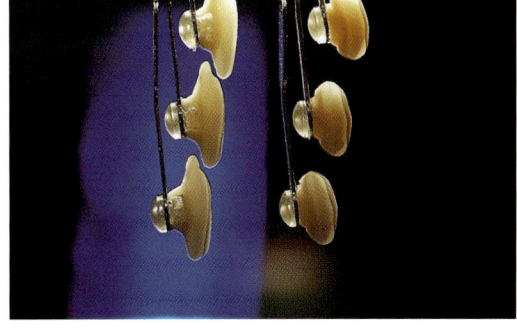

Figura 4.36 Diferentemente do esmalte dos dentes naturais, a espessura do esmalte é uniforme em todos os padrões na escala Vitapan 3D-Master. Os padrões da esquerda estão seccionados no plano sagital, e os da direita no plano mésio-distal.

ma, escalas específicas de croma e valor estão disponíveis (Figuras 4.34 e 4.35). Estas podem ser necessárias para dentes mais envelhecidos, com croma mais profundo, ou para dentes mais jovens, com valores altos.

Limitações das escalas de cor

A limitação das escalas de cor consiste em sua incapacidade de reproduzir a variabilidade encontrada na dentição natural:

- Grau de fluorescência[41]
- Grau de opalescência
- Grau de translucidez do esmalte[42]
- Espessura do esmalte (Figura 4.36)
- Textura e lisura do esmalte
- Objetividade

Avaliação por instrumentos

A principal vantagem da avaliação da cor por meio de instrumentos é a eliminação da subjetividade. Entretanto, a cor não é uma entidade completamente objetiva, e sua percepção é bastante influenciada pela interpretação cerebral. As limitações da análise digital já foram mencionadas na parte referente às teorias da cor. No entanto, para fins de comparação, a análise por instrumentos é útil e, sem dúvida, desempenhará um papel significativo no futuro.[43] Três tipos básicos de aparelhos são utilizados para a análise instrumental ou digital da cor.

Espectrofotômetro

O aparelho mais preciso para a análise da cor é o espectrofotômetro, que produz as curvas de refletância e/ou transmitância espectrais. Suas desvantagens são a exigência de tecnologia complexa, necessitando de extrapolação extensiva de dados, e o alto custo. Além disso, o objeto deve ser colocado dentro do espectrofotômetro, o que obviamente representa uma dificuldade com os dentes naturais.

Marcas comerciais incluem SpectroShade (MHT Optic Research, Niederhasil, Suíça) e Easyshade (Vita, Bad Sackingen, Alemanha).

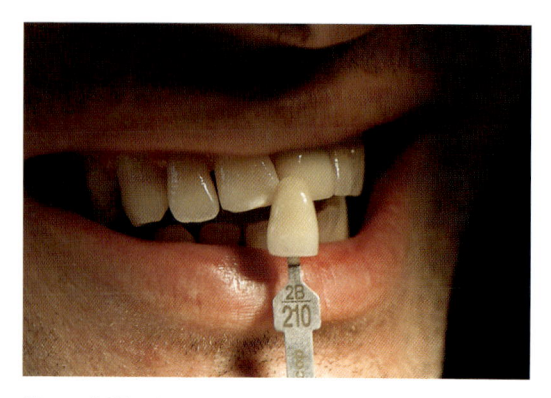

Figura 4.37 Análise pré-operatória da cor.

Colorímetro

O colorímetro baseia-se nos princípios da teoria de Young-Helmholtz da visão humana, apresentando "células" sensíveis às três cores primárias. Enquanto esse método não é tão preciso quanto o espectrofotômetro, os dados são relativamente fáceis de manipular e utilizar sem complicações.

Produtos disponíveis incluem ShadeVision (X-Rite, Grandville, MI), ShadeEye NCC (Shofu, San Marcos, CA) e Digital Shade Guide (Rieth, Schorndorf, Alemanha).

Câmera digital e dispositivos vermelho, verde e azul (VVA)

O último método, e provavelmente o menos preciso, é a utilização de um VVA ou uma câmera digital para a análise da cor. Esses aparelhos analisam uma imagem digital capturada para expressar a cor e um mapa cromático. Assim, a interpretação feita pelo programa é fortemente baseada na qualidade da imagem capturada, que é, essencialmente, o ponto fraco. Contudo, em teoria, com a utilização de instrumentos e vidros ópticos de boa qualidade com sensores elaborados, a análise pode ser aceitável.

Produtos comerciais incluem ShadeScan (Cynovad, Montreal, Canadá) e ikam (DCM, Leeds, Reino Unido).

PRÁTICA CLÍNICA

Os objetivos da análise da cor são os seguintes:

(1) Registrar a cor básica da dentina (matiz), normalmente no terço médio do dente (antes do preparo, no preparo e após a confecção) (Figuras 4.37 a 4.39).
(2) Criar um mapa cromático mostrando as variações de cor nas regiões cervical (croma), incisal e interproximal, juntamente com o valor da cobertura de esmalte (valor) (Figura 4.40).
(3) Documentação fotográfica:
    - Com diferentes iluminações para evitar o metamerismo e avaliar a opalescência (Figuras 4.41 e 4.42).
    - Análise relativa da cor por meio da escala selecionada.
    - Caracterizações, como fissuras, manchas, mamelões, textura superficial e lisura.

Os objetivos supracitados são alcançados visual ou digitalmente.

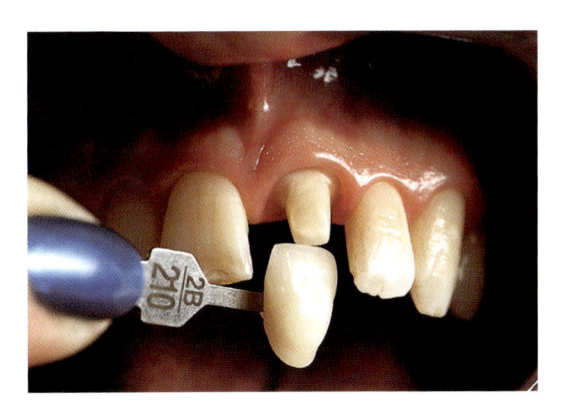

Figura 4.38 Análise da cor do dente preparado.

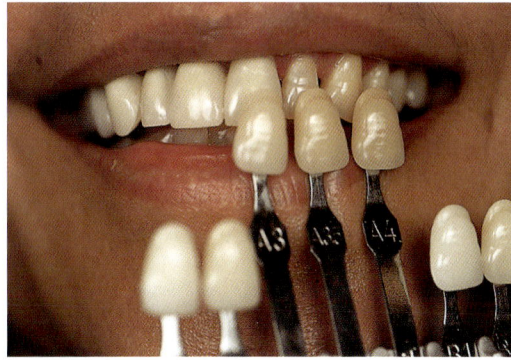

Figura 4.41 Para evitar o metamerismo, realize a análise da cor em iluminação que imite a luz do dia. Os padrões de cor parecem mais amarelados sob o *flash* eletrônico.

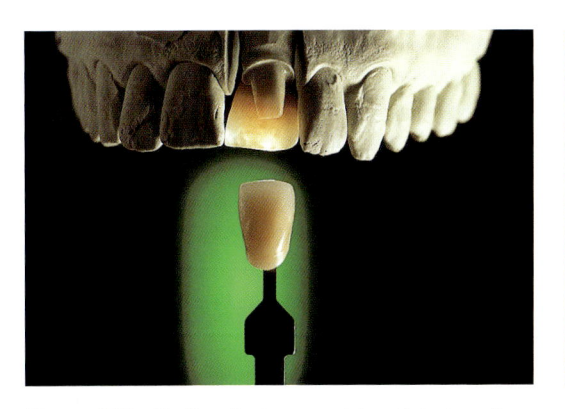

Figura 4.39 Verificação da cor no laboratório de prótese durante a confecção da coroa.

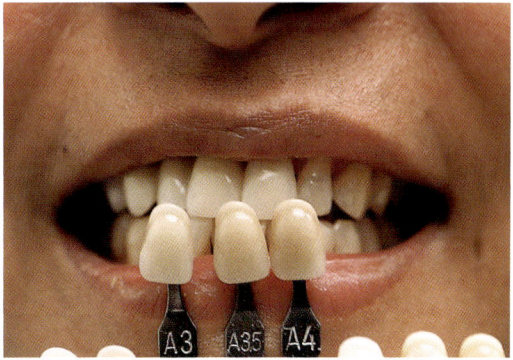

Figura 4.42 Para evitar o metamerismo, realize a análise da cor em iluminação que imite a luz do dia. Os mesmos padrões da Figura 4.41 agora aparecem de forma mais realística com a iluminação do tipo luz do dia.

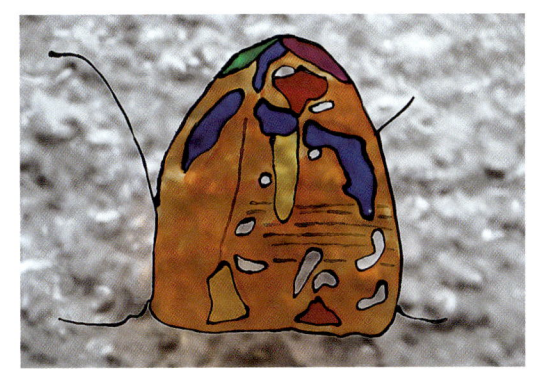

Figura 4.40 Desenho de um diagrama cromático para um incisivo central (os aparelhos de análise digital da cor produzem automaticamente esses esquemas gráficos de mapeamento).

Avaliação visual da cor

(1) Marcar a consulta de seleção da cor para o início do dia, quando a equipe odontológica está descansada.
(2) Proporcionar um ambiente tranqüilo e sereno, livre de distrações.
(3) Realizar a análise da cor na presença do ceramista.
(4) Assegurar que o paciente seja acompanhado por parentes ou amigos próximos para confirmar a cor escolhida.

(5) Assegurar que as paredes do consultório sejam de cor neutra ou, como alternativa, utilizar um cartão cinza neutro como fundo para os dentes e os padrões da escala.

(6) Evitar roupas de cores vivas e maquiagem excessiva.

(7) Umedecer os dentes, evitando a desidratação do esmalte ou da dentina.

(8) Usar iluminação com lâmpadas que imitem a luz do dia.

(9) Para se assegurar do valor (luminosidade), desviar o olhar para ativar os bastonetes, localizados mais na periferia em relação à fóvea na retina.

(10) Registrar a cor básica de dentina no terço médio do dente (matiz e croma) em menos de 5 segundos (dentro do PAC). Usar diferentes escalas, se necessário.

(11) Antes de repetir a avaliação da cor, olhar para um cartão azul para evitar adaptação cromática.

(12) Criar um diagrama cromático com as nuances de cor e as caracterizações.

(13) Fotografar os dentes e os padrões da escala usando diferentes condições de iluminação como *flash* (5.500 K) e iluminação natural (6.500 K), para eliminar o metamerismo, e luzes ultravioleta e transluminação, para reproduzir a fluorescência e a opalescência, respectivamente.

(14) Fotografar os padrões da escala escolhidos adjacentes aos dentes para uma análise relativa da cor.

(15) Fotografar os dentes em escala de 1:1 para uma caracterização detalhada.

(16) Entregar as imagens digitalizadas e o mapa cromático por *e-mail* para as partes interessadas (ceramista, especialista, paciente).

Avaliação da cor por instrumentos

Seguir os passos (1) a (7) e (13) a (16). Substituir os passos (8) a (12) pelas seguintes instruções para o tipo de instrumento utilizado para a análise da cor. Dependendo do tipo de instrumento usado, podem não ser necessárias documentação fotográfica e a criação de um mapa cromático, já que isso é parte integrante do programa que acompanha o instrumento.

Referências bibliográficas

[1] Myers, D.G. (1998) *Psychology*. Worth Publishers Inc., New York

[2] Billmeyer, EW and Saltzman, M. (1981) *Principles of Colour Technology*. John Wiley & Sons Inc., New York

[3] Newton, I. (1730) *Opticks*. Innys, London

[4] International Commission on Illumination. (1931) *Proceedings of the English Session*, Cambridge, England. Bureau Central de la CIE

[5] International Commission on Illumination. (1971) *Colorimetry: Official recommendations of the International Commission on Illumination*. Publication No. 15 (E-1.3.1) Bureau Central de la CIE

[6] *Precise colour communication*. (1994) Minolta handbook, Japan

[7] Munsell, A.H. (1929) *Munsell Book of Colour*. Baltimore, Maryland

[8] Newhall, S.M., Nickerson, D. and Judd, D.B. (1943) First Report of the OSA Subcommittee on the Spacing of the Munsell Colours. *J Opt Soc Am* **33**, 385-418

[9] Munsell, A.H. (1961) *A colour notation*. 11th edn. Munsell Colour Co., Baltimore

[10] Judd, D.B. and Wyszecki, G. (1975) Color in Business, Science and Industry. John Wiley & Sons Inc., New York

[11] Marks, W.B., Dobelle W.H. and MacNicol Jr. E.F. (1964) Visual pigments of single primate cones. *Science*, **143**, 1181-1183

[12] Geldard, F.A. (1972) *The human senses*. 2nd edition. p.161. Wiley, New York

[13] Young, T. (1807) 'On the theory of light and colours', in: *Lecturers in Natural Philosophy*, Vol. 2, printed for Joseph Johnson, St Paul's Church Yard, by William Savage, London, p.163. 'An account

of some cases of the production of colours', ibid., p. 634

14. Helmholtz, H von. (1852) Ueber die Theorie der zusammengesetzten Farben. *Müdler's Arch Anat Physiol*, 461; *Poggendorff's Ann*, **87**,45; *Phil Mag*, **4**, 519

15. DeValois, R.L. and DeValois, K.K. (1975) Neural coding of color. In: *Handbook of perception. Volume V: Seeing*. Ed. Carterette E.C. and Friedman M.P. p.162. New York Press, New York

16. Müller, G.E. (1930) Ober die Farbenempfindungen. *Z Psychol Ergänzungsb*, 17 and 18

17. Yamada K. (1993) Porcelain laminate veneers for discoloured teeth using complimentary colours. *Int J Prosthodont*, **6(3)**, 242-247

18. Jackendoff, R. (1987) *Consciousness and the computational mind*. MIT Press, Bradford Books, Cambridge, MA

19. Churchland, P.S. and Sejnowski T.J. (1992) *The computational brain*. MIT Press, Bradford Books, Cambridge, MA

20. Crick, F. and Koch, C. (1995) Are we aware of neural activity in primary visual cortex? *Nature*, **375**, 121-123

21. Panadent Limited (1983) *Product information on Waldmann Color-i-Dent lamps*

22. Freedman, G. (1994) Color communication. *J Cosmet Dent*, **60(8)**, 695-699

23. Burgt, T.P., ten Bosch J.J., Borsboom, P.C.F. and Kortsmit, W.J.P.M. (1990) A comparison of new and conventional methods for quantification of teeth colour. *J Prosthet Dent*, **63(2)**, 155-162

24. Photon Beard Limited, UK (1998) *Photographic lighting product catalogue*

25. Seghi R.R. (1990) Effects of instrumentmeasuring geometry on colorimetric assessment of dental porcelains. *J Dent Res*, **69(5)**, 1180-1183

26. Knispel, G. (1991) Factors affecting the process of colour matching restorative materials to natural teeth. *Quintessence International*, **22(7)**, 525-531

27. Johnson, W.M. and Kao, E.C. Assessment of appearance match by visual observation and clinical colorimetry. *J Dent Res*, **68(5)**, 819-822

28. Goodkind, R.J., Keenan, K.M. and Schwabacher, W.B. (1985) A Comparison of Chromascan and spectrophotometric color measurements of 100 natural teeth. *J Prosthet Dent*, **53(1)**, 105-109

29. Judd, D.B. and Wyszecki, G. (1975) *Color in Business, Science and Industry*. John Wiley & Sons Inc., New York

30. Kuehni, R.G. (1972) Color differences and objective acceptability evaluation. *J Color Appearance*, **1**, 3-10

31. Douglas, R.D. and Brewer, J.D. (1998) Acceptability of shade difference in metal ceramic crowns. *J Prosthet Dent*, **79**, 254-260

32. Warm, J.S. and Dember, W.N. (1986) Awake at the switch. *Psychology Today*, **149**, 46-53

33. Myers, D.G. (1998) *Psychology*. Worth Publishers Inc., New York

34. Crick, F. and Koch, C. (1997) The problem of consciousness. *Scientific American Mysteries of the Mind* (reprinted from September, 1992 issue), 19-26

35. Glick, K.L. (1995) Color management of cosmetic restorations. *Curr Opin Cosmetic Dent*, 36-40

36. McBurney, D.H. and Collings V.B. (1984) *Introduction to sensation and perception*. 2nd edn. p. 194. Prentice-Hall, Englewood Cliffs, NJ

37. Goodkind, R.J. and Schwabacher, W.B. (1987) Use of a fibre-optic colorimeter for in vivo colour measurements of 2830 anterior teeth. *J Prosthet Dent*, **58(5)**, 535-542

38. Chu, S. and Ahmad, I. (2003) Light dynamic properties of a synthetic low-fusing quartz glass-ceramic material. *Pract Proced Aesthet Dent*, **15(1)**, 49-56

39. Baran, G., O'Brian, W.J. and Tien, T.Y. (1977) Colored emission of rare earth ions in potassium feldspath glass. *J Dent Res*, **56**, 1323-1329

40. Monsenego, G., Burdairon, G. and Clerjaud, B. (1993) Fluorescence of dental porcelain. *J Prosthet Dent*, **69**, 106-113

41. Vanini, L. (1996) Light and color in anterior composite restorations. *Practical Periodont and Aesthet Dent*, **8(7)**, 673-682

42. Davis, B.K., Aquilino, S.A., Lund, P.S., et al. (1992) Colorimetric evaluation of the effect of porcelain opacity of the resultant color of porcelain veneers. *Int J Prosthodont*, **5(2)**, 130-136

43. Chu, S.J., Devigus, A. and Mielezsko, A. (2004) *Fundamentals of colour: shade matching and communication in esthetic dentistry*. Quintessence Publishing Co. Inc., Chicago

Núcleos e suporte intra-radicular

5

Introdução

Os núcleos e o suporte intra-radicular são plataformas para a eventual restauração definitiva de dentes estruturalmente comprometidos, tanto dentes vitais com a coroa destruída quanto dentes tratados endodonticamente que requerem pinos intra-radiculares com posterior construção de núcleo.

Antes de selecionar o tipo de núcleo, é importante lembrar que a resistência de um dente é diretamente proporcional à quantidade de esmalte e dentina remanescentes. A perda de estrutura dentária é devida a cáries, repetidas substituições de restaurações deficientes, fraturas, acessos endodônticos e preparo dentário para restaurações extracoronárias. Além disso, os dentes tratados endodonticamente apresentam uma elevada propensão para falhas biomecânicas em virtude de uma maior perda de estrutura dentária,[1] maior fragilidade devido à perda de umidade[2] e menor resposta proprioceptiva. O limiar de pressão em dentes com canal tratado aumenta em 57%, tornando o dente menos sensível às cargas oclusais, provocando uma maior predisposição a fraturas.[3] A preservação da maior quantidade de esmalte e dentina possível é crucial para a sobrevida em longo prazo dos dentes com estrutura comprometida. Qualquer procedimento que reduza a quantidade de dente, como o preparo do canal para a colocação de pino, enfraquece, e não reforça, a capacidade biomecânica.[4] Também é um debate emergente a necessidade ou não de um pino[5] e a quantidade de dentina coronária remanescente (mais do que metade da estrutura do dente); a colocação de um pino apenas complica ainda mais o assunto, prejudicando o selamento apical e a integridade estrutural. Para recapitular, o propósito principal dos núcleos, com ou sem pinos, é a criação de plataformas para a restauração definitiva a fim de manter a saúde, a função e a estética (ver a tríade SFE no Capítulo 2).

DENTES VITAIS: BASES CIENTÍFICAS

Dentes vitais

Como já foi mencionado, o objetivo de construir núcleos em dentes vitais estruturalmente comprometidos é servir de suporte para as restaurações extracoronárias. A repetida substituição de restaurações deficientes deixa a estrutura dentária residual incapaz de suportar mais restaurações intracoronárias e, para suportar uma prótese extracoronária, é necessário um núcleo para que se consiga resistência e retenção adequadas. Além disso, o dente ainda sofre trauma contínuo com a instrumentação, que deve ser minimizada a fim de evitar envolvimento endodôntico. A diferença principal entre os núcleos em dentes vitais e não-vitais é que, nos primeiros, a retenção é dada somente pela dentina coronária, enquanto nos segundos, consegue-se suporte adicional por meio dos pinos intra-radiculares. Existe uma variedade de métodos para se obter retenção em dentes vitais, como pinos, modificações da cavidade, adesivos dentinários e cimentos.

Retenção

Pinos

Os pinos têm sido defendidos por gerações como um meio de reter núcleos em dentes vitais (Figura 5.1). A razão para sua confecção é reter a maior quantidade de estrutura dentária possível. No entanto, os pinos apresentam inúmeras desvantagens, e seu uso deve ser questionado em muitas situações clínicas.[6] Muitos estudos demonstraram que os pinos provocam fissuras na dentina e fraturas dentárias, sendo potencialmente perigosos para a polpa e o periodonto.[7] Além disso, não se observa diferença de retenção com os pinos em relação aos outros métodos de suporte para o núcleo.[8]

Modificações da cavidade

Em vez de utilizar pinos, outro método para gerar retenção é modificar a estrutura dentária remanescente. Isso inclui a criação de reduções, caixas, encaixes ou canaletas para obter a retenção para o material restaurador,[9] particularmente em conjunto com o emprego de adesivos dentinários. A grande vantagem é evitar as complicações prejudiciais dos pinos. Todavia, a colocação de fatores de retenção na dentina também requer julgamento cuidadoso. A quantidade de estrutura dentária remanescente indica se é possível a confecção de canaletas sem provocar exposição pulpar ou comprometer a integridade estrutural do dente. Se os dentes estão excessivamente fraturados, pode-se considerar um aumento de coroa ou a extrusão ortodôntica para "ganhar" mais estrutura. A cobertura de cúspides também auxilia na retenção da restauração final, e, quando a largura da cúspide é inferior a 1 mm, ela deve ser suficientemente reduzida para acomodar uma espessura apropriada de material restaurador. Para *onlays* de porcelana, é necessária uma espessura mínima de 2 mm, juntamente com o espaço oclusal adequado (Figuras 5.2 a 5.4). Por fim, a incorporação de um efeito férula é outro método utilizado para aumentar a retenção e a absorção dos esforços funcionais (ver discussão sobre ferulização mais adiante, neste capítulo). O termo férula significa um material de abraçamento. A ferulização da

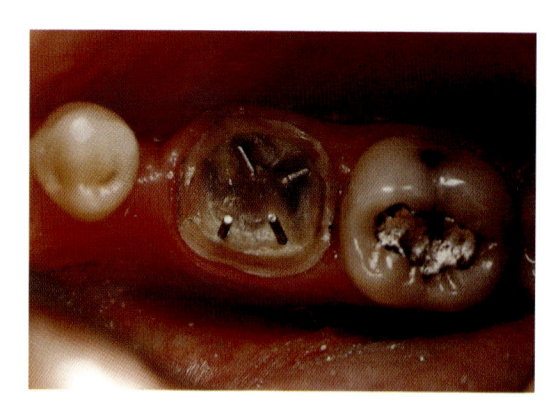

Figura 5.1   Os pinos são a forma mais antiga de construir núcleos em dentes vitais com estrutura comprometida.

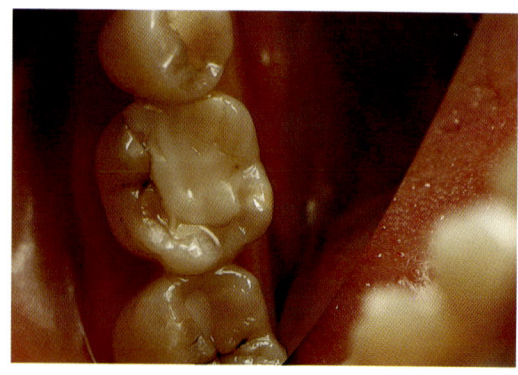

Figura 5.2   Caso clínico de *onlay* em porcelana: visão pré-operatória demonstrando a restauração de resina composta deficiente com cáries secundárias no primeiro molar inferior.

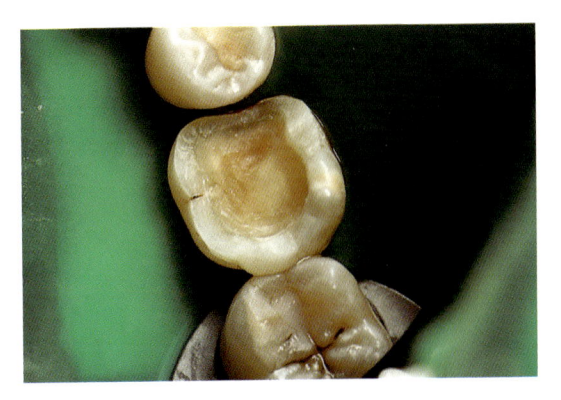

Figura 5.3 Caso clínico de *onlay* em porcelana: preparo para *onlay* cerâmica indireta, necessitando um mínimo de 2 mm de espaço oclusal para acomodar espessura suficiente de porcelana.

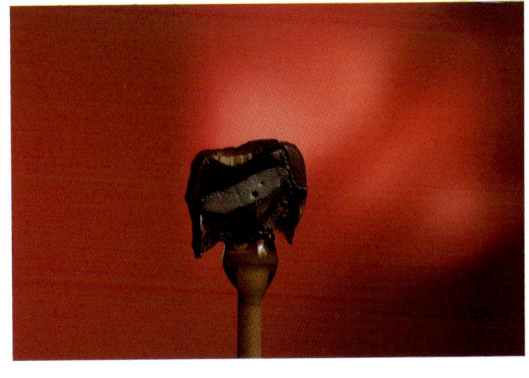

Figura 5.5 Dente seccionado com coroa metalocerâmica, que incorpora o efeito de "abraçamento" ou férula (apical à camada de porcelana) que circunda e abraça o dente provendo resistência adicional.

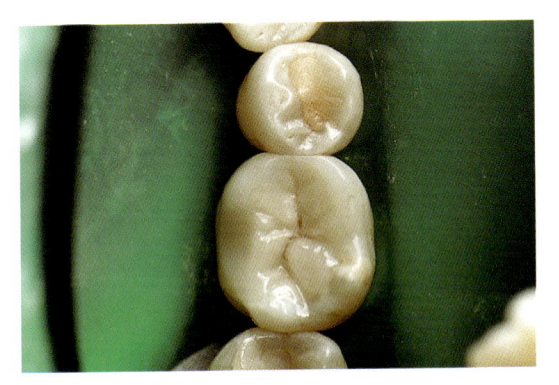

Figura 5.4 Caso clínico de *onlay* em porcelana: visão pós-operatória mostrando a *onlay* cerâmica cimentada.

restauração extracoronária abraça a dentina remanescente ou a porção supragengival do dente. É o material da restauração definitiva (metal ou cerâmica) que cobre ou envolve a dentina residual. O efeito de ferulização também é utilizado em pinos/núcleos fundidos com um diafragma ou casquete acoplado (Figura 5.5).

Adesivos dentinários

O uso de adesivos dentinários com núcleos de resina ou amálgama aumenta a retenção por aumentar a força de união e reduzir a microinfiltração. A desvantagem é a técnica altamente sensível e o protocolo clínico demorado. Essa técnica é discutida mais detalhadamente no Capítulo 10.

Cimentos

Seguindo o conceito original de Baldwin, em 1897,[10] de cimentar o amálgama na dentina com cimento de fosfato de zinco, tem-se proposto o uso desse método com novos materiais, como o ionômero de vidro e as resinas. No presente, a eficácia e a longevidade do emprego de ionômero de vidro na técnica sanduíche com os núcleos de resina ainda são discutíveis.[11]

Materiais de preenchimento

A escolha do material de preenchimento afetará profundamente a sobrevivência da restauração final, e depende da necessidade de preenchimento ou de construção do núcleo. Um preenchimento subentende que existe uma quantidade suficiente de dentina e que o material restaurador é utilizado somente para preencher espaços, sem agir como plataforma de sustentação. Quando há mínima quantidade de dentina, uma construção age como plataforma de sustentação para a restauração extracoronária final. Assim, o material para a construção requer uma maior resiliência mecânica do que o material para preenchimento. Os materiais mais populares são o amálgama, o ionômero de vidro, o ionômero de vidro modificado por resina e a resina composta com sistema adesivo. A Tabela 5.1 sumariza as propriedades mais importantes dos materiais para preenchimento e para construção de núcleos.

Tabela 5.1 Materiais para núcleos (preenchimento e construção)

Propriedades	Amálgama	Ionômero de vidro	Ionômero de vidro modificado por resina	Resina composta
Resistência	Alta (em bloco, mas não em porções finas)	Baixa	Média	Alta (mesmo em porções finas)
Selamento	Por produtos da corrosão e sistema adesivo	Adesão ao dente	Adesão ao dente	Em conjunto com sistema adesivo
Ressalvas	Polêmica do mercúrio, interação por eletrólise com próteses metálicas, pacientes portadores de líquen plano	Hidrofílico, formação de fissuras	Hidrofílico, formação de fissuras	Contração de polimerização, instabilidade dimensional
Técnica	Tolerante	Intermediária	Intermediária	Sensível
Retenção	Pinos, modificações da cavidade, sistema adesivo, cimentos	Modificações da cavidade	Modificações da cavidade	Modificações da cavidade e sistema adesivo
Preparo dentário	Tardio	Tardio	Tardio ou imediato	Imediato
Indicações	Construção de núcleos em dentes posteriores	Preenchimento, com adequada arquitetura dentinária	Preenchimento, com adequada arquitetura dentinária	Construção de núcleos em dentes anteriores e posteriores, variedades fluidas para preenchimento, áreas envolvidas esteticamente

Em dentes vitais, a técnica direta é o método de escolha, usando o amálgama, a resina composta ou o ionômero de vidro como materiais de preenchimento. Os sistemas adesivos, em conjunto com as resinas compostas e o amálgama, aumentam a retenção e preservam ao máximo a estrutura dentária remanescente. O amálgama apresenta grande sucesso clínico, e o emprego de adesivos para amálgama melhora ainda mais suas propriedades mecânicas (Figura 5.6).

O ionômero de vidro oferece adesão direta à dentina e é cariostático, mas, em razão da sua baixa resistência à tensão e à fratura, não é recomendado para áreas de grande esforço oclusal. As resinas compostas são uma alternativa melhor, mas têm a desvantagem da microinfiltração. Essencialmente, a expansão térmica linear das resinas

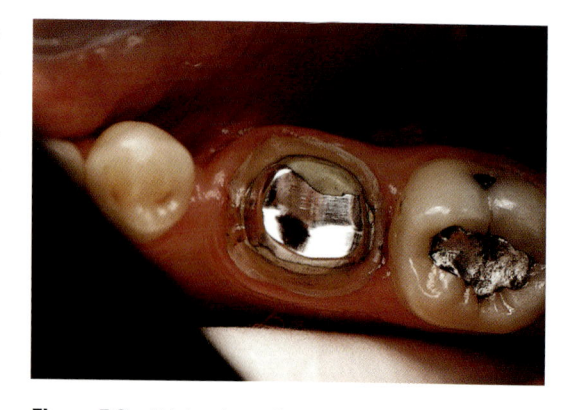

Figura 5.6 Núcleo de amálgama.

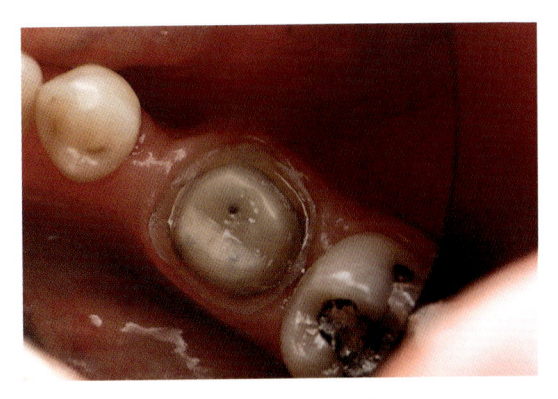

Figura 5.7 Núcleo construído com resina composta.

compostas é diferente da dos dentes naturais, o que causa sensibilidade pós-operatória, patologias da polpa e microinfiltração.[12] Entretanto, avanços recentes nas resinas como material de preenchimento resultaram em propriedades físicas que se igualam ou sobrepujam as do amálgama, incluindo melhor manipulação, adaptação marginal, módulo de elasticidade semelhante e grau de desgaste anual reduzido (Figura 5.7).[13] Para prevenir a microinfiltração, o uso de compósitos fluidos como material de forramento abaixo das resinas oferece maior acessibilidade e adaptação em cavidades difíceis. A menor viscosidade é benéfica para a absorção da contração de polimerização, bem como das cargas oclusais. Um estudo recente que avaliou a microinfiltração em dentes restaurados com pinos intra-radiculares, usando diferentes resinas compostas como material de preenchimento, com e sem o uso de forramento com resinas fluidas, concluiu que a microinfiltração é substancialmente reduzida quando há o forramento com resinas fluidas antes da construção do núcleo com resina composta micro-híbrida ou condensável.[14]

DENTES VITAIS: PRÁTICA CLÍNICA

Avaliação prévia para núcleos em dentes vitais

Antes de proceder à construção ou ao preenchimento da estrutura dentária comprometida em um dente vital, os itens a seguir devem ser considerados.

Exame radiográfico

A radiografia irá revelar a quantidade de tecido dentário remanescente, a qualidade e extensão de quaisquer restaurações existentes e o estado periodontal e endodôntico. Além disso, o conhecimento da anatomia da polpa e da raiz irá evitar a perfuração inadvertida da câmara pulpar, furca e concavidades da raiz. Esses achados irão determinar se o dente residual, após a remoção da restauração deficiente e da cárie, se presentes, é capaz de suportar a construção de um núcleo com canaletas e caixas para retenção. A vitalidade também deve ser verificada, especialmente se o dente foi submetido a traumas repetitivos ou a várias substituições da restauração. Quando se suspeita de necrose pulpar, é prudente a realização do tratamento endodôntico nesse momento, ao invés de adiar o inevitável após terminar a restauração definitiva. Ainda, a confecção de suporte intra-radicular oferece maior retenção em casos nos quais há pouca estrutura dentária. Na presença de patologia periapical ou periodontal, não é aconselhável a confecção do núcleo sem que antes seja feito o tratamento endodôntico ou o aumento de coroa clínica.

Exame intra-oral

Um exame cuidadoso, com transluminação, revelará fraturas do dente ou das restaurações existentes. Fraturas pequenas podem ser administráveis, mas as mais extensas ou fraturas verticais profundas de raiz normalmente exigem a extração do dente. A oclusão também deve ser examinada, especialmente quanto ao espaço interoclusal existente para acomodar o núcleo e a restauração final. Quando a altura da coroa é insuficiente, pode-se considerar aumento cirúrgico de coroa clínica ou extrusão ortodôntica.

Seqüência clínica para núcleos em dentes vitais

Quando, após a avaliação supracitada, é possível executar um núcleo, o protocolo clínico é o seguinte:

(1) Realizar o isolamento absoluto do dente com lençol de borracha (Dica 5.1).

(2) Remover a(s) restauração(ões) e a cárie existentes e reduzir as cúspides fraturadas (ou que apresentem traço de fratura) ou que possuam menos de 1 mm de espessura.

(3) Avaliar a estrutura dentária remanescente para o preenchimento ou construção do núcleo, com o posicionamento estratégico de canaletas, sulcos, caixas e pinos para retenção (Dica 5.2).

(4) Utilizar matriz e cunha para sustentação do material de preenchimento, se necessário.

(5) Selecionar o material de acordo com a Tabela 5.1.

(6) Seguir as instruções do fabricante para o material escolhido.

(7) Remover o dique de borracha (Dica 5.3).

(8) Continuar com o preparo do dente imediatamente ou na consulta seguinte (dependendo do material) para a confecção da restauração coronária (Dica 5.4).

(9) Confeccionar um provisório antes de realizar a moldagem para a restauração definitiva (ver Capítulo 7).

DENTES NÃO-VITAIS: BASES CIENTÍFICAS

Em dentes endodonticamente comprometidos, o objetivo da ancoragem intra-radicular é sustentar a construção de um núcleo que, por sua vez, sustenta a restauração coronária final.

Materiais para pinos

A literatura é muito ambígua no que se refere ao material ideal para pinos/núcleos em uma dada situação clínica, relatando variações na taxa de sobrevida dependendo dos dados derivados de estudos *in vitro*. Os fatores clínicos, como a quantidade de estrutura dentária remanescente, o efeito férula e a sobrecarga oclusal (especialmente não-axial), exercem maior influência sobre a taxa de sobrevida do que o material de que o pino é confeccionado. Além disso, a qualidade e a precisão da restauração definitiva são os pontos mais importantes para o sucesso do complexo dente/restauração.[15]

Ligas metálicas fundidas

Os pinos individualizados são fabricados indiretamente no laboratório de prótese pelo processo de cera perdida utilizando ligas metálicas fundidas. O canal radicular existente dita a morfologia do núcleo fundido quanto ao comprimento e à forma de sua secção. Esses pinos passivos são bem adaptados, preservando a forma existente do canal, necessitando de mínima modelagem ou modificação com instrumentos rotatórios. A lógica é fabricar um pino que se encaixe no canal, e não modelar o canal para que um pino pré-fabricado se encaixe (Figura 5.8). As vantagens incluem a manutenção de estrutura dentária, pino e núcleo em uma só estrutura, feitos do mesmo material, com longa utilização clínica.[16] As desvantagens são a realização do procedimento em duas consultas, o custo laboratorial, a fabricação de um provisório imediato, a probabilidade maior de contaminação bacteriana do canal no período de espera entre as consultas e o prejuízo estético quando a restauração definitiva é de cerâmica pura. Finalmente, os produtos da corrosão podem provocar reações alérgicas e causar pigmentações na raiz e nos tecidos moles.

Metálicos pré-fabricados

Os pinos pré-fabricados são confeccionados a partir de diferentes metais, como aço inoxidável, ti-

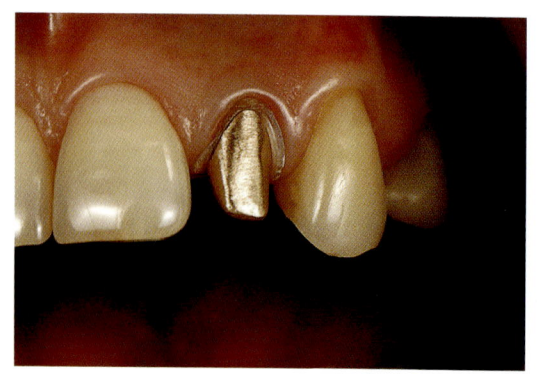

Figura 5.8 Pino/núcleo indireto em ouro no incisivo lateral superior esquerdo.

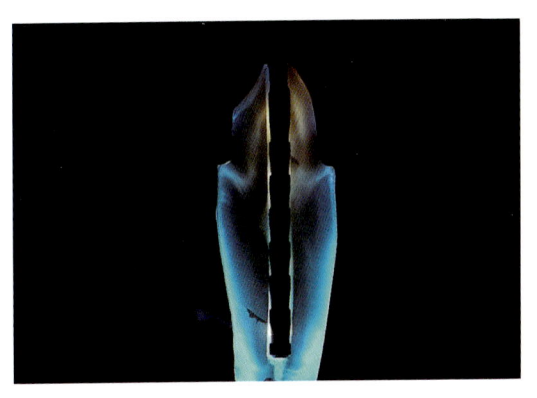

Figura 5.9 Pino pré-fabricado de titânio com serrilhado para aumentar a retenção ao agente cimentante.

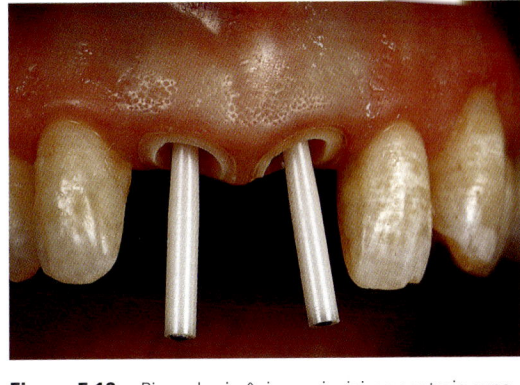

Figura 5.10 Pinos de zircônia nos incisivos centrais superiores.

tânio, etc., com serrilhados, rugosidade superficial e secção (cônicas ou cilíndricas) variáveis para aumentar a retenção (Figura 5.9). As vantagens desse tipo de pino incluem a sua fixação em uma só consulta, menor probabilidade de contaminação do canal radicular com os fluidos orais já que a colocação do pino ocorre na mesma consulta, sob isolamento absoluto, e o núcleo pode ser construído com amálgama ou compósitos da cor do dente para melhor transmissão da luz e estética privilegiada. As desvantagens são a remoção da dentina para acomodar o pino de formato pré-fabricado e a dificuldade em conseguir, ao mesmo tempo, um bom selamento apical (mínimo de 4 a 5 mm) e comprimento suficiente do pino para dar suporte à restauração final.

Produtos disponíveis no mercado incluem ParaPost (Coltene/Whaledent, New Jersey, Estados Unidos) ou Dentatus Steel Posts (Dentatus, Hagersten, Suécia).

Cerâmicas

Os pinos de cerâmica, como zircônia e alúmina, oferecem estética favorecida e alta resistência à fratura. Os pinos pré-fabricados de cerâmica podem ser de cerâmica pura ou de cerâmica combinada com plásticos sintéticos. As variedades de zircônia estão disponíveis na forma lisa, cônica e cilíndrica, ou cônica na extremidade e cilíndrica na porção mais coronal (Figura 5.10). São arredondados na extremidade apical para minimizar a concentração de forças no ápice radicular. Outras variedades são os pinos de poliéster com 65% de fibras de zircônio, com módulo de elasticidade e rigidez mais baixos do que os de zircônia pura, mas sem comprometer a propriedade vantajosa de transmissão da luz.[17] Os pinos cerâmicos podem ser usados tanto na técnica direta quanto indireta, são altamente biocompatíveis, radiopacos e possibilitam excelente transmissão da luz através da raiz e da restauração coronal. As taxas de sucesso dos pinos de zircônia atualmente são questionáveis, sendo que um estudo demonstra uma duração semelhante à dos pinos metálicos fundidos,[18] enquanto outro mostra uma duração significativamente menor quando sujeitos a forças intermitentes em comparação com os pinos de carbono.[19] Além disso, os pinos de zircônia são rígidos, com alta resistência à fratura, mas quando há fratura no terço apical do canal sua remoção é muito difícil ou mesmo impossível. As variedades de alúmina são confeccionadas indiretamente, criando um complexo unificado entre pino/núcleo, utilizando uma máquina de cunhagem.

São produtos disponíveis no mercado:

- Zircônia: CosmoPost (Ivoclar-Vivadent, Schaan, Liechtenstein), ER-Cerapost (Brasseler, Estados Unidos)
- Alúmina: Celay (Mikrona)
- Poliéster com zircônia: Snowlight (Carbotech)

Fibras

Três tipos de fibras são utilizadas para pinos odontológicos: carbono, quartzo ou vidro. Cada uma das fibras pode se apresentar embebida em uma matriz resinosa ou em forma de tiras flexíveis não-impregnadas que são cimentadas com cimentos resinosos (Ribbond, Seattle, Estados Unidos) (Figura 5.11). A Tabela 5.2 traz uma lista de alguns pinos de fibra mais comuns, juntamente com suas propriedades mecânicas.

Os pinos de fibra de carbono são biocompatíveis, resistentes à fadiga e à corrosão, apresentam menor módulo de elasticidade em comparação com os metálicos e são mais fáceis de reparar. A razão para isso é que a fratura geralmente ocorre na interface cimento/pino, e não na raiz. Além disso, muitos estudos verificaram que a taxa de sucesso dos pinos de fibra de carbono é comparável à dos pinos e núcleos metálicos fundidos dentro de um período de 2 a 3 anos.[20] As desvantagens são a pouca transmissão da luz, a cor escura, a falta de adesão aos agentes cimentantes resinosos e a radiolucidez.[21] A cor escura dos pinos de fibra de carbono foi resolvida com a aplicação de uma camada de quartzo (AesthetiPost, Bisco), que, se utilizado com discernimento, não compromete a resistência à fratura nem a estética quando combinado com núcleos diretos de resina composta.[22]

Os pinos de fibra de quartzo e de fibra de vidro oferecem uma melhor transmissão da luz, resistência ao manchamento, estética superior e melhor adesão aos cimentos resinosos em relação aos pinos de fibra de carbono (Figuras 5.12 e 5.13). O módulo de elasticidade é semelhante, mas não o mesmo dos dentes naturais, o que minimiza a transmissão de forças traumáticas à dentina circundante. O aspecto negativo, assim como nos pinos de fibra de carbono, é a radiolucidez.

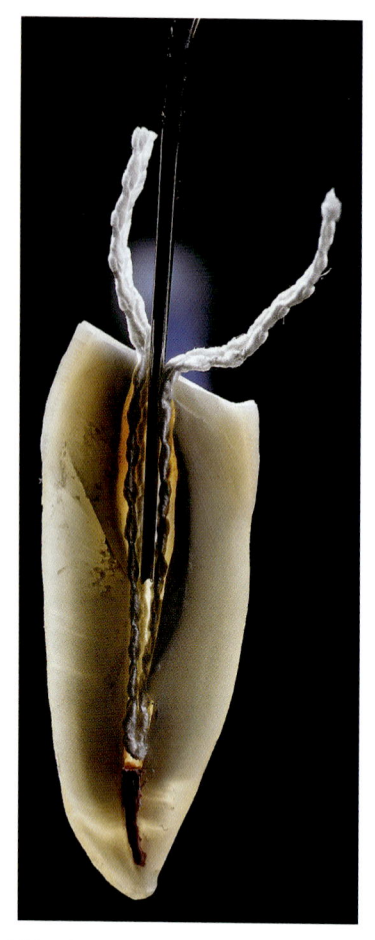

Figura 5.11 Fibra flexível (Ribbond, Seattle, Estados Unidos) sendo utilizada como suporte intra-radicular em um canal de formato excêntrico para eventual confecção de núcleo de resina composta.

Tabela 5.2 Pinos de fibra

Tipo de fibra	Módulo de elasticidade (ME)	Resistência flexural (MPa)	Produto comercial
Carbono	145	1.500	Composipost RTD, Saint-Egreve, França
Quartzo	46	1.400	Light-Post, RTD
Quartzo	40	890	Luscent Anchors, Dentatus
Vidro	45	1.390	Postec, Ivoclar-Vivadent
Vidro	29	990	ParaPost Fibre White, Coltene-Whaledent

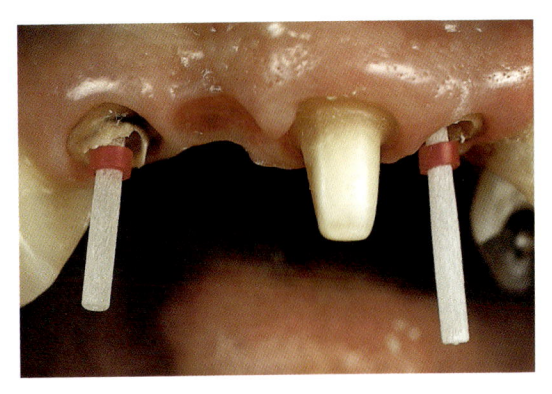

Figura 5.12 Pinos de fibra de quartzo (Luscent Anchors, Dentatus) para suporte intra-radicular em dentes anteriores superiores.

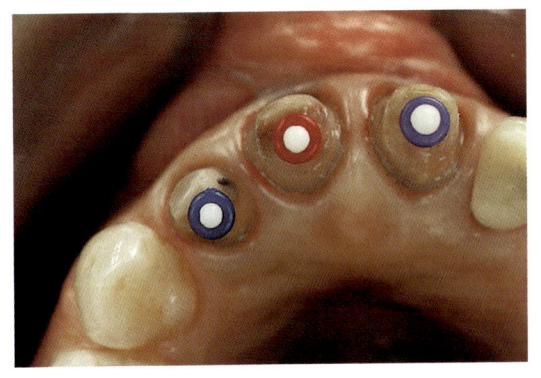

Figura 5.13 Pinos de fibra de vidro (ParaPost Fibre White, Coltene-Whaledent) com anéis plásticos para medição precisa do comprimento.

Critérios para seleção do pino intra-radicular

Idealmente, um pino deve ajustar-se à forma tridimensional do canal radicular, sem que seja necessário preparo excessivo. As propriedades físicas, mecânicas e ópticas devem ser semelhantes às da estrutura do dente natural, e o pino deve formar um selamento hermético com a dentina existente para que se consiga uma adesão duradoura. Na realidade, nenhum sistema de pinos atualmente disponível preenche esses critérios ideais; é necessário comprometer algumas propriedades benéficas. O sucesso final ou a taxa de sobrevida de qualquer sistema de pino/núcleo é julgada por sua longevidade. Um estudo recente concluiu que o tipo de pino e núcleo é irrelevante no que se refere à sobrevivência. O fator mais importante que influencia a longevidade é a quantidade de dentina residual, em altura, após o preparo (efeito férula).[23] Outros estudos também reforçaram o conceito de manter a maior quantidade de estrutura dentária interna e externa como o fator primordial ao restaurar dentes tratados endodonticamente.[24]

Hoje em dia, não existe um consenso na literatura odontológica quanto ao pino ideal a ser selecionado para suporte intra-radicular. Os dados e conclusões dos diferentes estudos são conflitantes, e a escolha freqüentemente é ditada pelas necessidades clínicas e pela experiência do profissional. Entretanto, é importante compreender os fatores que influenciam essas escolhas, e a discussão apresentada a seguir objetiva elucidar as vantagens e limitações para que se consiga um julgamento baseado em informações.

Dentina coronária e o efeito férula

De acordo com Milot e Stein, "se uma quantidade suficiente de estrutura dentária é preservada, a seleção do pino exerce pouco ou nenhum efeito sobre a resistência do dente à fratura",[25] a sobrevivência do complexo dente/restauração é determinada pela qualidade da restauração definitiva; uma opinião que foi subseqüentemente verificada por inúmeros estudos. No entanto, em situações nas quais há dentina insuficiente para que se consiga o efeito férula, ou fatores como a estética ou a presença de vários canais, a escolha do pino torna-se mais significativa.[26] O efeito férula é o aspecto mais importante para a sobrevivência do complexo pino/núcleo, e recomenda-se que pelo menos 1,5 mm de dentina coronária esteja presente para um prognóstico favorável (Figura 5.14).[27]

Cônico versus cilíndrico

Os pinos cônicos oferecem a vantagem de conservar estrutura dentária próxima ao ápice devido ao seu desenho. As desvantagens são a menor retenção e o efeito de cunha pronunciado sobre a porção apical do canal radicular, predispondo a fraturas catastróficas e intratáveis.[28] Os pinos cilíndricos oferecem uma retenção superior, às expensas da maior

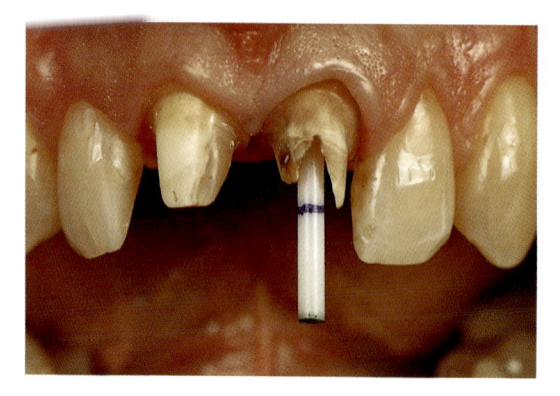

Figura 5.14 Pino de zircônia no incisivo central superior esquerdo com dentina coronária suficiente para o efeito férula. A dentina residual deve ser suficiente para circundar ou abraçar o pino de suporte.

remoção de tecido dentário para acomodar sua geometria. Isso é especialmente perigoso nos ápices de forma cônica e em canais com paredes finas. Os pinos devem, idealmente, copiar a forma do canal, transmitindo o mínimo esforço para a dentina circundante.[29] Para alcançar esse objetivo, alguns fabricantes criaram um pino com desenho combinado cônico e cilíndrico, isto é, cônico no terço apical e cilíndrico nos dois terços coronais restantes.

Liso versus serrilhado

A razão para tornar a superfície áspera ou criar serrilhados no pino é aumentar a retenção micromecânica, ou criar um travamento, entre o agente cimentante e a dentina radicular. Pelo lado negativo, quando é necessário o retratamento, a remoção desse pino altamente retentivo torna-se um problema. Por outro lado, a superfície lisa torna mais fácil a remoção do pino, mas gera menor retenção e aumenta a chance de decimentação.

Passivo versus ativo

Os pinos metálicos rosqueados (Dentatus Steel Posts, Dentatus, Hagersten, Suécia) são usados em dentes altamente fraturados com o intuito de conseguir máxima retenção em comparação com os tipos passivos, não-rosqueados. A principal desvantagem dos desenhos rosqueados é a indução de forças que enfraquecem ainda mais a estrutura já comprometida da pouca dentina radicular remanescente, resultando em alta prevalência de fraturas. Por essa razão, os pinos rosqueados devem ser utilizados com extrema cautela. Além disso, se a retenção estiver seriamente comprometida devido a uma raiz curta, é necessário tomar uma decisão com vista à manutenção deste dente em longo prazo, antes de considerar o uso de pinos rosqueados.

Técnica direta versus indireta

A vantagem da abordagem direta é o procedimento realizado em um única consulta, reduzindo a contaminação do canal radicular pelos fluidos orais durante a colocação do pino, que deve ser cimentado logo após a obturação do canal, sob isolamento absoluto. O procedimento direto também permite uma ampla gama de materiais para pinos: metal, cerâmica e fibras. Os núcleos podem ser construídos utilizando-se amálgama ou resina composta. Para dentes anteriores, a técnica direta requer um mínimo de 1,5 mm de altura e largura de dentina coronária para a obtenção do efeito de ferulização, e, para dentes posteriores, 2 mm de dentina coronária ou câmara pulpar profunda. Um pré-requisito para os pinos cerâmicos, como os de zircônia, é assegurar a obtenção do efeito férula de 2 a 3 mm a fim de evitar a fratura da raiz e do pino, especialmente com um núcleo de resina composta (Figura 5.14).[30] O efeito férula é particularmente relevante ao usar um núcleo de resina, que é mecanicamente inferior, e exige que seja circundado por dentina para resistir às cargas oclusais. A morfologia do canal deve conduzir ao pino utilizado, necessitando de mínimo preparo para preservar a dentina intra-radicular. A técnica direta também é conveniente em dentes molares com raízes divergentes, já que não há necessidade de uma única via de inserção, como ocorre na técnica indireta.

As indicações da técnica indireta são os casos nos quais há perda excessiva de estrutura coronária e canais elípticos ou achatados que não comportam a geometria dos pinos pré-fabricados sem antes um preparo do canal. A técnica indireta também é útil quando o dente preparado é pilar de uma prótese parcial fixa ou de uma prótese telescópica, necessitando de alteração na via de inserção para a prótese final. Além disso, o complexo unificado pino/núcleo minimiza interfaces entre materiais, sendo benéfico para a absorção de forças de cisalhamento.

Existem duas abordagens para a técnica indireta. A primeira consiste em confeccionar diretamente um modelo ou padrão do canal e do núcleo sobre o dente preparado, utilizando resina acrílica autopolimerizável (Pattern Resin, GC). Esse padrão pode ser fundido em metal ou confeccionado em cerâmica. Um pino/núcleo em cerâmica é confeccionado a partir de lingotes cerâmicos (normalmente de alumina) em um aparelho específico (Mikrona). Na consulta seguinte sua superfície é jateada e ele é cimentado com cimento resinoso. Esse método produz um complexo unificado de pino e núcleo.

A segunda abordagem consiste em modelar o canal radicular para acomodar um pino pré-fabricado (metálico ou cerâmico), fazendo uma moldagem para que o ceramista confeccione um padrão do núcleo em cera no laboratório e o converta em metal ou cerâmica. Se o canal é largo ou elíptico, é preenchido com compósito fluido a fim de alterar sua forma para que comporte o pino pré-fabricado (Luminex Posts, Dentatus). Para a técnica indireta de confecção de núcleos cerâmicos, vidro reforçado com leucita é prensado sobre um pino de zircônia no laboratório de prótese e o complexo pino/núcleo é cimentado por meio de técnica adesiva. A utilização de pinos que vêm de fábrica já preparados com silano aumenta ainda mais a adesão aos cimentos resinosos (Figuras 5.15 a 5.21). Alguns estudos de-

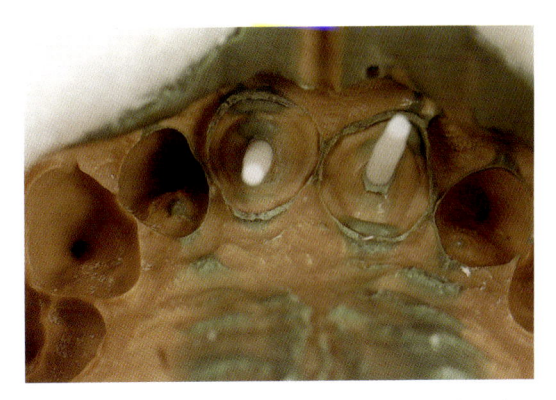

Figura 5.16 Caso clínico de pino indireto de zircônia e núcleo cerâmico: moldagem de dois pinos de zircônia utilizados para suporte intra-radicular e para realinhar os incisivos centrais.

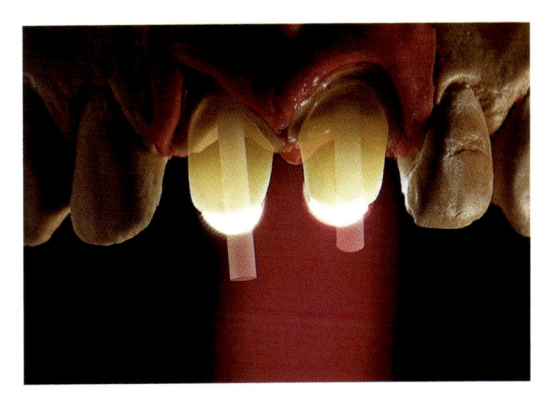

Figura 5.17 Caso clínico de pino indireto de zircônia e núcleo cerâmico: núcleos de Empress 1 prensados sobre os pinos de zircônia Cosmopost (Ivoclar-Vivadent, Liechtenstein) no laboratório de prótese.

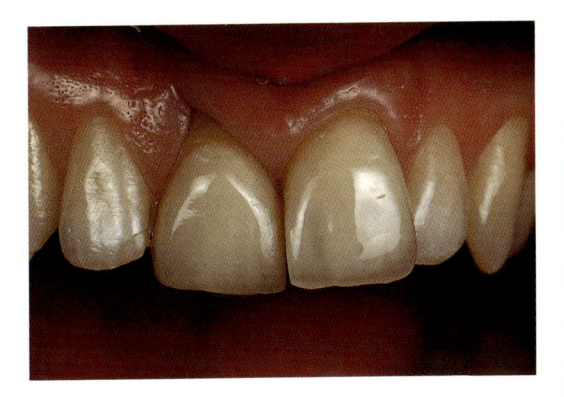

Figura 5.15 Caso clínico de pino indireto de zircônia e núcleo cerâmico: visão pré-operatória de duas facetas laminadas de porcelana deficientes em incisivos centrais tratados endodonticamente e desalinhados. Note a retração gengival no incisivo esquerdo e o excesso de brilho das facetas em comparação com a textura superficial dos incisivos laterais naturais.

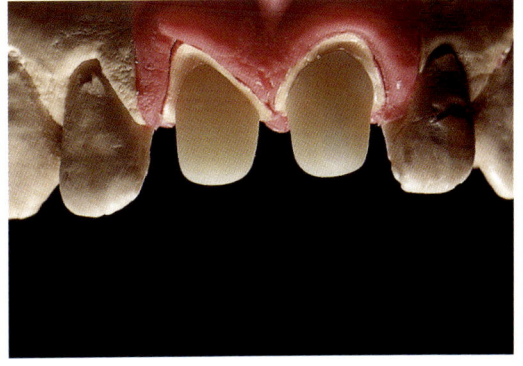

Figura 5.18 Caso clínico de pino indireto de zircônia e núcleo cerâmico: complexo pino/núcleo em cerâmica pura concluído.

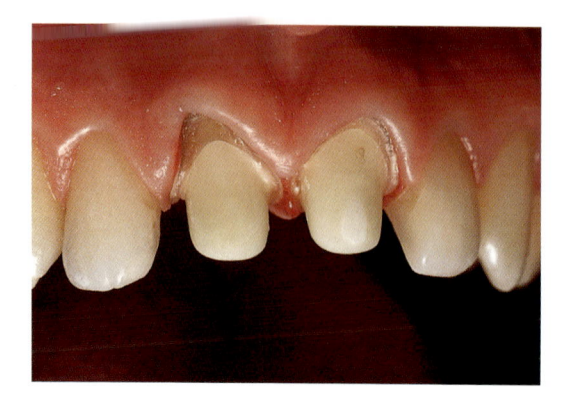

Figura 5.19 Caso clínico de pino indireto de zircônia e núcleo cerâmico: pinos/núcleos cerâmicos cimentados com margens claramente diferenciáveis para a confecção de coroas definitivas de porcelana pura.

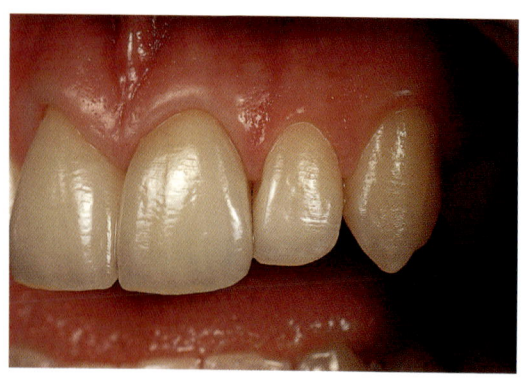

Figura 5.21 Caso clínico de pino indireto de zircônia e núcleo cerâmico: coroas de Procera cimentadas apresentando uma integração impecável com os incisivos laterais adjacentes em relação a cor, textura e morfologia e um periodonto saudável circundante (trabalho laboratorial de John Hubbard, Reino Unido).

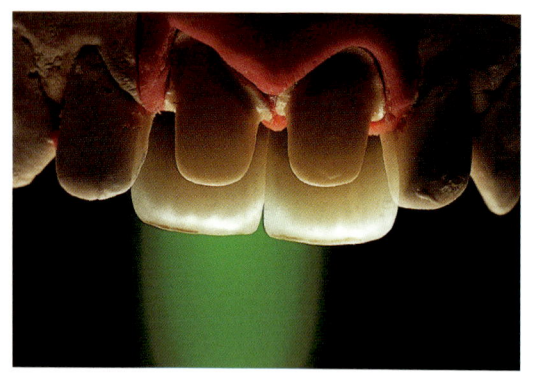

Figura 5.20 Caso clínico de pino indireto de zircônia e núcleo cerâmico: confecção de duas coroas de Procera alúmina (Nobel Biocare, Suécia). Note a translucidez e a pigmentação incisal incorporadas às camadas de porcelana.

Dentes unirradiculares versus polirradiculares

Em dentes unirradiculares, podem ser usadas as técnicas direta ou indireta. A escolha é regida pela morfologia do canal, se ela comporta um pino pré-fabricado, e pela estrutura dentária remanescente, que deve ser suficiente para um efeito férula. Se a forma do canal é excêntrica, e o dente apresenta mínima dentina remanescente, recomenda-se a abordagem indireta ou o preenchimento do canal com resina fluida. Os dentes polirradiculares apresentam dificuldades para a técnica indireta por terem raízes divergentes, impossibilitando a via única de inserção. Nessas circunstâncias, a técnica direta é mais favorável, considerando-se que haja quantidade de dentina e profundidade da câmara suficientes para suportar um núcleo direto.

monstraram uma resistência maior à fratura dos pinos de zircônia com núcleos de leucita prensados em laboratório, em comparação com os núcleos diretos de compósito,[31] enquanto outros relataram pouca diferença. Isso só confirma que o uso de uma técnica direta não compromete as propriedades biomecânicas, enquanto apresenta a grande vantagem da praticidade, menor contaminação do canal e número reduzido de passos em comparação com a confecção de padrões de cera ou moldagens, pinos temporários, inclusão e fundição, fases que aumentam a chance de ocorrência de erros.[32]

Seleção dos agentes cimentantes

Do mesmo modo como selecionamos o agente cimentante para as coroas, a seleção do cimento depende do material de que o pino é confeccionado (ver Capítulo 10). Adicionalmente, ao cimentar pinos, as seguintes propriedades são desejáveis:

- Polimerização dual ou autopolimerização para que ela seja completa.
- Baixa viscosidade para obtenção de uma camada mínima de cimento (isso pode ser deletério

quando o pino é cimentado em um canal mais achatado, resultando em uma camada espessa de cimento, propensa a fraturas). Em canais alargados convém modelar sua forma com uma resina fluida antes da cimentação do pino pré-fabricado (Luminex Posts, Dentatus).
- Elevada resistência mecânica para resistir às cargas.
- Liberação de flúor e cariostático.
- Radiopaco (especialmente ao usar pinos de fibra de carbono para que o pino seja delineado nas radiografias).
- Gerar união química entre a dentina e o material do pino (nas interfaces cimento-dentina e cimento-pino).

Estética

Ao selecionarmos uma restauração de cerâmica pura para a prótese final, particularmente em áreas estéticas da boca, o mascaramento da cor do dente subjacente é de importância primordial.

A pigmentação dentária é classificada em superficial, extrínseca ou intrínseca. A pigmentação superficial consiste em manchas temporárias por corantes dos alimentos, tabaco e álcool, removidas facilmente com medidas profiláticas. As manchas extrínsecas confinadas à camada de esmalte incluem hipoplasia (pontos e sinais brancos ou marrons e corrosão superficial), fluorose (dentes mosqueados) e envelhecimento (aumento da permeabilidade do esmalte[33] com coloração amarelada). Além disso, erosão, abrasão e atrição também geram alterações de pigmentação. A pigmentação intrínseca envolve as camadas mais profundas da dentina e resultam de trauma, tetraciclina ou seqüelas de tratamento endodôntico. A lixiviação das restaurações metálicas (como o amálgama) ou os produtos da corrosão de metais fundidos de pinos intra-radiculares ou próteses preexistentes também causam manchamento intrínseco.

Existem quatro maneiras básicas de mascarar as alterações de coloração dentárias:

- Alterar a cor do substrato dentário.
- Mascarar ou neutralizar a pigmentação por meio do agente cimentante.
- Mascarar ou neutralizar a pigmentação por meio de um núcleo cerâmico ou de uma restauração definitiva de porcelana pura empregando opacificadores ou porcelanas coradas complementares para neutralizar a cor da dentina subjacente.
- Utilizar próteses de porcelana pura com casquetes cerâmicos densos, como as subestruturas de Empress 2, Procera ou zircônia.

Os métodos acima podem ser utilizados isoladamente ou em combinação, dependendo da situação clínica e do grau de alteração de cor. Deve-se enfatizar desde o princípio que todos esses métodos não são quantificáveis. Cada caso deve ser avaliado individualmente, de acordo com o grau e extensão da pigmentação, com as expectativas do paciente e do profissional, e utilizando um protocolo de tentativa e erro até que o resultado desejado seja conseguido.

A presente discussão limita-se à alteração da cor do substrato dentário, conseguida através da microabrasão, do clareamento e de núcleos intra-radiculares que transmitem a luz. A microabrasão fica limitada a manchas superficiais e isoladas, enquanto o clareamento age sobre manchas extrínsecas e intrínsecas, sendo útil em dentes vitais e não-vitais. As desvantagens do clareamento são sua natureza efêmera e a possibilidade de reabsorções dentárias em dentes tratados endodonticamente.[34] Nestes, os pinos de fibra branca, cerâmicos ou de zircônia que transmitem a luz[35,36] clareiam a raiz e o núcleo dentário,[37] enquanto os núcleos metálicos, se usados com cerâmicas altamente translúcidas (feldspática e vitrificada reforçada com leucita), podem ser visíveis e prejudiciais para o resultado estético (Figuras 5.22

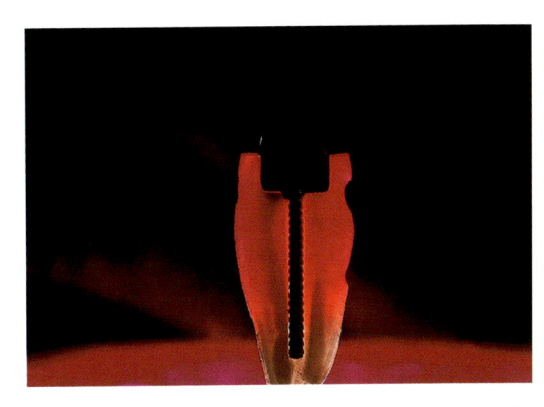

Figura 5.22 Incisivo com pino e núcleo metálico seccionado, mostrando que o metal impede a transmissão da luz para a raiz.

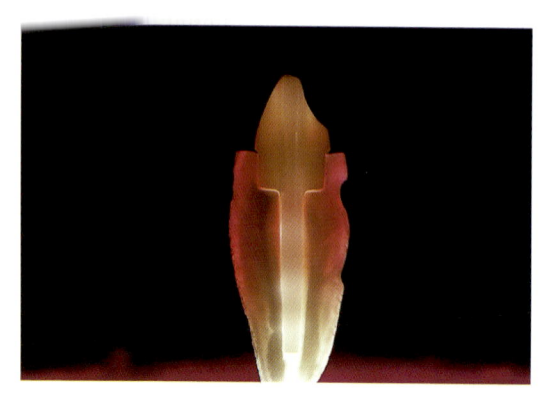

Figura 5.23 O mesmo dente da Figura 5.22 com um pino/núcleo em cerâmica, o que clareia a raiz por permitir a transmissão da luz.

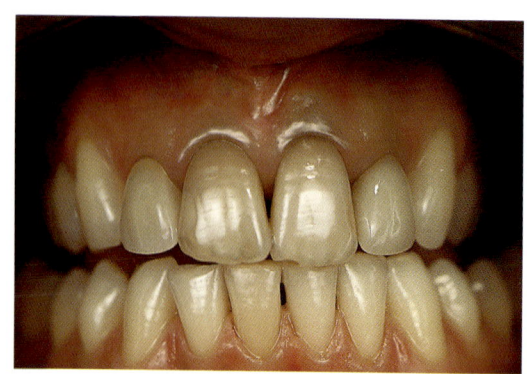

Figura 5.24 Caso clínico de mascaramento da alteração de coloração com pino transmissor de luz e coroas de porcelana pura: situação pré-operatória mostrando os incisivos centrais com alteração de coloração e restaurações cerâmicas deficientes nos incisivos laterais. Todos os incisivos foram tratados endodonticamente devido a um acidente de bicicleta.

e 5.23). Apesar de os pinos metálicos oferecerem excelentes propriedades mecânicas, eles não transmitem nem difundem a luz, resultando no sombreamento gengival nas margens cervicais.

O comportamento óptico das restaurações de cerâmica pura depende de três fatores:

- Do grau de translucidez ou opacidade relativa do sistema cerâmico. As cerâmicas feldspáticas ou de leucita (Empress 1) são altamente translúcidas, havendo a necessidade de o substrato dentário apresentar-se com coloração aceitável para que se consiga um resultado estético otimizado. As cerâmicas com base de alúmina e zircônia são opticamente densas, com maior capacidade de mascaramento mas com menor translucidez.
- Do cimento. Muitos trabalhos afirmaram que a cor de uma restauração de cerâmica pura deve-se às camadas intrínsecas de porcelana, dependendo menos da cor do cimento.[38] No entanto, as cores acetinadas de croma elevado ou as cores mais brancas podem alterar a coloração das porcelanas mais translúcidas.
- Da cor do dente preparado ou do núcleo. A colocação de camadas de porcelana opaca para dentina sobre pinos/núcleos de ouro esconde o metal e aproxima a cor do núcleo ou casquete da cor do dente natural preparado. Embora a cor do núcleo possa ser aceitável, esse método possui dois problemas. O primeiro é que a porcelana opaca é altamente refletora, fenômeno raramente observado na dentição natural,

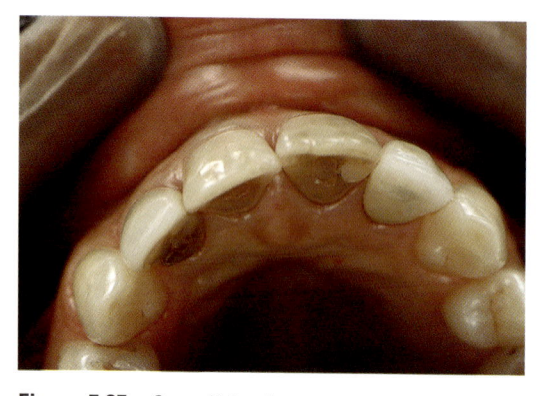

Figura 5.25 Caso clínico de mascaramento da alteração de coloração com pino transmissor de luz e coroas de porcelana pura: situação pré-operatória mostrando os incisivos centrais com alteração de coloração e restaurações cerâmicas deficientes nos incisivos laterais. Todos os incisivos foram tratados endodonticamente devido a um acidente de bicicleta.

resultando em um valor elevado e na aparência artificial. Segundo, a subestrutura metálica impede a transmissão da luz através da raiz, comprometendo, assim, a estética da coroa de porcelana pura.

As Figuras 5.24 a 5.36 mostram um caso clínico que utiliza os três métodos descritos acima para mascarar incisivos superiores com alteração intensa de cor. A Tabela 5.3 traz um sumário dos materiais para pinos e seus critérios de seleção.

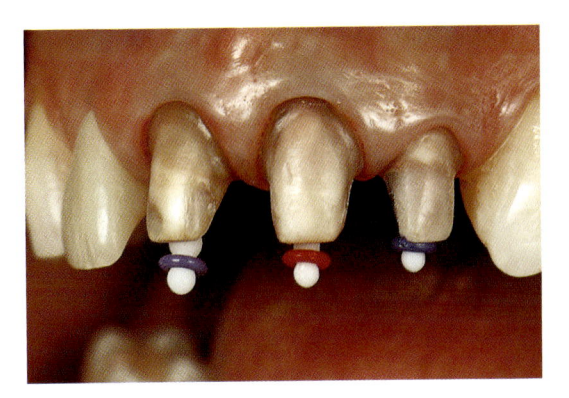

Figura 5.26 Caso clínico de mascaramento da alteração de coloração com pino transmissor de luz e coroas de porcelana pura: pinos de fibra de vidro para suporte intra-radicular e transmissão da luz a fim de clarear as raízes.

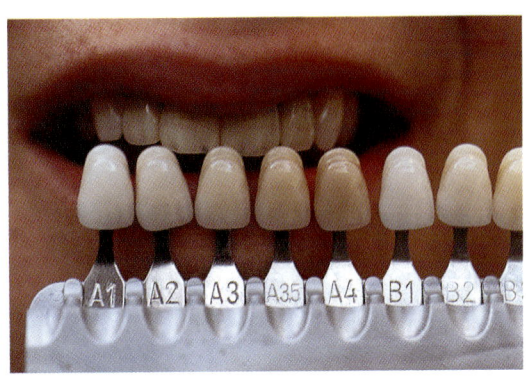

Figura 5.29 Caso clínico de mascaramento da alteração de coloração com pino transmissor de luz e coroas de porcelana pura: análise de cor com iluminação de 6.500 K (luz do dia) utilizando a escala Vita Classic.

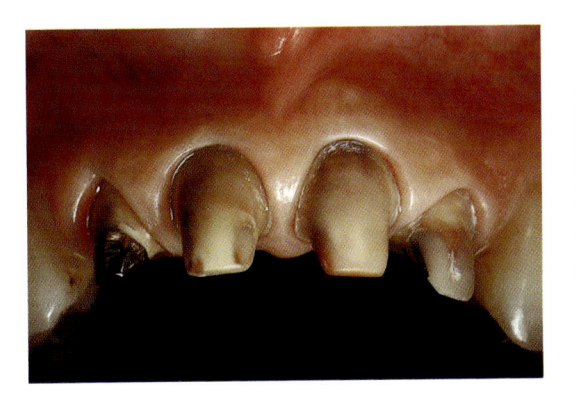

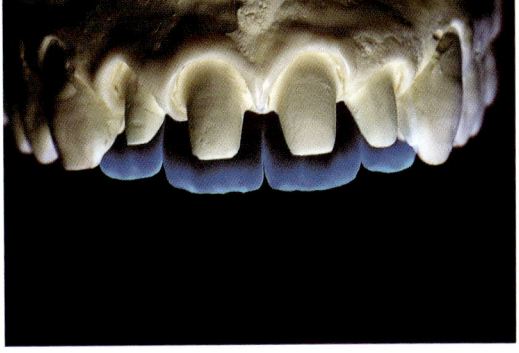

Figura 5.27 Caso clínico de mascaramento da alteração de coloração com pino transmissor de luz e coroas de porcelana pura: preparos dentários concluídos após a cimentação e o corte dos pinos.

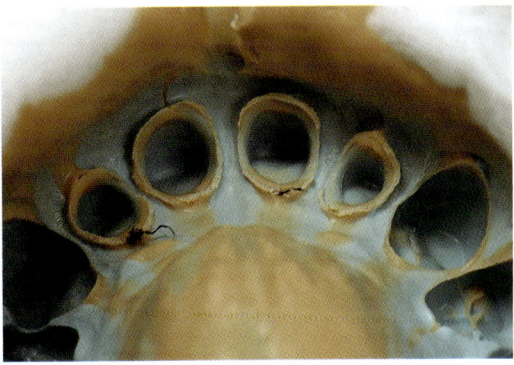

Figura 5.30 Caso clínico de mascaramento da alteração de coloração com pino transmissor de luz e coroas de porcelana pura: moldagem final com silicone de adição.

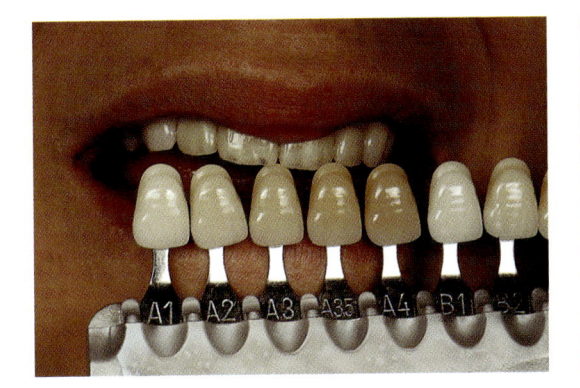

Figura 5.28 Caso clínico de mascaramento da alteração de coloração com pino transmissor de luz e coroas de porcelana pura: análise de cor com iluminação de 5.500 K (*flash*) utilizando a escala Vita Classic.

Figura 5.31 Caso clínico de mascaramento da alteração de coloração com pino transmissor de luz e coroas de porcelana pura: relação definitiva entre coroas e dentes preparados.

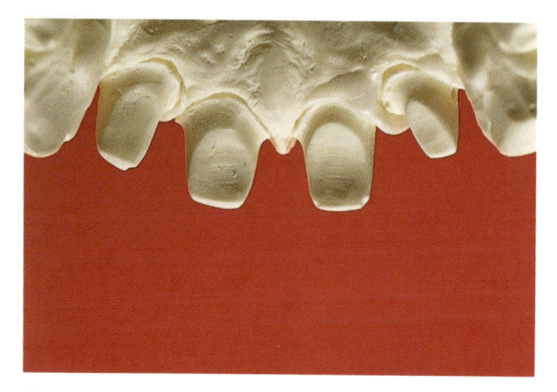

Figura 5.32 Caso clínico de mascaramento da alteração de coloração com pino transmissor de luz e coroas de porcelana pura: aspecto palatal dos preparos dentários mostrando a redução adequada do cíngulo para acomodar espessura suficiente de porcelana.

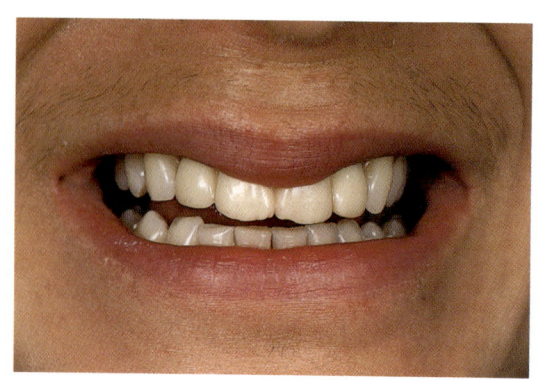

Figura 5.35 Caso clínico de mascaramento da alteração de coloração com pino transmissor de luz e coroas de porcelana pura: vista dentofacial pré-operatória mostrando o plano incisal desalinhado.

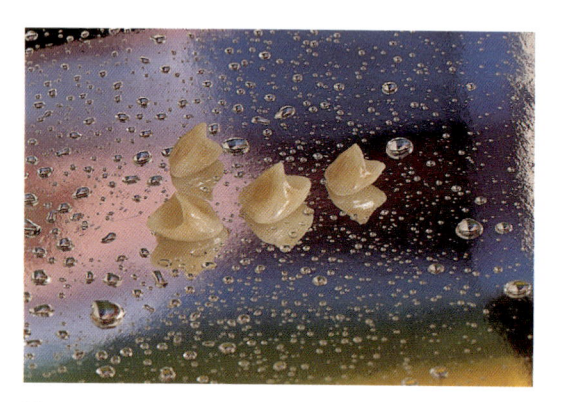

Figura 5.33 Caso clínico de mascaramento da alteração de coloração com pino transmissor de luz e coroas de porcelana pura: quatro coroas de Empress 2 concluídas com casquete cerâmico denso a fim de mascarar a coloração dos dentes.

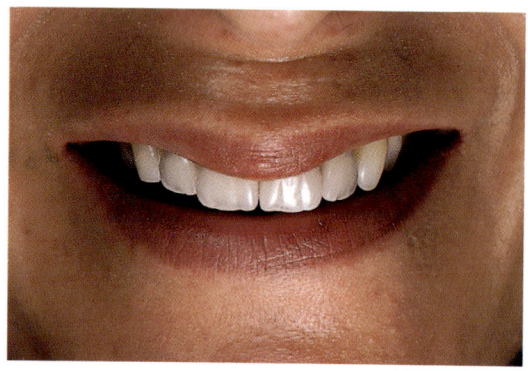

Figura 5.36 Caso clínico de mascaramento da alteração de coloração com pino transmissor de luz e coroas de porcelana pura: vista dentofacial pós-operatória mostrando o plano incisal paralelo à curvatura do lábio inferior.

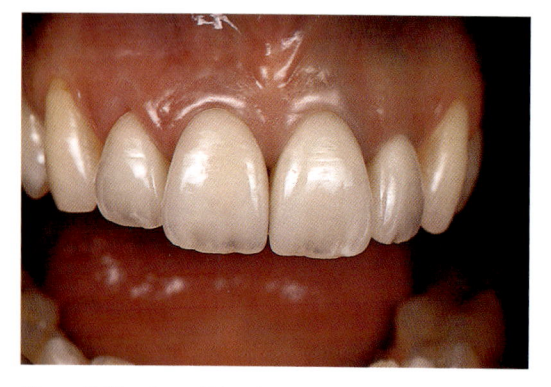

Figura 5.34 Caso clínico de mascaramento da alteração de coloração com pino transmissor de luz e coroas de porcelana pura: visão pós-operatória mostrando as coroas cimentadas com cimento resinoso de cor branca para melhorar a cor e mascarar ainda mais a alteração de coloração dos dentes.

Tipos de núcleos

Ao selecionar o material para a confecção do núcleo, o princípio fundamental é minimizar as interfaces entre os materiais. Isso significa que, quanto menos materiais forem utilizados no complexo pino/núcleo, melhores as propriedades biomecânicas finais. Materiais parecidos provocam menos estresse do que materiais muito diferentes, reduzindo a microinfiltração e aumentando o potencial para suportar as cargas intra-orais. Esse é um bom motivo para o emprego de uma técnica indireta, já que o complexo pino/núcleo é todo composto de um só material. Esse princípio também é aplicável para todos os componentes

Tabela 5.3 Critérios para a seleção de pinos

Critério de seleção	Metais fundidos	Metálicos	Cerâmicos	Fibra
Forma	Individualizada	Cônica, cilíndrica	Cônica, cilíndrica	Cônica, cilíndrica
Rugosidade superficial	Jateada	Geometria única/ rosqueada	Lisa/jateada/ silanizada	Lisa/geometria única
Passivo/ativo	Passivo	Ambos	Passivo	Passivo
Técnica	Indireta	Direta e indireta	Direta e indireta	Direta
Configuração da raiz	Única, possibilidade de múltipla	Única/múltipla	Única	Única/múltipla
Efeito férula	Desejável	Desejável	Essencial para técnica direta	Essencial
Cimento	Fosfato de zinco, ionômero de vidro, ionômero de vidro modificado por resina, resinoso de polimerização dual com sistema adesivo, resinoso auto-adesivo autopolimerizável	Fosfato de zinco, ionômero de vidro, ionômero de vidro modificado por resina, resinoso de polimerização dual com sistema adesivo, resinoso auto-adesivo autopolimerizável	Resinoso de polimerização dual com sistema adesivo, resinoso auto-adesivo autopolimerizável	Ionômero de vidro, ionômero de vidro modificado por resina, resinoso de polimerização dual com sistema adesivo
Estética	Pobre/mediana	Mediana	Excelente	Mediana/ excelente
Tempo clínico	Demorado	Ágil/ demorado	Ágil/ demorado	Ágil
Preparo dentário	Tardio	Tardio ou imediato	Tardio ou imediato	Imediato

do complexo pino/núcleo/restauração definitiva, formando uma estrutura em monobloco, que conduz a melhor resistência às cargas. Com uma técnica direta, as interfaces entre os materiais são mais numerosas, isto é, entre o pino pré-fabricado, o cimento e o material para construção do núcleo.

Existem muitos materiais disponíveis para a confecção de núcleos, previamente discutidos no preenchimento de dentes vitais. Ao construir núcleos em dentes não-vitais, tratados endodonticamente, dois outros aspectos merecem consideração. Primeiramente, devemos nos assegurar de que a obturação do canal não seja prejudicada durante a colocação do pino. Isso é de particular importância, já que a ocorrência de patologias periapicais é mais freqüente nos dentes com pinos cimentados do que naqueles apenas obturados.[39] A microinfiltração pode ocorrer em qualquer estágio da colocação do pino, como no preparo do canal, na temporização e na cimentação. Em segundo lugar, o suporte intra-radicular torna ainda mais complicado o procedimento. Idealmente, é desejável a obtenção de união química entre o pino e a dentina a fim de evitar a entrada de microrganismos no canal. Ao utilizar os cimentos odontológicos modernos, é possível conseguir união química entre a interface cimento-pino, mas o elo mais fraco é a interface cimento-dentina (ver Capítulo 10). A falha na interface cimento-dentina provoca microinfiltração, levando a contaminação por saliva e bactérias, perda de retenção (deslocamento) ou até fratura da raiz.

Tipos de falhas

A maioria das falhas em prótese é causada por fraturas por fadiga de um ou mais componentes do complexo dente/restauração, incluindo a restauração, o dente preparado, o núcleo, o pino e o agente cimentante. Cada componente está sujeito a forças oclusais não-axiais que provocam fraturas por fadiga no ponto mais fraco do complexo dente/restauração, ou no ponto de estresse máximo. O princípio fundamental para os procedimentos reconstrutivos, sobretudo em dentes estruturalmente comprometidos, é minimizar as cargas não-axiais (horizontais) que atuarão sobre a prótese final.[40] Em dentes com suporte intra-radicular, os três fatores que predispõem a falhas são:

- As paredes finas e enfraquecidas de dentina que circundam o pino e não são capazes de suportar estresses.
- Retenção comprometida devido à área superficial reduzida, levando à falha do cimento.
- Fratura do pino propriamente dito.[41]

Em resumo, as três formas de falha,[42] em ordem crescente de gravidade, são:

- Perda de retenção (mais freqüente): contornável
- Fratura do pino (menos freqüente): possivelmente contornável
- Fratura da raiz: raramente contornável

Os três fatores acima podem ocorrer concomitantemente, mas são discutidos em separado a fim de elucidar os fatores causadores.

Perda de retenção

O deslocamento de um pino deve-se à perda de retenção e pode ser contornado quando ocorre de modo isolado, mas muito raramente quando ocorre em conjunto com a fratura da raiz. Assim, o objetivo é conseguir a máxima retenção do pino, ao mesmo tempo evitando o risco de fratura da raiz. A retenção depende de numerosos fatores, como a textura superficial do pino (e a presença de serrilhado), seu comprimento, diâmetro, desenho geométrico, tempo decorrido entre o preparo do núcleo e da coroa definitiva e agente cimentante. Os pinos rosqueados ativos oferecem a maior retenção, embora a um certo preço. A criação de indentações na dentina por meio de canaletas obviamente aumenta a retenção, mas isso provoca esforços que predispõem à fratura da raiz. Pinos rosqueados devem ser empregados com cautela e, quando a retenção estiver seriamente comprometida, a colocação de um pino deve ser questionada, considerando a sobrevivência do dente em longo prazo.

Qualquer rugosidade da superfície, como serrilhados ou outras topografias superficiais únicas, aumenta a retenção, independentemente do material de que é confeccionado o pino ou do cimento.[43] Isso também vale para os pinos fundidos não-serrilhados, que apresentam menor retenção do que os pinos pré-fabricados.[44] Por isso, quando a morfologia do canal é satisfatória, os pinos pré-fabricados passivos serrilhados são a opção ideal para máxima retenção. Da mesma forma, os pinos cerâmicos com base de zircônia oferecem menor retenção devido à sua textura superficial lisa.

O tipo de cimento também influencia na retenção dos pinos. Os cimentos convencionais, como fosfato de zinco, baseiam-se no imbricamento mecânico das irregularidades superficiais do canal radicular e da textura do pino, enquanto o cimento de ionômero de vidro e o cimento resinoso se fixam por adesão mecânica e química. A maior força de adesão é conseguida com os cimentos resinosos, especialmente como tratamento prévio do canal e do pino de acordo com o protocolo de cimentação adesiva (ver Capítulo 10). Os pontos positivos dos cimentos resinosos são a maior retenção e resistência a fratura, o reforço para as finas paredes de dentina do canal e o módulo de elasticidade próximo ao da estrutura dentária. Todavia, os fatores negativos são a indesejável contração de polimerização, a microinfiltração pelos canais laterais e a técnica clínica exigente.

Já se tem boa documentação afirmando que a vibração aplicada pelo ultra-som e pela peça de mão odontológica causa a ruptura do cimento entre o pino e a dentina circundante. De fato, a instrumentação ultra-sônica é um método utilizado para a remoção de pinos fraturados.[45] Esse fato é particularmente relevante em pinos/núcleos metálicos fundidos cimentados com cimento de fosfato de zinco, cujo núcleo deve ser modelado durante a confecção, minimizando o preparo após a cimentação para evitar a dissolução da camada de cimento. O preparo do núcleo para a coroa antes de decorrida uma hora da cimentação provoca efeitos deletérios na retenção, devendo ser postergada para depois das primeiras 24 horas da cimentação.[46]

Fratura do pino

A fratura do pino pode ocorrer isoladamente ou junto com a fratura da raiz. O ponto mais importante da fratura do pino isolada é a possibilidade de recuperação. Isso depende da localização da fratura e do material de que o pino é confeccionado. As fraturas coronárias podem ser contornáveis, mas as fraturas localizadas mais profundamente, na proximidade do ápice radicular, são difíceis de resolver devido à diminuição da acessibilidade e à menor secção da raiz. O material do pino também influencia na possibilidade de ele ser ou não recuperado. Em ordem de facilidade de recuperação estão os pinos de fibra, os metálicos e os de zircônia.

Fratura radicular

As fraturas de raiz são, provavelmente, a conseqüência mais séria do suporte intra-radicular, muitas vezes exigindo a extração do dente. Durante a função, o menor esforço concentra-se no interior do canal, enquanto o máximo esforço localiza-se na sua circunferência. Essa é a razão pela qual se incorpora um desenho que propicie o abraçamento, a ferulização, pela coroa definitiva a fim de reforçar a circunferência da raiz. O efeito férula, em uma restauração extracoronária, é o abraçamento de 1 a 2 mm de estrutura dentária cervical em toda a circunferência do dente.

Para evitar as fraturas radiculares, o primeiro ponto a considerar é se o pino selecionado predispõe à fratura ou a previne. Quando dois materiais de diferentes propriedades mecânicas são unidos, o esforço se concentra no material mais fraco. Isso é evidente nos pinos metálicos, de fibra de carbono e de zircônia, que são mecanicamente mais resistentes do que a estrutura dentária. Após a aplicação da carga, a dentina mais fraca se rende, resultando na fratura da raiz. A lógica de mui-

Tabela 5.4 ME de diferentes materiais

Material	Módulo de elasticidade (ME)
Resina epóxi	4
Dentina	15
Restauração de resina composta	16
Fibra de vidro	40
Esmalte	50
Liga de ouro tipo III	85
Titânio	110
Zircônia	210
Fibra de carbono	75-215
Cromo-cobalto	220

tos pinos de fibra mais modernos, cujo módulo de elasticidade se equipara ao da estrutura dentária, é a de que a deflexão sob carga é de magnitude semelhante à da dentina e do esmalte, minimizando assim a flexão da raiz (Tabela 5.4).[47]

Os pinos de titânio e de zircônia apresentam módulo de elasticidade mais alto, sendo mais duros do que as fibras de vidro ou de quartzo, que apresentam menor módulo de elasticidade, aproximando-se do dente natural, e são mais elásticas para absorção e dissipação das forças oclusais. Um estudo recente afirma que os pinos de titânio e de zircônia causam fraturas catastróficas nos ápices radiculares, tornando obrigatória a extração do dente. Da mesma forma, dentes restaurados com pinos de fibra de vidro e de quartzo apresentam fraturas coronárias, mais fáceis de reparar.[48]

Existem duas visões opostas no que se refere à dureza dos pinos.[49] A primeira defende que o pino deve possuir propriedades mecânicas semelhantes às da dentina, de forma que a flexão é idêntica, reduzindo as chances de fratura radicular. Em um pino elástico (baixo ME), o dente, o pino e o cimento se deformam com magnitude semelhante durante a função. A quebra do ponto mais fraco, a interface dentina-cimento-pino, resulta no deslocamento do pino devido a perda da retenção, microinfiltração e eventual fratura do pino ou núcleo. Muitos estudos relataram menor probabilidade de fraturas radiculares com pinos elásticos do que com pinos mais rígidos. No entanto, após a cimentação da coroa definitiva e a incorporação do efeito férula, a diferença entre pinos elásticos e rígidos é desprezível.[50]

A segunda corrente defende o uso de um material altamente rígido (alto ME), que exceda mecanicamente o dente natural na resistência ao esforço, minimizando, assim, a fratura. O conceito é de que um pino rígido dissipa as forças ao longo do pino para dentro do canal radicular, e a fratura ocorre depois de um período maior.[51] As conclusões a que se chega a partir dessas duas idéias conflitantes são:

- Nos pinos elásticos, a falha ocorre dentro de um período mais curto, mas é contornável.
- Nos pinos rígidos, a falha demora mais a acontecer, mas é catastrófica e intratável.

O último item a considerar sobre fraturas radiculares é o tipo de cimento. Além de oferecer uma retenção superior, os cimentos resinosos apresentam módulo de elasticidade semelhante ao do dente natural. Por isso, a deformação cíclica das resinas é semelhante à da dentina e do esmalte, com melhor capacidade de absorção de impactos em comparação com o cimento de fosfato de zinco convencional.[52]

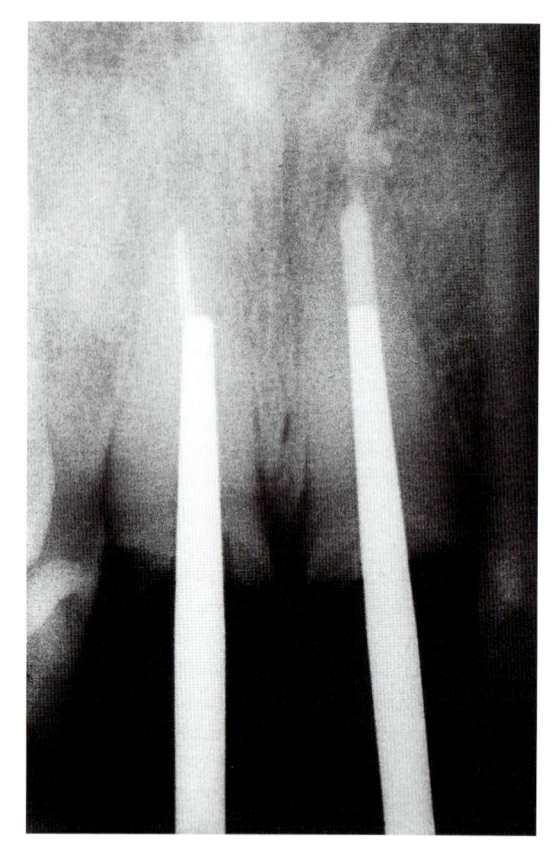

Figura 5.37 Radiografia mostrando dois pinos de zircônia em incisivos centrais com obturação apical adequada (pelo menos 4 a 5 mm).

Avaliação prévia à colocação do pino

Como ocorre na seleção do pino, também não há um protocolo clínico estabelecido para as técnicas de colocação dos pinos. No entanto, antes de cimentar um suporte intra-radicular, a avaliação prévia a seguir é essencial a fim de eliminar fatores que possam comprometer a durabilidade do trabalho.

Fatores endodônticos

O ponto de partida é o exame radiográfico para assegurar que a raiz está assintomática, com uma boa obturação do canal e ausência de lesão periapical. As radiografias também permitem avaliar a morfologia radicular, o número, a forma e largura dos canais, as perfurações laterais iatrogênicas ou a má colocação de pinos preexistentes. O comprimento do pino deve ser tão longo quanto possível para máxima retenção (pelo menos do mesmo comprimento da porção coronária da restauração), mas com pelo menos 4 a 5 mm de obturação apical mantida a fim de assegurar o adequado selamento (Figura 5.37). Quando a razão coroa-raiz e a quantidade de obturação a ser mantida não são compatíveis, devem ser considerados os procedimentos de aumento de coroa clínica por meio de cirurgia ou de extrusão ortodôntica. A opção entre cirurgia e extrusão ortodôntica é determinada pela largura e contorno gengival, especialmente quando se tratar de área estética. Ambos os procedimentos não são isentos de problemas, podendo gerar uma redução da proporção coroa-raiz, menos de 1,5 mm de dentina para a obtenção do abraçamento cervical, e comprometimento estético. O diâmetro ideal de um pino também é questionável, mas, em linhas gerais, sua largura não pode ser maior do que um terço do diâmetro da raiz na região correspondente.[53] Finalmente, para evitar a contaminação do(s) canal(is), o intervalo de tempo entre a obturação do canal e a colocação do pino deve ser mínimo, ou os procedimentos devem ser realizados ao mesmo tempo.

Fatores periodontais

A colocação de pinos em canais tratados endodonticamente gera estresses maiores, e o leito alveolar deve ser capaz de suportar essas forças adicionais.[54] Como generalização, a metade final do comprimento do pino deve ser colocada no interior de uma raiz que é circundada por osso alveolar. Quando, após problemas periodontais, a perda óssea é muito grande, a ação de cunha do pino, sem o suporte alveolar adequado, pode predispor à fratura da raiz.

Seleção da restauração definitiva

Antes de decidir sobre a ancoragem intra-radicular (pino/núcleo), é necessário decidir o tipo de coroa definitiva. Isso é particularmente significativo quando consideramos uma prótese de cerâmica pura, fazendo com que a seleção do pino e do núcleo seja crucial. Muitos sistemas cerâmicos são translúcidos (cerâmica feldspática e com leucita), exigindo que o complexo pino/núcleo transmita a luz e tenha uma cor satisfatória, para evitar descontentamento estético, enquanto outros sistemas (de alumina e zircônia) são opticamente mais densos, com capacidade de mascaramento aceitável.

Dentina coronária remanescente

Se possível, o preparo da coroa deve ser realizado antes da colocação do pino. Isso permite a visualização clara da quantidade de dentina coronária remanescente (Figura 5.38). Quando há pouca dentina coronária, pode ser mais indicado um pino/núcleo indireto. Alternativamente, se a altura de dentina for maior do que 1,5 mm, suficiente para o efeito férula, é possível realizar uma técnica direta. Quando da utilização de um núcleo direto de resina composta, especialmente com pino de zircônia, o efeito de abraçamento é essencial para a resistência às forças de cisalhamento nos dentes anteriores. Em dentes posteriores, a avaliação da profundidade e da altura da câmara pulpar indicará a possibilidade de utilização de pino direto.

Localização do dente

O tipo de dente que irá receber um pino/núcleo requer duas considerações: a estética e a direção das forças. Um dente localizado em região esteticamente comprometida e que requer uma coroa de porcelana pura necessita de um núcleo que transmita a luz e que seja da cor do dente. Além disso, o ângulo da força oclusal é mais relevante do que sua intensidade.[55] Na região anterior, as forças encontradas são inclinadas, o que explica a maior incidência de falhas em coroas e pinos. Na região posterior, as forças oclusais são de maior intensidade, mas menos danosas já que coincidem com o longo eixo do dente, sendo rapidamente dissipadas pelo ligamento periodontal e osso alveolar. Devido a essas forças mais intensas, a cobertura de cúspides nos dentes posteriores aumenta o sucesso em longo prazo. Finalmente, o tipo de restauração definitiva também afetará a quantidade de força

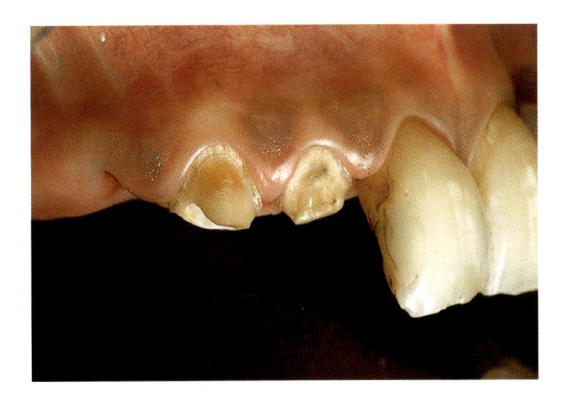

Figura 5.38 Preparo dentário do canino e do incisivo lateral para avaliar a quantidade de dentina remanescente antes de escolher o tipo de pino/núcleo apropriado.

exercida, isto é, uma coroa unitária e uma prótese parcial fixa de três elementos, por exemplo, requerem diferentes considerações mecânicas.

Resumo

Antes de iniciar a confecção de pinos/núcleos, é indispensável analisar os fatores discutidos, sendo que, quando a situação clínica não permitir, a colocação de suporte intra-radicular é um esforço desperdiçado. As alternativas incluem a aceitação do prognóstico duvidoso, ou a extração com a colocação imediata ou subseqüente de implante.

DENTES NÃO-VITAIS: PRÁTICA CLÍNICA

Após avaliar a possibilidade de ancoragem intra-radicular, segue um protocolo clínico para a colocação de pinos e confecção de núcleos:

(1) Isolar o dente com dique de borracha ou fio retrator não-impregnado (Dica 5.5).
(2) Se possível, realizar o preparo dentário para a restauração extracoronária a fim de avaliar a quantidade de dentina coronária disponível para o efeito férula.
(3) Quando houver pelo menos 1,5 mm de altura de dentina remanescente, considerar uma técnica direta; do contrário, utilizar um método indireto.
(4) Selecionar o sistema de pinos apropriado de acordo com a Tabela 5.3 e seguir as instruções do fabricante para o pino escolhido.
(5) Modelar o canal por meio de procedimentos aditivos ou subtrativos:
- Procedimento aditivo (Figuras 5.39 a 5.44): quando o canal é de formato oval, elíptico, achatado ou com perfurações iatrogênicas laterais, é necessária a utilização de compósito fluido com sistema adesivo para modelar o canal para receber a geometria do pino pré-fabricado, ou para criar uma via adequada para a inserção/remoção em uma técnica indireta, assegurando-se de que pelo menos 4 a 5 mm de material obturador do canal seja preservado para um selamento apical adequado (Dica 5.6).
- Procedimento subtrativo: envolve a remoção de dentina radicular, preparando o canal para receber o pino. Esse protocolo considera que o canal possui formato adequado para um pino pré-fabricado. O primeiro passo é remover o material obturador do canal. A escolha do método de remoção depende do material obturador. As opções são os métodos químico, térmico ou mecânico. A remoção química é útil no tratamento de obturações endodônticas deficientes, mas tem aplicação limitada na remoção de guta-percha, já que é difícil precisar a quantidade removida. Além disso, alguns solventes, como a turpentina, provocam alterações dimensionais na guta-percha e aumentam a microinfiltração. A abordagem térmica utilizando instrumentos aquecidos é ideal para guta-percha, mas não funciona para preenchimentos com ionômero de vidro ou materiais à base de resina. A remoção mecânica, embora mais destrutiva, é a mais utilizada no preparo dos canais. Muitos sistemas de pinos vêm acompanhados de brocas que correspondem ao comprimento e diâmetro dos pinos. A modelagem inicial é realizada com as brocas Gates-Glidden de diâmetro crescente, até que o orifício do canal corresponda às brocas do sistema de pinos escolhido. As

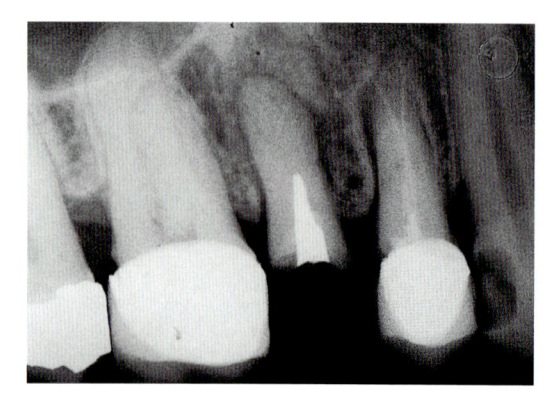

Figura 5.39 Caso clínico com pino Luminex (Dentatus): radiografia pré-operatória mostrando preenchimento inadequado do canal do segundo pré-molar superior.

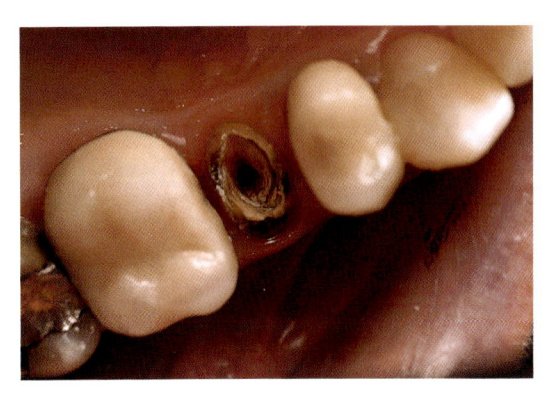

Figura 5.40 Caso clínico com pino Luminex (Dentatus): após o tratamento endodôntico, o orifício coronal é alargado.

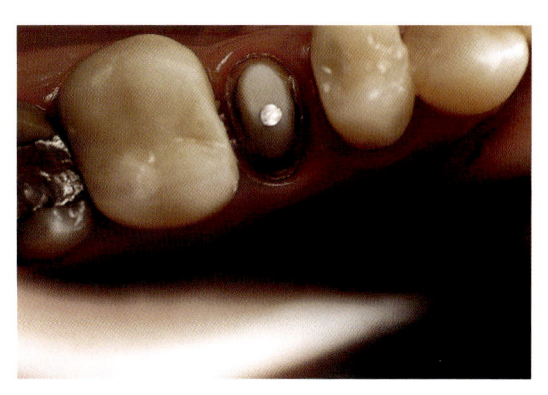

Figura 5.43 Caso clínico com pino Luminex (Dentatus): é colocado um pino de aço de diâmetro idêntico ao do pino transmissor de luz, sendo cimentado e cortado.

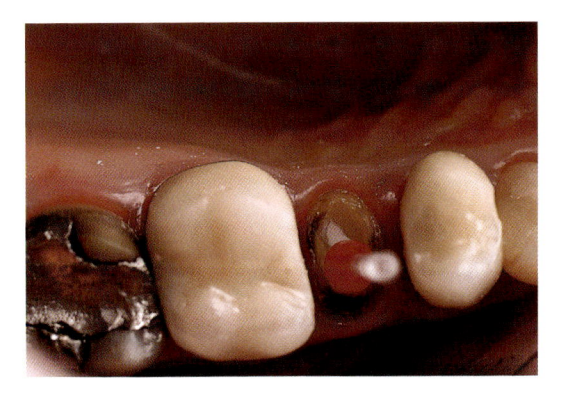

Figura 5.41 Caso clínico com pino Luminex (Dentatus): resina fluida é colocada (com sistema adesivo) no interior do canal e fotopolimerizada com um pino que transmita luz.

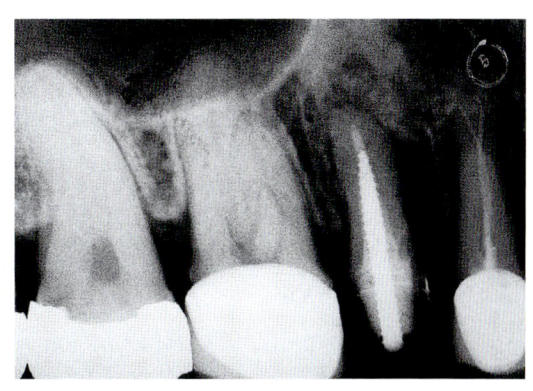

Figura 5.44 Caso clínico com pino Luminex (Dentatus): radiografia pós-operatória mostrando a nova obturação do canal, a modelagem do canal com resina fluida e o pino de aço com núcleo de resina composta.

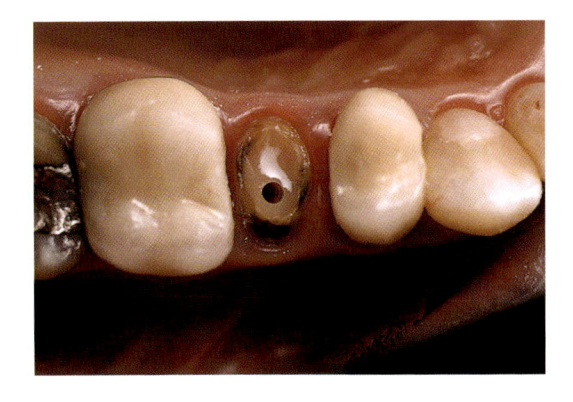

Figura 5.42 Caso clínico com pino Luminex (Dentatus): o pino transmissor de luz é removido.

Dicas

- **Dica 5.1:** Quando não é possível realizar o isolamento absoluto devido à falta de estrutura dentária, o fio retrator fornece isolamento limitado para a proteção do periodonto e a criação de um campo seco.
- **Dica 5.2:** Caixas e canaletas retentivas podem ser criadas com uma broca diamantada cilíndrica de 1 mm ou uma broca esférica de tungstênio *carbide*. É necessário cuidado com a proximidade da câmara pulpar nas cavidades de Classe II. Nelas, as caixas e canaletas devem ter pelo menos 2 a 3 mm para dentro da margem externa da caixa proximal a fim de evitar perfuração do ligamento periodontal.
- **Dica 5.3:** Quando o fio retrator é utilizado no lugar do isolamento absoluto e o preparo do dente é imediato, o fio pode ser deixado no local durante o preparo e a confecção do provisório.
- **Dica 5.4:** Quando o preparo do dente é realizado imediatamente após o preenchimento ou construção do núcleo, isole o dente e proteja os tecidos moles com o fio retrator adequado. O fio pode ser impregnado com um fluido adstringente caso haja sangramento do sulco gengival.
- **Dica 5.5:** O fio seco é ideal para absorver o fluido crevicular, visualizar as margens do dente e agir como proteção para a integridade do espaço biológico. Quando se antecipa a ocorrência de sangramento, o fio pode ser impregnado em solução adstringente ou, alternativamente, um hemostático pode ser aplicado mais tarde sobre o fio.
- **Dica 5.6:** O sistema de pinos Luminex é ideal para o procedimento aditivo, que utiliza um pino que transmite a luz, havendo completa polimerização do compósito fluido dentro do canal radicular.
- **Dica 5.7:** Utilize o lubrificante adequado ou meio separador para assegurar que o pino não fique preso dentro do canal preparado.
- **Dica 5.8:** A maioria dos sistemas de pinos têm pinos plásticos de tamanhos correspondentes para a confecção do provisório.
- **Dica 5.9:** Nos cimentos resinosos de polimerização química, deve-se evitar adesivos auto-condicionantes, já que a sua camada de inibição acídica impede a polimerização completa do cimento.

brocas Peeso geram calor excessivo, prejudicial para as células periodontais, e são propensas a amolecer e não remover as obturações de guta-percha.[56]

(6) Quando utilizar uma técnica indireta, proceder à confecção do padrão de cera ou da moldagem (Dica 5.7) e fabricar um provisório com pino (Dica 5.8). Encaminhar para o laboratório de prótese e seguir a partir do passo 8.

(7) Na técnica direta, a cimentação do pino e a confecção do núcleo são executadas na mesma etapa clínica.

(8) Se o dente não estiver isolado, posicionar o isolamento absoluto ou o fio retrator.

(9) Selecionar o material do núcleo (Tabela 5.1) e o cimento (Tabela 10.2, Capítulo 10).

(10) Realizar o tratamento prévio do pino/núcleo (Tabela 10.3, Capítulo 10).

(11) Realizar o tratamento prévio do canal e da dentina coronária com adesivo dentinário de quinta geração (Dica 5.9), juntar cimento e posicionar o pino.

(12) Construir o núcleo direto sobre o pino, seguindo as instruções do fabricante para o material selecionado.

(13) Remover o isolamento absoluto.
(14) Preparar o dente imediatamente ou de forma mediata (dependendo do material utilizado) para a restauração coronária (Dica 5.4).
(15) Confeccionar um provisório para permitir a recuperação da saúde gengival antes de proceder à moldagem para a restauração definitiva (ver Capítulo 8).

Referências bibliográficas

[1] Sedgley, C.M. and Messer, H.H. (1992) Are endodontically teeth more brittle? *J Endod*, **18**, 332-335

[2] Huang, T.J., Schilder, H. and Nathanson, D. (1992) Effect of moisture content and endodontic treatment on some mechanical properties of human dentin. *J Endod*, **18**, 209-215

[3] Manning, K.E., Yu, D.C., Yu, H.C. and Kwan, E.W. (1995) Factors to consider for predictable post and core build-ups of endodontically treated teeth. Part II: Clinical application of basic theoretical concepts. *J Canad Dent Assoc*, **61(8)**, 696-701

[4] Fernandes, A.S. and Dessai, G.S. (2001) Factors affecting the fracture resistance of post-core reconstructed teeth: a review. *Int J Prosthodont*, **14**, 355-363

[5] Youngston, C. (2005) Posts and the root-filled tooth. *Br Dent J*, **198(6)**, 379

[6] Wassell, R.W., Smart, E.R. and St. George, G. (2002) Crowns and other extra-coronal restorations: cores for teeth with vital pulps. *Br Dent J*, **192**, 499-509

[7] Webb, E.L., Straka, W.F. and Phillips, C.L. (1989) Tooth crazing associated with threaded pins: a three dimensional model. *J Prosthet Dent*, **61**, 624-628

[8] Outwaite, W.C., Garman, T.A. and Pashley, D.H. (1979) Pin vs. slot retention in extensive amalgam restorations. *J Prosthet Dent*, **41**, 396-400

[9] Newsome, P.R.H. (1988) Slot retention: an alternative to pins in the large amalgam restoration. *Dent Update*, **15**, 202-207

[10] Baldwin, H. (1897) Cement and amalgam fillings. *Br Dent Sci*, **XL**, 193-234

[11] Welbury, R.R. and Murry, J.J. (1990) Clinical trial of the glass-ionomer cement-composite resin 'sandwich'. *Quintessence Int*, **21**, 507-512

[12] Prati, C. (1989) Early microleakage in Class II resin composite restorations. *Dent Mater*, **5**, 392-398

[13] Nash, R.W., Lowe, R.A. and Leinfelder, K. (2001) Using packable composites for direct posterior placement. *J Am Dent Assoc*, **132**, 1099-1104

[14] Demirel, E., Saygili, G. and Sahmali, S. (2005) Microleakage of endodontically treated teeth restored with prefabricated posts and toothcolored restorative materials. *Int J Periodontics Restorative Dent*, **25(l)**, 72-79

[15] Torbjorner, A. and Fransson, B. (2004) A literature review on the prosthetic treatment of structurally compromised teeth. *Int J Prosthodont*, **17**, 369-376

[16] Weine, F.S., Wax, A.H. and Wenckus, C.S. (1991) Retrospective study of tapered, smooth post systems in place for 10 years or more. *J Endod*, **17**, 293-297

[17] Michalakis, K.X., Hirayama, H., Sfolkos, J. and Sfolks, K. (2004) Light transmission of posts and cores used for the anterior esthetic region. *Int J Periodontics Restorative Dent*, **24**, 462-469

[18] Strub, J.R., Pontius, O. and Koutayas, S. (2001) Survival rate and fracture strength of incisors restored with different post and core systems after exposure in the artificial mouth. *J Oral Rehabil*, **28**, 120-124

[19] Mannocci, F., Ferrari, M. and Watson, T.F. (1999) Intermittent loading of teeth restoredusing quartz fibre, carbon-quartz fibre, and zirconium dioxide ceramic root canal posts. *J Adhes Dent*, **1**, 153-158

[20] Hedlund, S.-O., Johansson, N.G. and Sjogren, G. (2003) A retrospective study of prefabricated carbon fibre root canal posts. *J Oral Rehabilitation*, **30**, 1036-1040

[21] Marinez-Insua, A., Da Silva, L., Rilo, B. and Santana, U. (1998) Comparison of the fracture resistance of pulpless teeth restored with cast post and core or carbon-fibre post with composite core. *J Prosthet Dent*, **80**, 527-532

[22] Hu, Y.-H., Pang, I.-C., Hsu, C.-C. and Lau, Y.-H. (2003) Fracture resistance of endodontically treated anterior teeth restored with post-and-core systems. *Quintessence Int*, **34**, 349-353

[23] Creugers, N.H., Mentink, A.G., Fokkinga, W.A. and Kreulen, C.M. (2005) 5-year followup of a

23. prospective clinical study on various types of core restorations. *Int J Prosthodont*, **18(1)**, 34-39
24. Pontius, O. and Hutter, J.W. (2002) Survival rate and fracture strength of incisors restored with different post and core systems and endodontically treated incisors without coronoradicular reinforcement. *J Endod*, **28(10)**, 710-715
25. Milot, P. and Stien, S. (1992) Root fracture in endodontically treated teeth related to post selection and crown design. *J Prosthet Dent*, **68(3)**, 428-435
26. Quintas, A.F., Dinato, J.C. and Bottino, M.A. (2000) Aesthetic post and cores for metal free restoration of endodontically treated teeth. *Pract Periodont Aesthet Dent*, **12(9)**, 875-884
27. Libman, W.J. and Nicholls, J.I. (1995) Load fatigue of teeth restored with cast posts and cores and complete crowns. *Int J Prosthodont*, **81**, 155-161
28. Cooney, J.P., Caputo, A.A. and Trabert, K.C. (1986) Retention and stress distribution of tapered-end endodontic posts. *J Prosthet Dent*, **55**, 540-546
29. Burgess, J.O., Summitt, J.B. and Robbins, J.W. (1992) Resistance to tensile, compression, and torsional forces provided by four post systems. *J Prosthet Dent*, **68**, 899-903
30. Meyenberg, K.H., Luthy, H. and Scharer, P. (1995) Zirconia posts: a new all-ceramic concept for non-vital abutment teeth. *J Esthet Dent*, **7(2)**, 73-80
31. Butz, F., Lennon, A.M., Heydecke, G. and Strub, J.R. (2001) Survival rate and fracture strength of endodontically treated maxillary incisors with moderate defects restored with different post-and-core systems: an in vitro study. *Int J Prosthodont*, **14**, 58-64
32. Mitsui, F.H.O., Marchi, G.M., Pinienta, L.A.F. and Ferraresi, P.M. (2004) In vitro study of fracture resistance of bovine roots using different intra-radicular post systems. *Quintessence Int*, **35**, 612-616
33. Buonocore, M.G. (1975) *The nature of tooth structure in the use of adhesives in dentistry.* Charles Thomas Publishers, Springfield
34. Javaheri, D. (2003) Techniques for nonvital bleaching. *Pract Proced Aesthet Dent*, **15(6)**, 483-485
35. Ahmad, I. (1998) Yttrium-partially-stabilised zirconium dioxide (YPSZ): an approach to restoring coronally compromised non-vital teeth. *Int J Periodontics Restorative Dent*, **18(5)**, 455-465
36. Ahmad, I. (1999) Zirconium oxide post and core system for the restoration of an endodontically treated incisor. *Pract Periodontics Aesthet Dent*, **11(2)**, 197-204
37. Gluskin, A., Ahmad, I. and Herrero, D.B. (2002) The aesthetic post and core: unifying radicular form and structure. *Pract Proced Aesthet Dent*, **14(4)**, 313-321
38. Paul, S.J., Pilska, P., Pietroban, N. and Scharer, P. (1996) Light transmission of composite luting resins. *Int J Periodontics Restorative Dent*, **16**, 165-173
39. Eckerbom, M., Magnusson, T. and Martinsson, T. (1991) Prevalence of apical periodontitis, crowned teeth and teeth with posts in a Swedish population. *Endod Dent Traumatol*, **7**, 214-220
40. Lundgren, D. and Laurell, L. (1994) Biomechanical aspects of fixed bridgework supported by natural and endosseous implants. *Periondontol 2000*, **4**, 23-40
41. Yang, H.S., Lang, L.A., Molina, A. and Felton, D.A. (2001) The effect of dowel design and load direction on dowel-and-core restorations. *J Prosthet Dent*, **85**, 558-567
42. Torbjorner, A., Karlsson, S. and Odman, P.A. (1995) Survival rate and failure characteristics of two post designs. *J Prosthet Dent*, **73**, 439-444
43. Maniatopoulos, C., Pillar, R.M. and Smith, D.C. (1988) Evaluation of strength at the cement-endodntic post interface. *J Prosthet Dent*, **59**, 662-669
44. Sorenen, J.A. and Martinoff, J.T. (1984) Clinically significant factors in dowel design. *J Prosthet Dent*, **52**, 28-35
45. Yoshida, T., Gomyo, S., Itoh, T, Shibata, T. and Sekine, I. (1997) An experimental study of the removal of cemented double-retained cast cores by ultrasonic vibration. *J Endod*, **23**, 239-241
46. Al-Ali, K., Talic, Y., Abduljabbar, T. and Omar, R. (2003) Influence of timing of coronal preparation on retention of cemented cast posts and cores. *Int J Prosthodont*, **16(3)**, 290-294
47. Craig, R.G., Powers, J.M. and Wataha, J.C. (2002) *Dental Materials.* 11th edn. Mosby, St Louis
48. Akkayan, B. and Gulmer, T. (2002) Resistance to fracture of endodontically treated teeth restored with different post systems. *J Prostbet Dent*, **87**, 431-437

49. Asmussen, E., Peutzfeld, A. and Heitmann, T. (1999) Stiffness, elastic limit and strength of newer types of endodontic posts. *J Dent*, **27,** 275-278
50. Freeman, M.A., Nicholls, J.I., Kydd, W.L. and Harrington, G.W. (1988) Leakage associated with load fatigue-induced preliminary failure of full crowns placed over three different post and core systems. *J Endod*, **24,** 26-32
51. Akkayan, B. and Gomez, T. (2002) Resistance to fracture of endodontically treated teeth restored with different post systems. *J Prosthet Dent*, **87,** 431-437
52. Junge, T., Nicholls, J.I., Phillips, K.M. and Libman, W.K. (1998) Load fatigue of compromised teeth: a comparison of three luting cements. *Int J Prosthodont*, **11,** 558-564
53. Goodcare, C.J. and Spolnik, K.J. (1995) The prosthodontic management of endodontically treated teeth: a literature review. Part III. Tooth preparation considerations. *J Prosthodont*, **4,** 122-128
54. Caputo, A.A. and Standlee, J.P. (1987) Restoration of endodontically treated teeth. In: *Biomechanics in Clinical Dentistry*, pp. 185-203. Quintessence, Chicago
55. Loney, R.W., Moulding, M.B. and Ritsco, R.G. (1995) The effect of load angulation on fracture resistance of teeth restored with cast post and cores and crowns. *Int J Prosthodont*, **8(3),** 247-251
56. Ricketts, D.N.J., Tait, C.M.E. and Higgins, A.J. (2005) Tooth preparation for postretained restorations. *Br Dent J*, **198,** 463-471

Preparo dentário

Uma prótese confeccionada em laboratório, semelhante a outras restaurações dentárias, é essencialmente a fusão entre dois materiais diferentes para formar uma estrutura unificada. Essa combinação entre componentes biológicos (dentes) e sintéticos (restauração) objetiva reparar ou melhorar uma dentição comprometida. Rotineiramente, o profissional se depara com o tratamento da cárie ou a melhora estética, ambos envolvendo, a princípio, o dano ao substrato dentário remanescente a fim de alcançar o objetivo do tratamento. Qualquer protocolo cirúrgico inflige trauma para alcançar um benefício maior, e o preparo dentário não é exceção. No entanto, minimizando a violação cirúrgica, é possível reduzir as lesões iatrogênicas, acelerar o processo de cicatrização e assegurar a longevidade da restauração. Infelizmente, os princípios cirúrgicos nem sempre ditam o preparo dentário e, ao invés disso, são regidos por fatores ilegítimos. Estes incluem recomendações de colegas, propagandas em revistas, apoio de líderes de opinião ou simplesmente a preferência por um produto comercial determinado. Embora isso possa parecer irônico, não está, contudo, muito longe da verdade.

BASES CIENTÍFICAS

Razões para restaurações extracoronárias

Os objetivos da confecção de restaurações extracoronárias são muitos; as razões listadas abaixo freqüentemente aparecem em conjunto:

- Curar patologias, como abscessos, cáries e fraturas (Figuras 6.1 e 6.2).
- Melhorar a função, como, por exemplo, o aumento da dimensão vertical de oclusão (DVO) (Figuras 6.3 a 6.5).
- Melhorar a estética por meio de alinhamento, cor, forma, textura, plano incisal, etc. (Figuras 6.6 e 6.7).

Antes de iniciar o preparo de um dente, é essencial recapitular a tríade saúde, função e estética (SFE) discutida no Capítulo 2. Após selecionar o tipo de coroa mais apropriado para a situação clínica (Capítulo 3), o próximo passo é preparar o(s) dente(s).

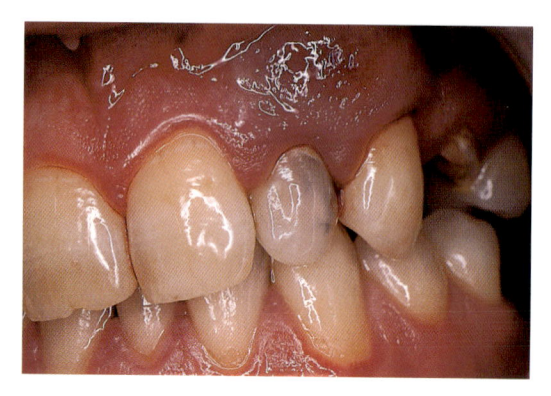

Figura 6.1 Abscesso agudo associado ao incisivo lateral superior com alteração de coloração.

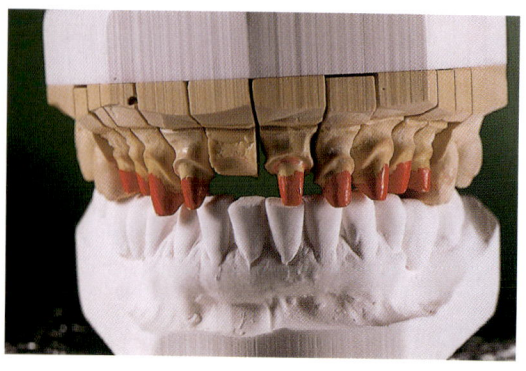

Figura 6.4 Preparos dentários para novas restaurações ao aumento da DVO.

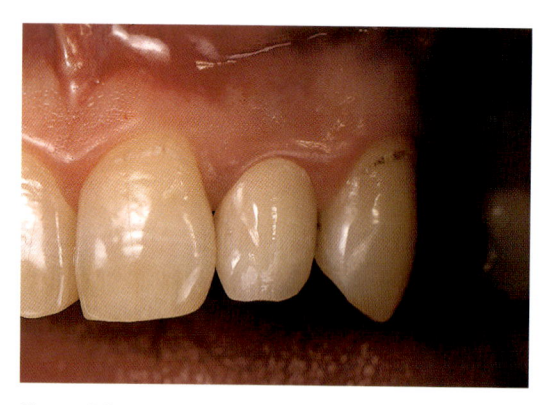

Figura 6.2 Vista pós-operatória do paciente da Figura 6.1 mostrando a resolução da patologia periapical após tratamento de canal e confecção de coroa de porcelana pura.

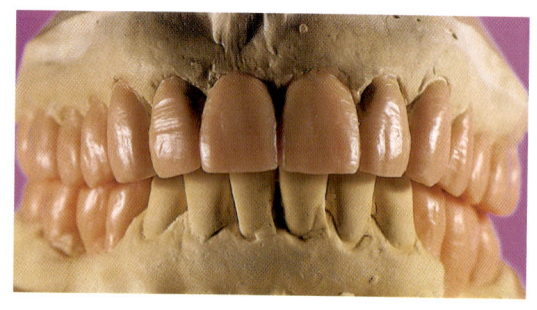

Figura 6.5 Enceramento diagnóstico para proposta de aumento da DVO.

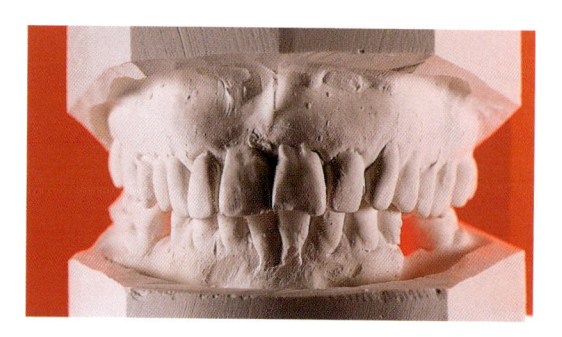

Figura 6.3 Pré-operatório com perda da DVO.

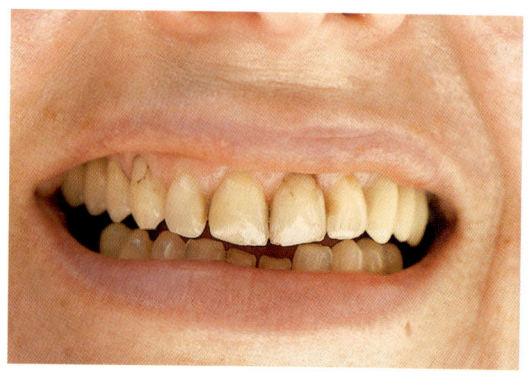

Figura 6.6 Plano incisal desnivelado.

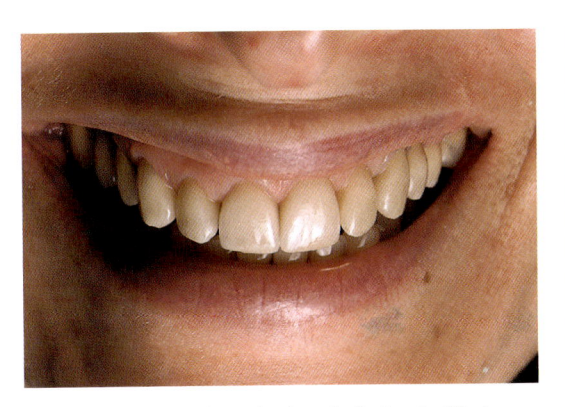

Figura 6.7 Restituição do plano incisal, coincidindo com a curvatura do lábio inferior. (Trabalho laboratorial de Willi Geller, Zurique, Suíça.)

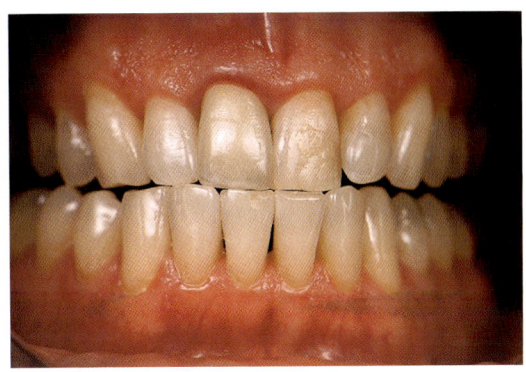

Figura 6.8 Inflamação persistente ao redor do incisivo central superior devido à invasão do espaço biológico pela margem da restauração.

Espaço biológico

O Capítulo 2 enfatiza a importância de evitar a violação do espaço biológico. A discussão também aponta que, embora presente ao redor de todos os dentes saudáveis, as dimensões do espaço biológico variam, e o diagnóstico diferencial é essencial. Para procedimentos restauradores, são utilizados dois pontos de referência: a margem gengival livre ou a crista alveolar. A escolha depende dos achados clínicos e da tomada de decisão judiciosa. Para que a sobrevivência de um dente não seja abalada, é imperativo manter o espaço biológico. Isso inclui a invasão pela colocação de fio retrator, no procedimento de preparo (pelos instrumentos rotatórios ou manuais), pela localização da margem da coroa e por remanescentes de cimento temporário ou permanente. As manifestações da violação do espaço biológico dependem da resposta do indivíduo, mas todas comprometem a longevidade ou a sobrevivência do dente. Alguns exemplos de violação do espaço biológico são:

- Inflamação permanente (Figura 6.8).
- Margens gengivais assimétricas (Figura 6.9).
- Recessão (Figura 6.10).
- Ameias gengivais aumentadas (os chamados "triângulos negros") (Figura 6.11).
- Bolsas periodontais (Figura 6.12).

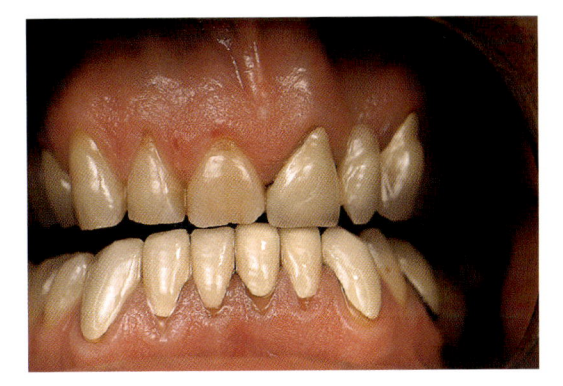

Figura 6.9 O pilar anterior (dente 21) da prótese parcial fixa (PPF) de três elementos apresenta recessão (em comparação com o dente natural 11) devido à violação do espaço biológico no momento da cimentação, resultando em margens gengivais assimétricas e de aparência desagradável.

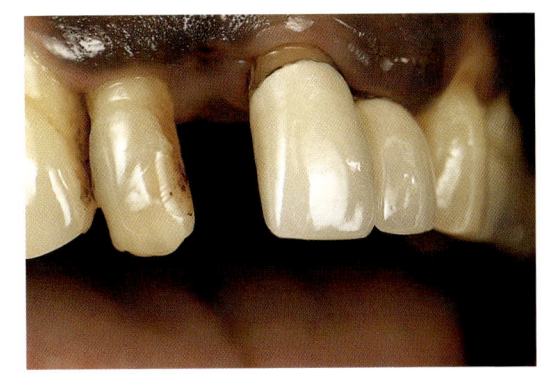

Figura 6.10 Recessão gengival expondo a margem da coroa do incisivo central esquerdo.

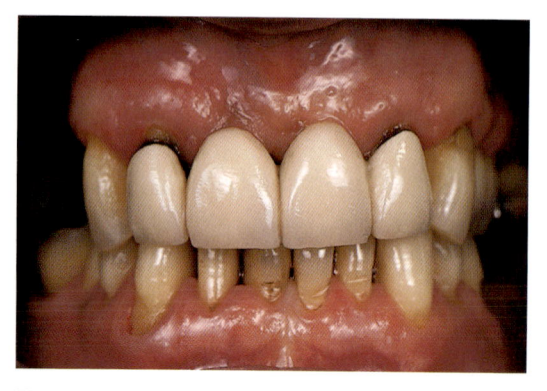

Figura 6.11 Ameias gengivais aumentadas (triângulos negros) entre as coroas dos incisivos superiores.

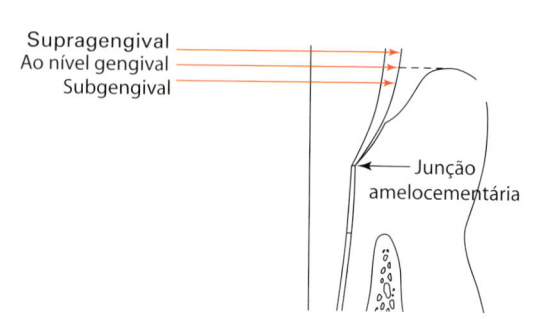

Figura 6.13 As margens da coroa podem ser supra ou subgengivais, ou ainda ao nível da gengiva.

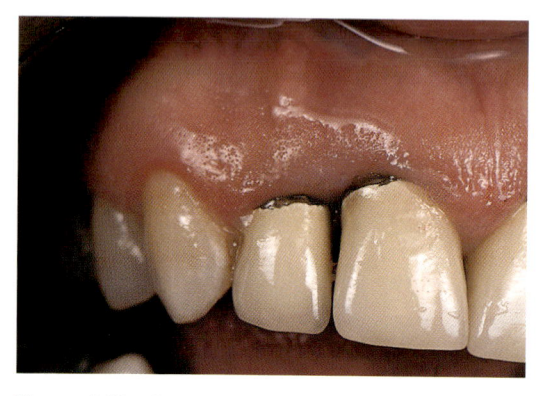

Figura 6.12 Formação de bolsa e abscesso periodontal associados a uma coroa deficiente no incisivo lateral superior direito.

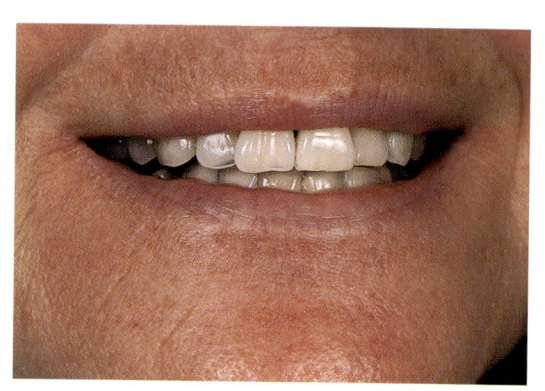

Figura 6.14 Paciente com linha baixa do sorriso que esconde a margem cervical dos dentes superiores.

Localização da margem

A margem das coroas pode ser supragengival, ao nível da gengiva ou subgengival (Figura 6.13). A partir da discussão anterior, torna-se evidente que os posicionamentos supragengival e ao nível da gengiva não trazem conseqüências ao espaço biológico. As margens supragengivais são indicadas quando a estética não é preocupação, como ocorre nos dentes posteriores ou na região anterior quando o paciente apresenta linha de sorriso baixa (Figura 6.14). Margens ao nível da gengiva são reservadas para restaurações de porcelana pura, como as facetas laminadas, sob a premissa de que o substrato dentário é de cor aceitável, evitando evidenciar a linha de cimento e a diferença de cor entre a restauração e o dente (Figura 6.15).

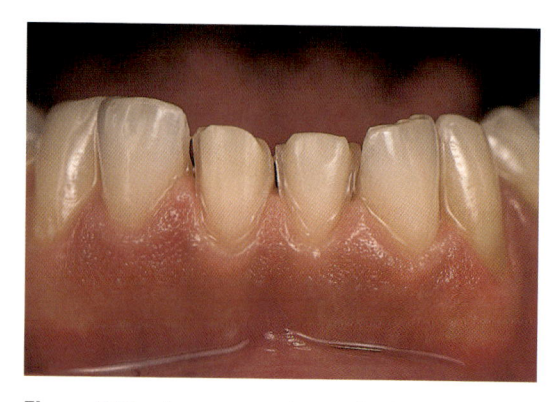

Figura 6.15 Preparos para facetas laminadas de porcelana nos incisivos centrais inferiores com margens ao nível da gengiva (note que os dentes preparados são de coloração aceitável).

Entretanto, as margens subgengivais têm importância clínica ímpar. Como generalização, se a crista alveolar é utilizada como ponto de referência para o espaço biológico, e a profundidade do sulco permite, a localização da margem intrasulcular deve ser posicionada aproximadamente na metade da profundidade total do sulco. A razão para isso é que, como na política, o preparo dentário é a arte do possível, raramente da perfeição. Assim, o objetivo de colocar a margem na metade da profundidade do sulco fornece um grau de orientação, de forma que, se o preparo inadvertidamente desviar-se do ideal, a profundidade adicional ainda evita a invasão do epitélio juncional, parte do espaço biológico. Além disso, o posicionamento da margem na metade da profundidade do sulco deixa espaço suficiente para a colocação do fio retrator; este age como escudo entre o epitélio juncional e a broca, compensando a recessão gengival pós-preparo, assegurando que a margem permaneça subgengival. Por outro lado, se a margem gengival livre é utilizada como ponto de referência para o espaço biológico, a margem intra-sulcular deve ser posicionada a 0,5 mm no interior do sulco. O posicionamento subgengival torna-se necessário em situações com envolvimento estético, como em pacientes com sorriso alto ou excesso de exposição gengival durante o sorriso relaxado (Figuras 6.16 a 6.18).

O preparo dentário deve seguir a margem gengival em toda a circunferência, imitando a arquitetura da crista alveolar subjacente, assegurando dessa forma a integridade do espaço biológico

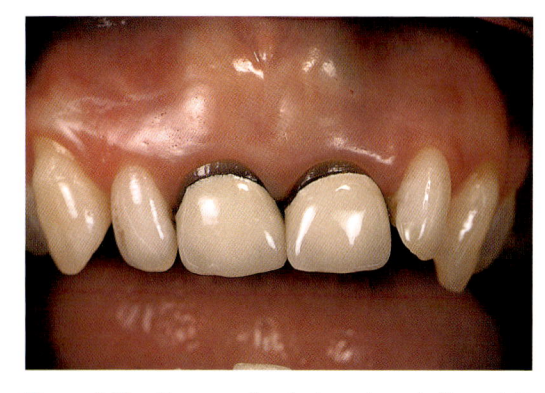

Figura 6.17 Vista aproximada da paciente da Figura 6.16 mostrando as coroas deficientes com margens supragengivais nos incisivos centrais superiores.

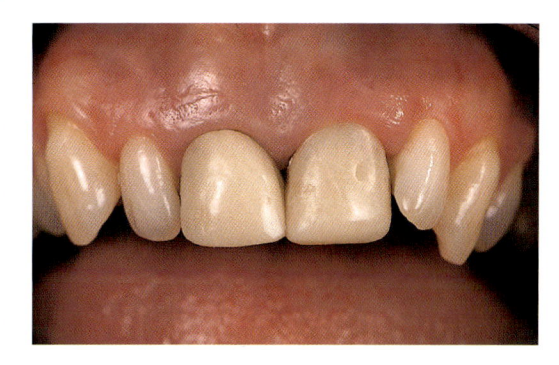

Figura 6.18 Coroas provisórias com margens subgengivais na paciente da Figura 6.17.

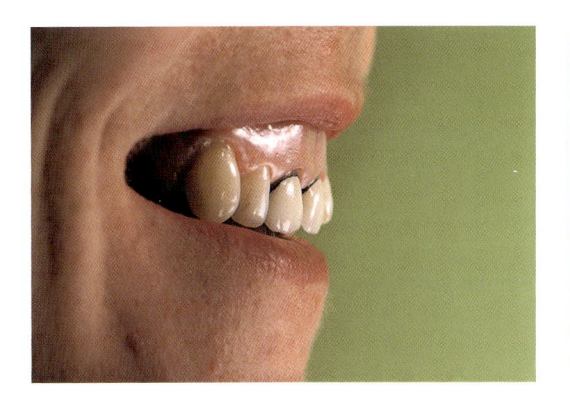

Figura 6.16 Paciente com sorriso alto, expondo um excesso gengival durante o sorriso relaxado, necessita de coroas com margens subgengivais.

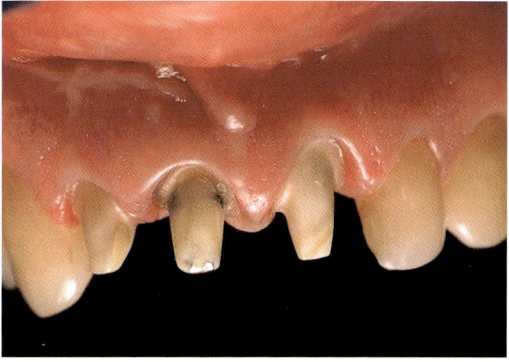

Figura 6.19 A linha de término dos preparos deve seguir a margem gengival e, por conseguinte, a arquitetura do osso alveolar subjacente.

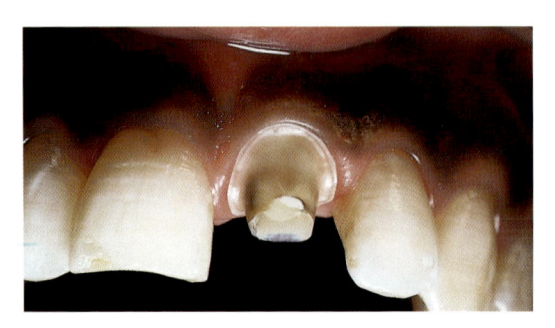

Figura 6.20 Margens do preparo claramente visíveis, seguindo os festões gengivais, no incisivo central esquerdo.

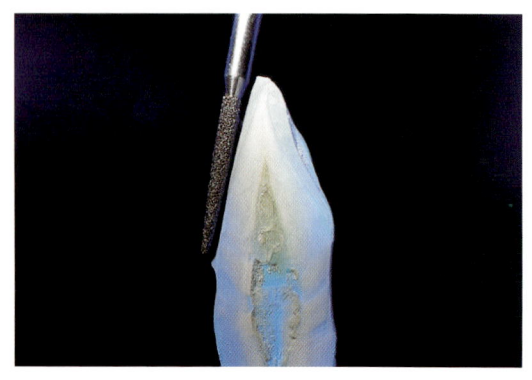

Figura 6.21 Terminação em bisel ou em lâmina de faca.

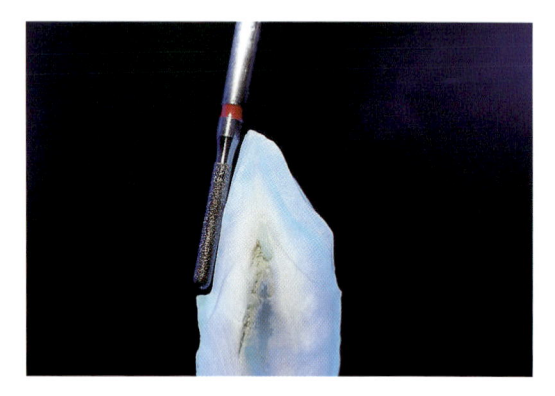

Figura 6.22 Terminação em ombro.

(Figura 6.19). É necessário cuidado a fim de evitar armadilhas na região interproximal, onde a profundidade do sulco é mais generosa (>2,5 mm). A terminação pode ser localizada mais profundamente do que na região vestibular, mas isso resulta nos "triângulos negros" em virtude da recessão gengival interproximal, levando ao comprometimento da "estética rosa". Assim, é mais prudente preparar um dente copiando o festonado gengival em toda sua circunferência, em um nível fixo predeterminado (Figura 6.20).

Geometria da margem

Existe uma variedade de propostas quanto à geometria da terminação para coroas de porcelana pura e adesivas. As opiniões são divergentes, dependendo dos fatores de preferência, como a estética, as propriedades mecânicas do material, a facilidade de confecção e as considerações do preparo dentário.

Os desenhos mais populares são o bisel, o ombro e o chanfro. A integridade marginal, em termos de abertura da interface dente/coroa, tem aceitação clínica variável, de 120 µm, 100 µm e 50 µm.[1,2,3] A terminação em bisel, com abertura de 135 µm, não se enquadra nem no maior grau aceitável de 120 µm, o que torna sua aplicação questionável.[4] Esse tipo de terminação é indicado para coroas totais metálicas, que necessitam de mínimo preparo dentário (Figura 6.21). Além disso, a terminação em bisel é de difícil diferenciação no modelo de gesso, podendo causar adaptação marginal deficiente, sendo que a redução insuficiente resulta no sobrecontorno da restauração, tanto horizontal quanto vertical, levando a alterações da flora bacteriana, com inflamação crônica e perda de inserção do ligamento periodontal circundante.[5] Quando é utilizada a terminação em bisel, o desgaste deve ser feito e localizado supragengivalmente a fim de evitar o sobrecontorno ou o perfil de emergência incorreto.

O preparo em ombro também apresenta diversidade na sua geometria, com os ângulos axiogengivais variando de 90 a 120° (Figura 6.22). Em um estudo utilizando a análise de elementos finitos para determinar o esforço total da porcelana em ombros de 90 e 120° e em terminações em chanfro, o chanfro apresentou maior resiliência.[6] Mesmo limitado em suas conclusões, esse trabalho questiona a escola tradicional que defende a execução de terminações em ombro quando a

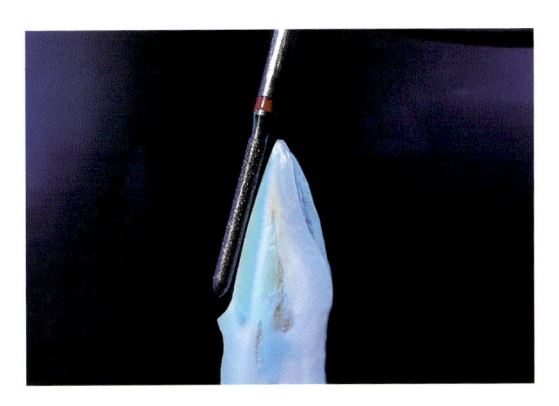

Figura 6.23 Terminação em chanfro.

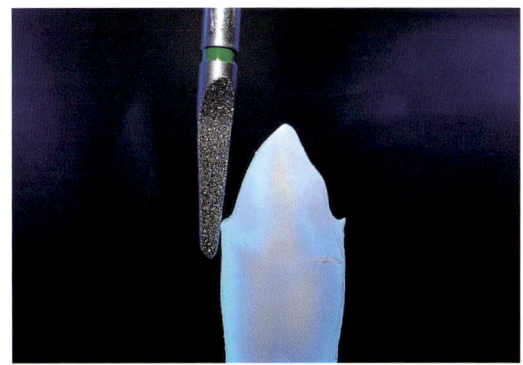

Figura 6.24 "Lingüeta de esmalte" resultante do preparo dentário (lado direito) é removida com pontas diamantadas (lado esquerdo).

porcelana entra em contato com a margem preparada do dente. Um preparo em ombro pode ser aceitável quando da substituição de uma coroa metalocerâmica por uma de porcelana pura, situação na qual seria necessário maior desgaste para obter-se um chanfro. Outros benefícios da terminação em chanfro são a abertura marginal de 68 μm, facilitando o uso de aparelhos de varredura para a confecção de casquetes pelo sistema CAD/CAM, a maior rapidez do preparo[7] e a preservação de estrutura dentária em comparação com o ombro em 90°. Ainda, o chanfro é esteticamente melhor do que o ombro, pois com ele há transição gradual de cor entre a restauração e o substrato dentário, evitando o delineamento abrupto entre o dente e a coroa (Figura 6.23).[8]

Por fim, é necessária a remoção dos prismas de esmalte remanescentes que formam uma pestana de esmalte para obtermos uma linha de terminação distinta e visível. O material empregado para essa tarefa inclui curetas de esmalte (instrumentos manuais), instrumentos rotatórios e pontas diamantadas. A linha de terminação mais lisa é obtida utilizando-se pontas diamantadas, de granulação progressivamente mais fina, em peça de mão (Figura 6.24).[9]

Desenho do preparo

A harmonia entre a retenção, a resistência e a convergência das faces influencia o desenho do preparo dentário. Retenção é a resistência ao deslocamento pela via de inserção de uma restauração, isto é, a força necessária para remover a prótese. Como guia geral, são necessários pelo menos 3 mm de remanescente dental para retenção e resistência adequadas, independentemente do agente cimentante. Embora tenha sido demonstrado que a retenção apresenta uma relação linear com o diâmetro e a altura do preparo, ela é menos dependente das forças geradas no ambiente bucal do que a resistência.[10,11] Os vetores de força mastigatória e parafuncional encontrados são de natureza lateral, variando nas direções vestibulolingual, oclusocervical e linguovestibular. Essas forças não-axiais geram fadiga, definida como esforço cíclico ao longo do tempo. O combate à fadiga e, dessa forma, o aumento do sucesso da prótese em longo prazo, depende da resistência, e não da forma de retenção, do dente preparado. A resistência também apresenta uma relação linear com a altura e o diâmetro do preparo. Além disso, a resistência à fratura também depende do tipo de cimento; por exemplo, a resina composta é três vezes mais resistente à fratura do que o fosfato de zinco.[12] Ainda, o uso de adesivos dentinários auxilia na transferência dos esforços oclusais e mastigatórios para o dente subjacente para que se dissipem pelo ligamento periodontal.[13]

Segundo a norma-padrão, advoga-se uma conicidade de 6° em cada face proximal, somando um ângulo de convergência total de 12° (Figuras 6.25 a 6.27).[14] A convergência oclusal total do preparo apresenta relação linear com a resistência às cargas laterais dinâmicas.[15] Assim, a variação do ângulo

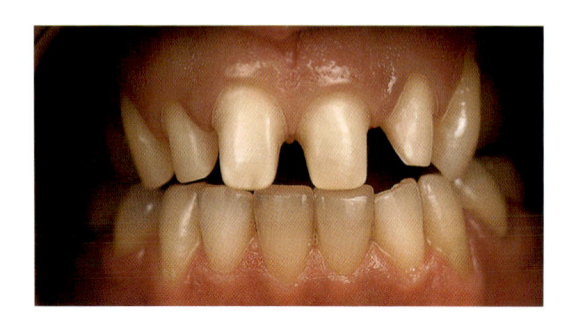

Figura 6.25 Preparo dentário ideal: 12° de ângulo de convergência.

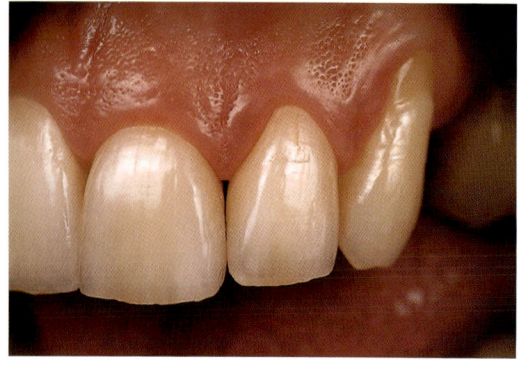

Figura 6.27 Preparo dentário ideal: coroa definitiva em Procera alúmina no paciente das Figuras 6.25 e 6.26.

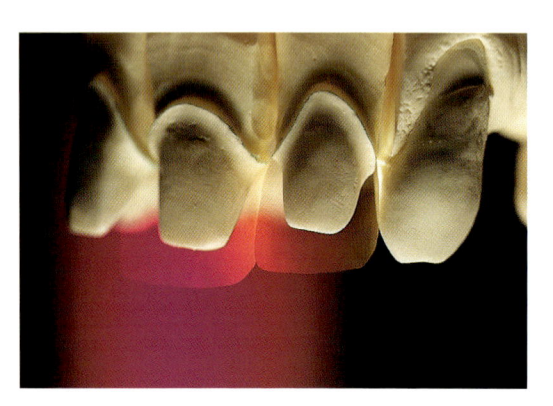

Figura 6.26 Preparo dentário ideal: modelo de gesso mostrando os troquéis corretamente recortados com a relação preparo/coroa definitiva.

de convergência em ±10° aumenta ou diminui a resistência em 5 a 10%. Além disso, o formato cônico deposita uma exigência sobre a resistência à compressão da camada de cimento. O aumento progressivo exagerado da conicidade faz com que a área de cimento que sofre a compressão tenda a zero.[16] É importante considerar que a compressão do cimento é progressiva, não apresentando um ponto limitante para a conicidade dependendo do ângulo de convergência.[17] Assim, embora o aumento da conicidade diminua a resistência, não há um ângulo de convergência total finito abaixo do qual a falha do cimento seja inevitável.

A conhecida redução de 1,5 mm para coroas metalocerâmicas baseia-se no espaço de 0,5 mm para a subestrutura metálica e de 1 mm para a porcelana de cobertura, somente para obter-se uma profundidade de cor a fim de conseguir a estética adequada. Estruturalmente, um ombro de porcelana mais fino (menor do que 1 mm) na face vestibular é melhor para suportar as tensões aplicadas por cargas com angulação vestibular ou palatal. Outros estudos concluíram ainda que uma camada mais espessa de porcelana não melhora a resistência à fratura ou a longevidade das coroas.[18] De fato, a uniformidade da redução dentária, o que assegura uma camada uniforme de porcelana, é mais significativa do que a espessura da camada de porcelana propriamente dita.

Muitos profissionais acreditam que o preparo para coroas de porcelana pura é mais conservador do que para coroas metalocerâmicas. Isso pode ser verdade para coroas feldspáticas de camada única, mas não se aplica a maioria dos sistemas modernos de próteses cerâmicas de camada dupla. Para acomodar o casquete cerâmico denso e as camadas de porcelana de cobertura, a redução dentária deve ser de aproximadamente 1,3 a 1,6 mm, quase idêntica à redução necessária para coroas metalocerâmicas. Por exemplo, sendo necessário um casquete cerâmico Procera de 0,6 mm, a redução dentária é feita com uma broca de 1,6 mm de diâmetro, produzindo uma redução de 0,6 mm para o casquete de alúmina e de 1 mm para a porcelana de cobertura.

A redução para as facetas laminadas de porcelana normalmente é confinada à face vestibular e regida pelo objetivo do tratamento proposto (Figura 6.28). Quando a faceta é utilizada para esconder uma alteração de cor, a redução depende do grau de alteração e da cor que se deseja alcan-

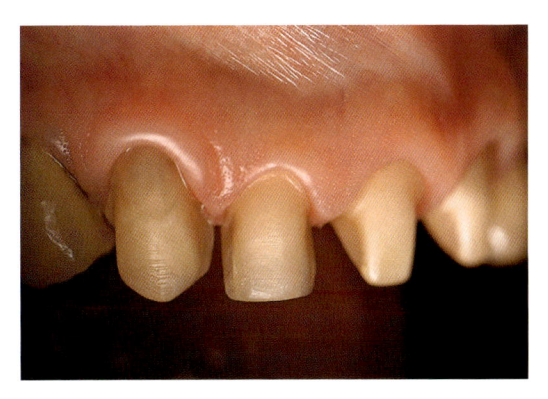

Figura 6.28 Preparos para facetas laminadas de porcelana no canino e no incisivo lateral superiores direitos.

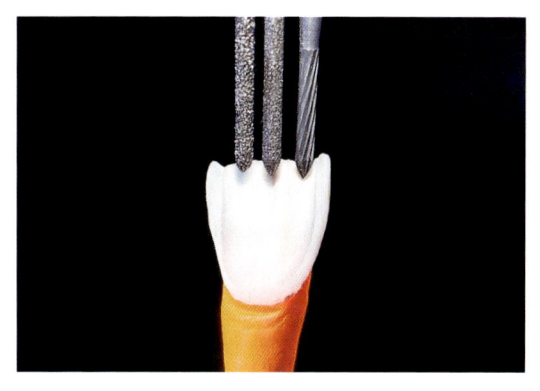

Figura 6.29 A utilização de brocas de granulação progressivamente mais fina (e broca de acabamento de tungstênio carbide) minimiza a elevação de temperatura da polpa.

çar. Entretanto, quando a faceta é empregada para "re-alinhar" os dentes, a redução depende da localização do dente no arco. Dentes mais inclinados para palatal e que necessitam de alinhamento vestibular requerem mínimo preparo, e dentes mais vestibularizados que necessitam de alinhamento palatal exigem uma redução extensa.

Manutenção da integridade do tecido dentário mineralizado

O preparo dentário, particularmente para fins cosméticos, é essencialmente uma violência contra tecido saudável para alcançar o resultado desejado. Embora na maioria dos casos os meios justifiquem os fins, é necessário tomar precauções para evitar danos aos tecidos dentários (esmalte, dentina e polpa). A quantidade de redução dentária é regida por parâmetros como a estética, a obtenção de uma espessura mínima para evitar o comprometimento da resistência do material restaurador, a oclusão e o tamanho da câmara pulpar.

Vários trabalhos têm relatado a não-vitalidade de dentes restaurados com coroas artificiais.[19,20,21] As causas da não-vitalidade podem ser a agressão à dentina, a desidratação da dentina e a elevação da temperatura durante o estágio de preparo. O choque térmico à polpa depende das suas dimensões e tamanho, da quantidade de dentina secundária e das técnicas de preparo. Os dois primeiros fatores não são passíveis de controle, mas devem ser visualizados no exame radiográfico antes do início do preparo. O último fator é determinado pelo operador.

O uso de brocas diamantadas de granulação grossa é bastante prático, mas produz maior elevação da temperatura no interior da câmara pulpar. Por exemplo, usando-se uma broca diamantada de partículas de 150 μm, a temperatura aumenta até 40,5°C (equivalente a um aumento de temperatura de 3,2°C), perigosamente próxima do limite crítico de 41,5°C, na qual ocorre necrose pulpar. Por outro lado, uma broca de granulação mais fina, de partículas de 30 μm, provoca o aumento intrapulpar de apenas 2,5°C. Outros fatores que contribuem para o aumento de temperatura são tempo de desgaste, desgaste contínuo, pressão da broca sobre o dente, deficiência na refrigeração hidráulica e temperatura da água de refrigeração maior do que 32°C. Finalmente, à medida que a camada de dentina diminui nos estágios progressivos do preparo dentário, sua capacidade de absorção do calor também diminui. Assim, nos estágios finais do preparo, é prudente utilizar brocas de granulação mais fina, já que provocam aumento menor de temperatura do que as brocas mais grossas (Figura 6.29).[22]

Também devemos observar que a polpa possui uma "memória" e se ressente de agressões sucessivas por procedimentos restauradores. Exceto por razões cosméticas, uma coroa é sempre a penúltima alternativa restauradora – após outras restaurações que falharam – antes da extração e da colocação de implantes. Considerando esses fatores, o efeito cumulativo das restaurações sucessivas

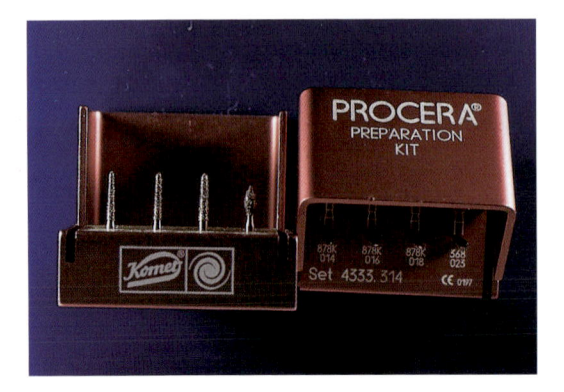

Figura 6.30 Os conjuntos para preparo Procera estão disponíveis nas granulações grossa e média, com partículas de diamante de 150 e 100 μm, respectivamente. Ambos os conjuntos contêm brocas de apenas dois formatos, chanfro e elípticas, facilitando o preparo dentário.

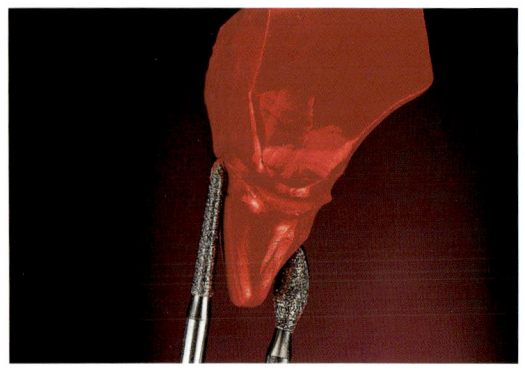

Figura 6.31 Incisivos e caninos são preparados com uma broca chanfrada de 1,4 mm e uma broca elíptica para redução palatal.

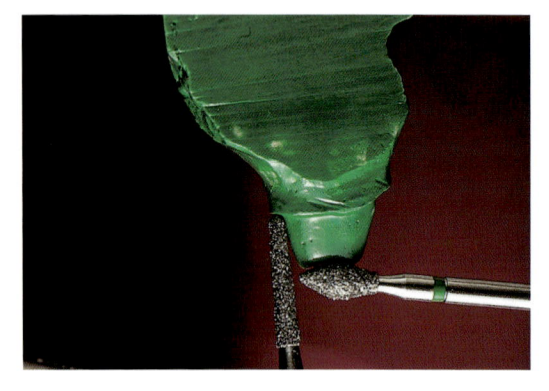

Figura 6.32 Os pré-molares são preparados com uma broca chanfrada de 1,6 mm e uma broca elíptica para redução oclusal.

eventualmente leva à necrose pulpar. Como resultado, é crucial limitar o tempo de preparo dentário a um mínimo absoluto, evitando dano a uma polpa já comprometida. O menor uso possível de brocas, o mínimo tempo de contato entre a broca e o dente, a irrigação abundante e as pausas para permitir a dissipação do calor são medidas que levam a esse objetivo.

Nas coroas de porcelana pura, como o sistema Procera (Nobel Biocare, Suécia), o preparo é realizado utilizando-se somente dois tipos de brocas. Existem dois conjuntos de brocas Procera: o de granulação grossa, que contém brocas com partículas de 125 μm, e o médio, que apresenta brocas com partículas de 100 μm, ambos abaixo dos críticos 150 μm. Cada conjunto contém brocas de apenas dois formatos (Figura 6.30). As primeiras são brocas em chanfro de larguras variáveis (1,4 mm, 1,6 mm e 1,8 mm) para a redução circunferencial e brocas de formato oval ou elíptico para a redução oclusal ou palatal de 1,5 a 2 mm. A utilização de apenas duas brocas simplifica o preparo e assegura a remoção calculada de quantidades predeterminadas de estrutura dental. Outra vantagem é que o diâmetro da broca em chanfro também corresponde aos casquetes Procera. Por exemplo, em dentes anteriores, o uso de uma broca de 1,4 mm corresponderá à espessura de 0,4 mm do casquete Procera, deixando ainda 1 mm para a porcelana de cobertura (Figura 6.31); e, em dentes posteriores, uma broca de 1,6 mm acomodará um casquete de 0,6 mm, deixando 1 mm para a porcelana de cobertura (Figura 6.32).

Outra razão para não usar brocas grossas em demasia é minimizar as pequenas quebras do esmalte nas margens do preparo, que resultam na maior fragilidade do esmalte pela propagação das fissuras por toda sua camada. Para "selar" quaisquer fissuras, o uso de pontas diamantadas de granulação progressivamente mais fina remove as fissuras médias e pequenas entre os prismas de esmalte e no seu interior. A adoção desse protocolo assegura que as margens do preparo resultante sejam mais fortes e com menos fissuras.[23]

A rugosidade superficial final do preparo também tem sido alvo de debate na literatura odontológica. Enquanto alguns trabalhos demonstraram pouca variação das forças retentivas entre preparos rugosos e lisos,[24,25,26] outros mostraram maior retenção quando a superfície dentária é preparada com brocas de granulação maior.[27,28] A rugosidade, mensurada em termos de Ra, de uma broca diamantada de 120 µm é de 6,8 Ra, enquanto a de uma broca de acabamento de tungstênio *carbide* é de 1,2 Ra (Figura 6.33). As desvantagens de uma superfície mais áspera são os potenciais microcortes mais profundos, que provocam falta de assentamento completo da restauração, padrões inexatos na técnica de cera perdida e aprisionamento de bolhas de ar no interior da camada de cimento. Da mesma forma, superfícies excessivamente lisas junto com cimentos tradicionais não-adesivos podem causar o deslocamento da coroa. Embora não seja possível uma conclusão, mas considerando os pontos citados acima e a discussão sobre o aumento da temperatura e o dano ao esmalte com o uso de brocas mais grossas, provavelmente é mais prudente procurar realizar preparos com superfícies mais lisas.

O preparo dentário, não diferente de procedimentos cirúrgicos dos tecidos moles, necessita o fechamento da ferida. Isso inclui o debridamento (condicionamento com ácido fosfórico para remover a *smear layer*), a desinfecção e o selamento para evitar invasão bacteriana (aplicação de sistema adesivo para hibridização) e a cobertura com uma bandagem (restauração provisória terapêutica) a fim de acelerar a cura. Esse protocolo também reduz a sensibilidade pós-operatória, ocorrência freqüente após os preparos dentários, bem como melhora a força de adesão da restauração definitiva.[29,30]

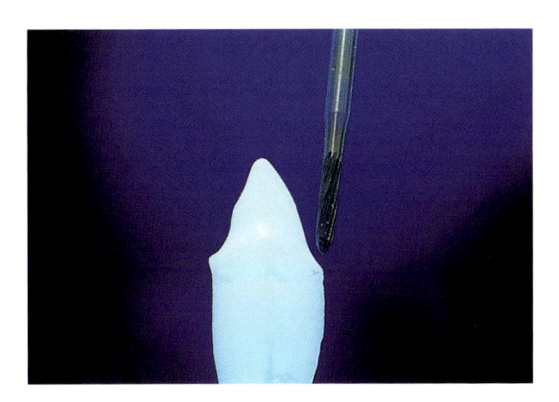

Figura 6.33 A finalização do preparo com uma broca de tungstênio carbide produz uma superfície mais lisa e acabada, com maior integridade da margem de esmalte.

Eficiência de corte

A eficiência de corte depende de muitos fatores, como o tipo de material biológico ou restaurador a ser cortado (esmalte, dentina, cerâmica, metal fundido ou resina composta, etc.), o senso cinético do operador, a velocidade da peça de mão e a rugosidade e qualidade do instrumento rotatório. A crença de que pontas diamantadas de granulação maior (>150 µm) são mais eficientes é falsa. Um estudo recente relatou que não há aumento na eficiência de corte com o uso de brocas de granulação maior em relação às de granulação média (100 µm).[31] A força aplicada sobre a peça de mão durante o preparo é outro ponto de debate. O emprego de pouca força tende a originar uma superfície mais lisa, enquanto força excessiva provoca danos à polpa. Além disso, o aumento da carga sobre a peça de mão é autolimitante, sendo observada muito pouca melhora na eficiência de corte quando a força é elevada a mais do que a faixa clínica aceitável entre 50 e 150 g.[32] O que parece pertinente é a degradação e a acumulação de resíduos sobre a broca, contribuindo para a redução de sua eficiência de corte.[33] Assim, é válida a realização de banho em ultra-som, antes da esterilização, para remover os resíduos.

A Tabela 6.1 traz um resumo dos pontos mais importantes sobre preparo dentário.

PRÁTICA CLÍNICA

Preparo dos dentes anteriores

Para demonstrar os aspectos teóricos, o caso clínico a seguir apresenta a seqüência de preparo para a confecção de coroas de porcelana pura anteriores, utilizando o acrônimo Avaliação Planejamento Tratamento (APT).

Avaliação

(1) Diastemas pronunciados nos arcos superior e inferior (Figura 6.34).
(2) Diastema mediano superior de 5 mm.
(3) Distalização dos incisivos centrais.
(4) Erosão palatal devido a episódios anteriores de bulimia (Figura 6.35).

Tabela 6.1 Resumo dos fatores determinantes do preparo dentário

Fator	Protocolo
Posicionamento da margem da coroa	Depende das referências da crista alveolar ou da margem gengival livre e da profundidade do sulco: idealmente posicionada na metade da profundidade do sulco.
Configuração da margem	Chanfro (a não ser no caso de substituição de coroa metalocerâmica por uma de porcelana pura).
Desenho do preparo	(1) Ângulo de convergência total de 12°. (2) Maximizar a altura e o diâmetro do preparo. (3) Minimizar a redução dentária dependendo do tipo de coroa planejado. (4) Usar resina composta como agente cimentante. (5) Redução média: metalocerâmica = 1,5 mm, cerâmica = 1,3 a 1,6 mm (dependendo do sistema cerâmico).
Integridade do tecido dentário	(1) Determinar o tamanho e a localização da polpa por meio do exame radiográfico. (2) Determinar o grau de calcificação da dentina. (3) Evitar o uso de brocas de granulação muito grossa (>150 µm). (4) Usar refrigeração com água em temperatura abaixo de 32°C. (5) Preparar o dente com períodos de pausa para permitir a dissipação do calor. (6) Assegurar a obtenção de lisura superficial. (7) Selar o dente com sistema adesivo imediatamente após o preparo.
Eficiência de corte	(1) Usar brocas diamantadas de granulação média (<150 µm). (2) Evitar pressão excessiva da broca. (3) Descartar brocas velhas ou danificadas. (4) Limpar as brocas usadas em banho de ultra-som.

(5) Relação anterior de Classe I.
(6) Limitações financeiras restringiram o tratamento somente ao arco superior. Além disso, o lábio inferior escondia os dentes anteriores inferiores durante o sorriso relaxado.

Planejamento

(1) Aparelho ortodôntico fixo inicial para reduzir os diastemas e tornar paralelas as raízes, evitando a inclinação para distal dos incisivos superiores.
(2) Criar uma razão largura/comprimento favorável para os incisivos.
(3) Assegurar pontos de contato amplos entre os incisivos para evitar reincidência ortodôntica.
(4) Prover quatro coroas totais em Procera (alúmina), para maior resistência e estética.

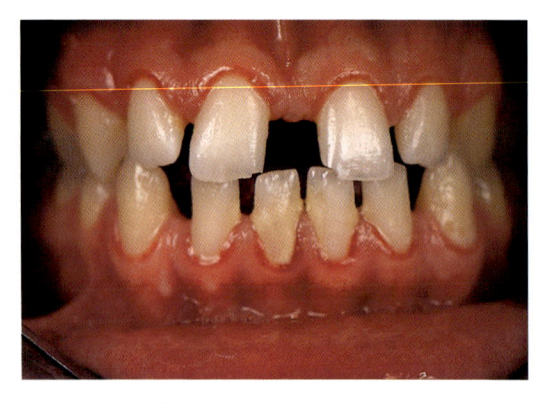

Figura 6.34 Vista pré-operatória mostrando diastemas em ambos os arcos e higiene oral deficiente.

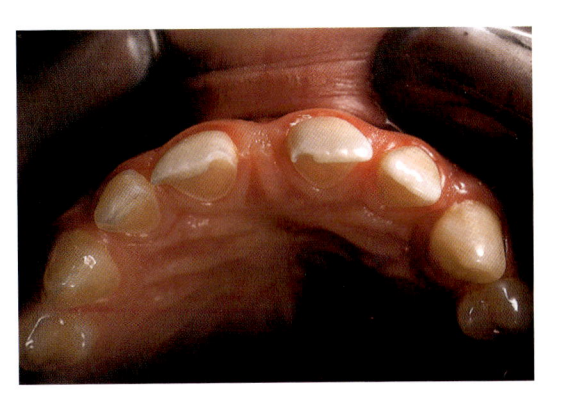

Figura 6.35 Diastema mediano superior inicial de 5 mm, inclinação distal e erosão palatal dos incisivos centrais.

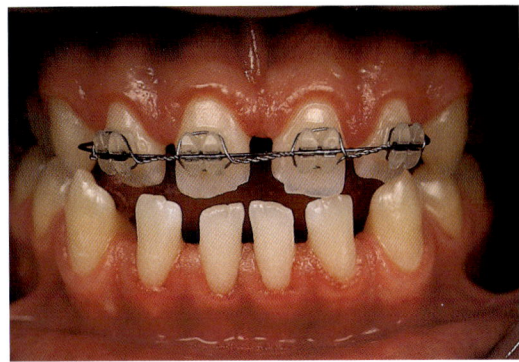

Figura 6.36 Vista vestibular do aparelho ortodôntico fixo colocado para correção do posicionamento do sextante anterior superior.

Tratamento

(1) Tratamento inicial com procedimentos profiláticos e ortodônticos (Figuras 6.34 a 6.38).
(2) Decidir sobre a localização da margem da coroa (nesse caso, ao nível da gengiva, devido à mínima profundidade do sulco). Se planejar margens subgengivais, usar como guia a crista alveolar ou a margem gengival livre para assegurar a integridade do espaço biológico. Ao usar a crista alveolar como referência, medir todo o complexo dentogengival a partir da margem gengival livre até a crista alveolar sob anestesia local em quatro pontos ao redor do dente (mesial, distal, vestibular e lingual/palatal), reduzir 2 mm (do espaço biológico) para determinar a profundidade do sulco. Também confirmar a localização da junção amelocementária para o diagnóstico diferencial em cristas alveolares alteradas. De forma alternativa, quando usar a margem gengival livre, posicionar a terminação do preparo 0,5 mm no interior do sulco (Figuras 6.39 e 6.40).
(3) Colocar o fio retrator de espessura apropriada no interior do sulco gengival para proteger o epitélio juncional (Figuras 6.41 e 6.42) (Dica 6.1).
(4) Usar uma broca chanfrada de 1,4 mm (0,4 mm para o casquete e 1 mm para a porcelana de cobertura), e realizar os cortes de orientação de profundidade mésio-distais seguindo a curvatura do contorno coronal (Figura 6.43).
(5) Repetir o passo (4) para os aspectos inciso-gengival e palatal (nesse caso não foi necessária a redução palatal) (Figura 6.44).
(6) Reduzir o dente de acordo com os cortes de orientação em todas as faces (ponta diamantada elíptica para a face palatal e para a redução oclusal de 1,5 a 2 mm) (Figura 6.45).
(7) Refinar a rugosidade superficial com uma broca de acabamento de 1,4 mm de tungstênio *carbide* chanfrada e outra elíptica (Figura 6.46).
(8) Completar o preparo dentário removendo a lingüeta circunferencial de esmalte com uma ponta diamantada em peça de mão.
(9) Verificar o contorno e a superfície lisa do preparo dentário finalizado.
(10) Aplicar sistema adesivo após ataque ácido para selar o preparo. Polimerizar por meio de uma camada fina de gel de glicerina para evitar a interação de uma camada de inibição do oxigênio com os monômeros acrílicos (usados para confeccionar a coroa provisória) e o material de moldagem.[34]
(11) Proceder à confecção da coroa provisória.
(12) Na consulta seguinte, verificar a saúde gengival e a estabilidade da margem gengival livre antes de realizar a moldagem (Figuras 6.47 a 6.49).

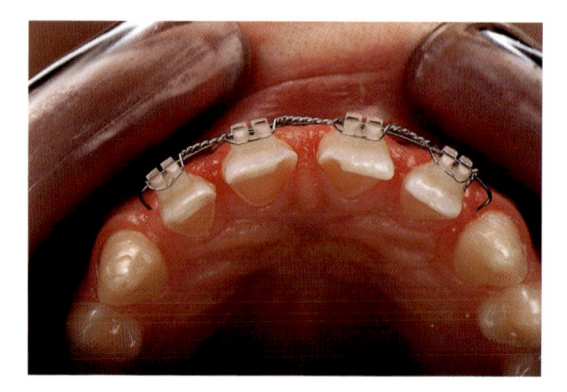

Figura 6.37 Vista palatal do aparelho ortodôntico fixo colocado para correção do posicionamento do sextante anterior superior.

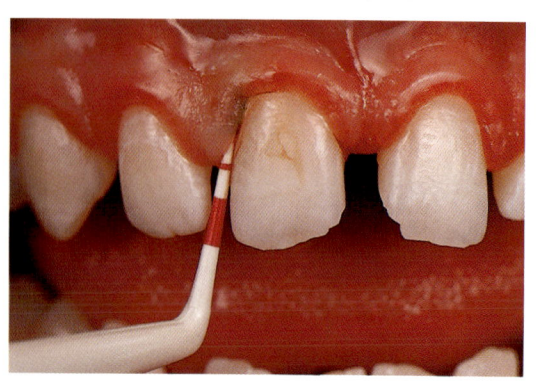

Figura 6.40 Medida distal do complexo dentogengival com sonda periodontal. A medida linear é de 4,5 mm, com sulco de 2,5 mm de profundidade.

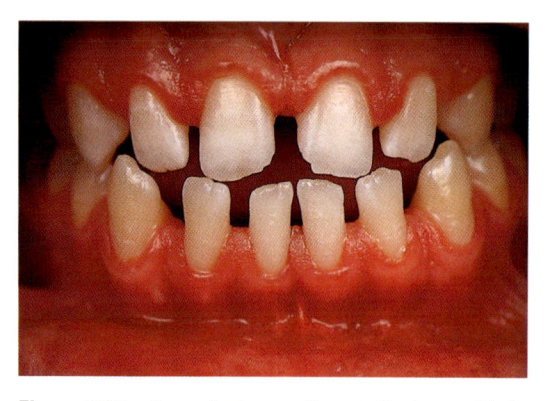

Figura 6.38 Remoção do aparelho ortodôntico, profilaxia para melhora da saúde periodontal e redução do diastema mediano para 2 mm.

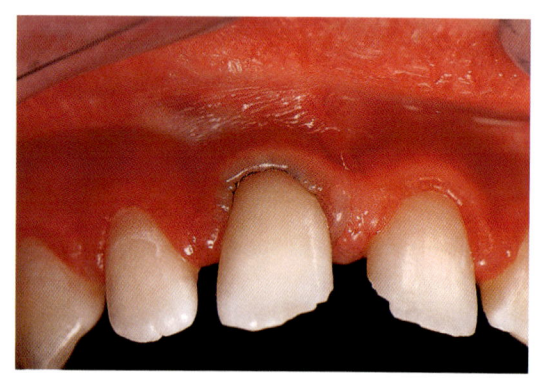

Figura 6.41 Fio retrator ao redor do dente 11 para proteger a margem gengival.

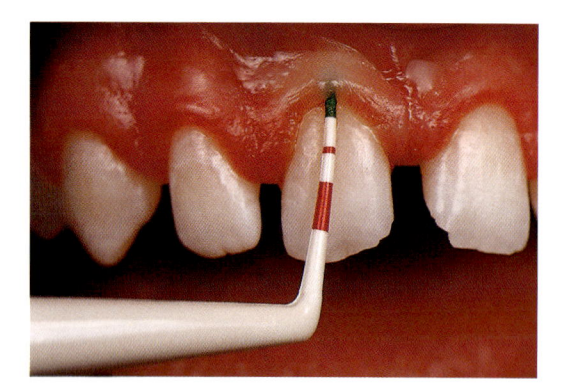

Figura 6.39 Medida do complexo dentogengival na região média da face vestibular com sonda periodontal. A medida linear é de 2 mm, indicativa da presença de um sulco de profundidade desprezível.

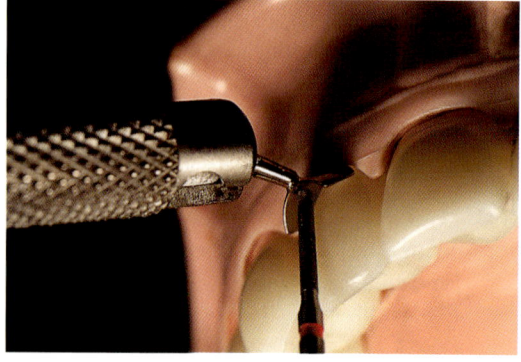

Figura 6.42 Retrator gengival Zekrya para proteger a margem gengival livre durante o preparo dentário.

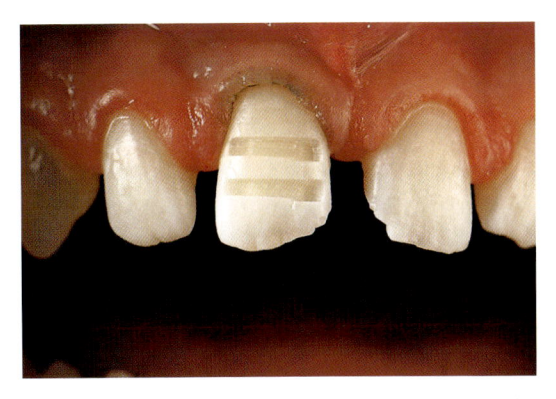

Protocolos para restaurações estéticas previsíveis 155

Figura 6.43 Sulcos de orientação mésio-distais para redução dentária precisa.

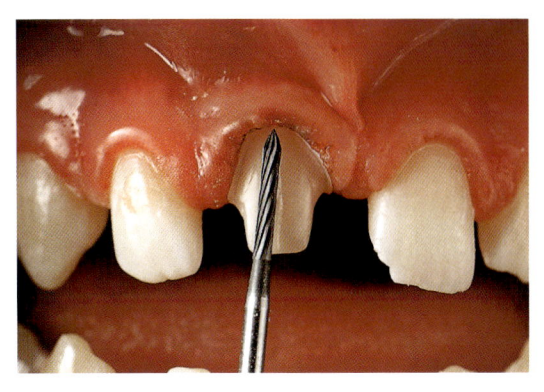

Figura 6.46 Broca de tungstênio *carbide* sendo utilizada para criar um acabamento superficial liso.

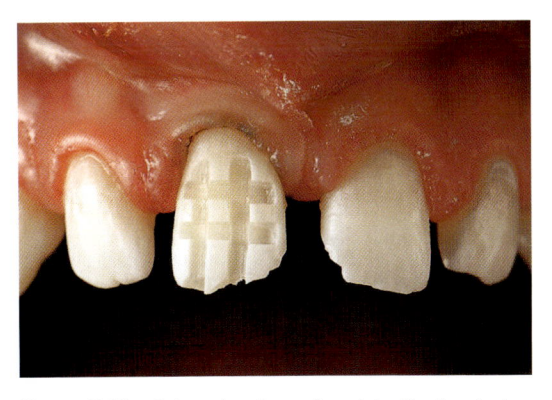

Figura 6.44 Sulcos de orientação mésio-distais e inciso-cervicais para redução dentária precisa.

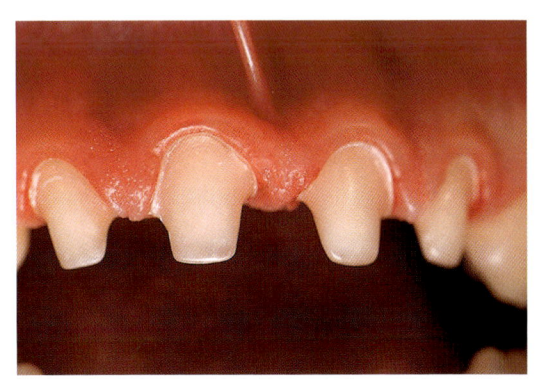

Figura 6.47 Preparo dentário completo, mostrando a terminação em chanfro bastante nítida nos incisivos superiores.

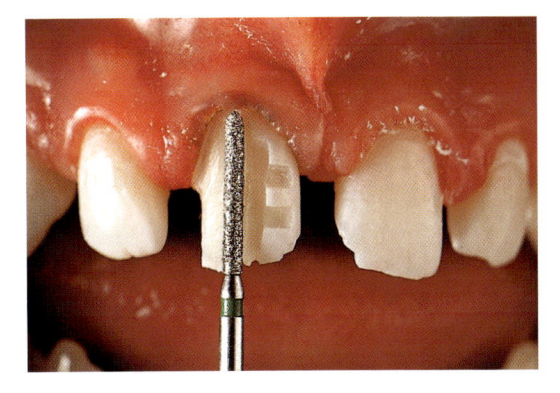

Figura 6.45 Redução dentária precisa utilizando os sulcos de orientação como guia para os planos mésio-distal e inciso-cervical.

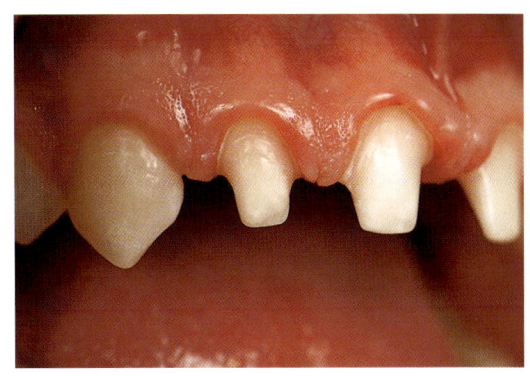

Figura 6.48 Vista lateral direita mostrando a resposta tecidual favorável após o preparo dentário, com papila interdental alta e pontilhado gengival.

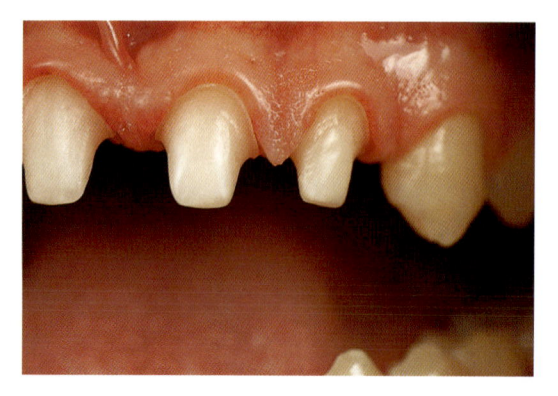

Figura 6.49 Vista lateral esquerda mostrando a resposta tecidual favorável após o preparo dentário, com papila interdental alta e pontilhado gengival.

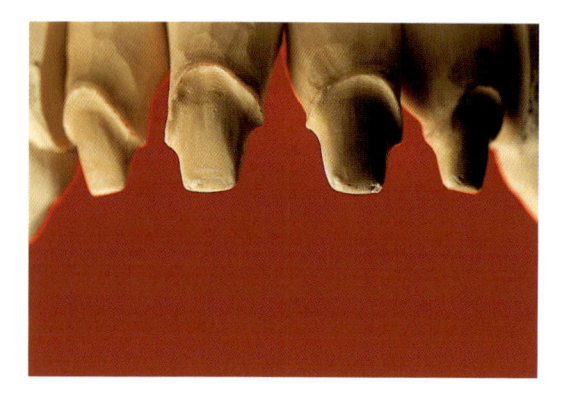

Figura 6.50 Modelo de gesso mostrando os preparos lisos, com desenho arredondado, livre de irregularidades.

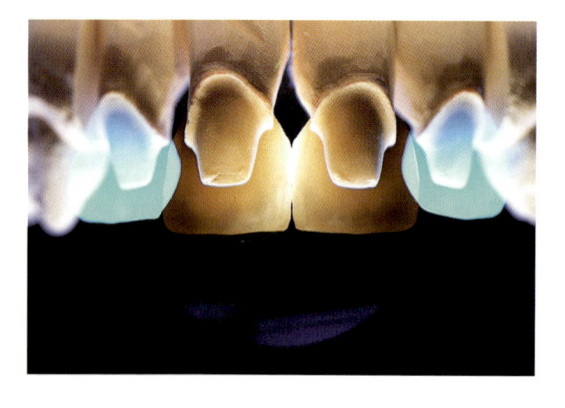

Figura 6.51 Modelo de gesso mostrando a relação entre os preparos e as coroas definitivas.

(13) Verificar o modelo de gesso em busca de margens bem delimitadas ao redor de todo o dente e do desenho correto do preparo (Figura 6.50).
(14) A relação entre os preparos e as coroas definitivas é mostrada na Figura 6.51.

Preparo dos dentes posteriores

O caso clínico a seguir apresenta a seqüência do preparo dentário para uma coroa de porcelana pura utilizando o acrônimo APT.

Avaliação

(1) Primeiro molar inferior direito bastante restaurado (dente 46) (Figura 6.52).
(2) Restauração de amálgama deficiente, com degradação marginal.
(3) Sensibilidade a frio e calor e a alimentos doces (dente vital).
(4) Ausência de hábitos parafuncionais (bruxismo, etc.).
(5) Ausência de contatos excêntricos laterais ou protrusivos.

Planejamento

As opções de tratamento são:
- Substituir a restauração de amálgama – mas, devido à cárie e à mínima estrutura dentária remanescente, uma restauração direta necessitaria de retenções por pinos, o que enfraqueceria ainda mais a estrutura dentária.
- Uma *inlay* cerâmica também está contra-indicada devido à extensa perda de estrutura.
- Restauração extracoronária, como, por exemplo, a metalocerâmica. O paciente não aceitou o uso de metal.

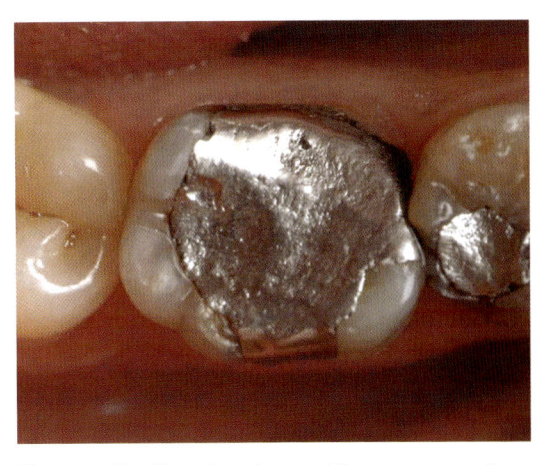

Figura 6.52 Situação pré-operatória com restauração de amálgama deficiente no molar inferior.

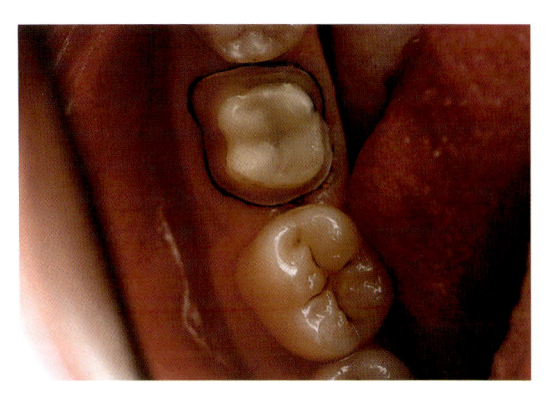

Figura 6.54 Preparo dentário terminado com o fio retrator em posição.

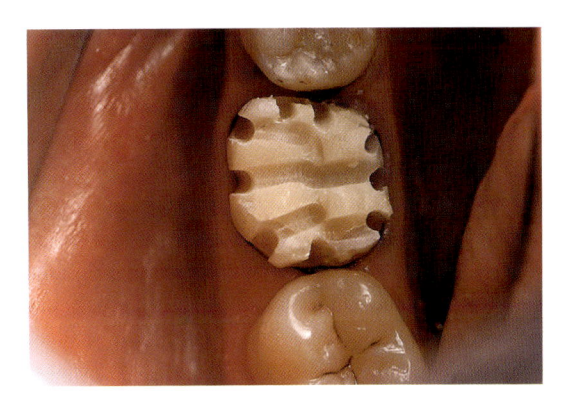

Figura 6.53 Sulcos de orientação circunferenciais e oclusais no núcleo de resina composta.

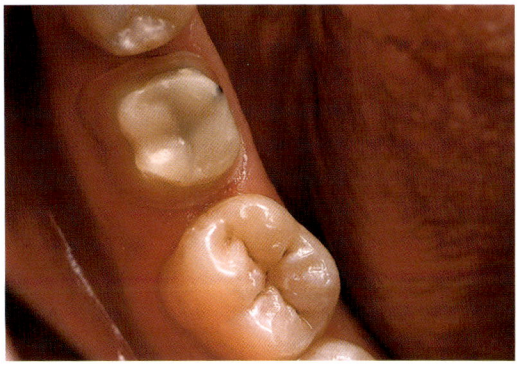

Figura 6.55 Saúde gengival aparente uma semana após o preparo dentário; pronto para a moldagem.

- Coroa de cobertura total em Procera (alúmina) para alta resistência (usando um casquete de 0,6 mm) e estética superior.

Tratamento

(1) Remover o amálgama sob isolamento absoluto.
(2) Reconstruir o dente usando resina composta e sistema adesivo associados a canaletas e caixas para maior retenção.
(3) Determinar a profundidade do sulco e colocar o fio retrator de espessura apropriada.
(4) Usar uma broca diamantada de 1,6 mm para confeccionar sulcos de orientação em todas as faces (Figura 6.53).
(5) Completar a redução do dente assegurando uma superfície lisa, sem sinal dos sulcos (Figura 6.54).
(6) Proteger com sistema adesivo, como no preparo dos dentes anteriores.
(7) Confeccionar coroa provisória.
(8) Na consulta seguinte, verificar a saúde gengival antes de moldar (Figura 6.55).
(9) No laboratório de prótese, por meio da tecnologia CAD/CAM Procera, fazer a leitura

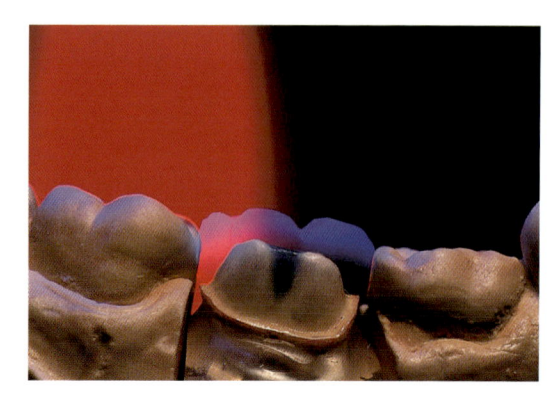

Figura 6.56 Modelo de gesso mostrando a relação dente preparado/coroa definitiva.

do modelo para a confecção de um casquete de 0,6 mm.

(10) Cobrir o casquete com camadas de porcelana de baixa fusão (Figura 6.56).
(11) No momento da prova, antes do *glaze*, checar e ajustar os contatos oclusais (azul = contatos em trabalho, verde = contatos em balanceio) (Figura 6.57).
(12) Retornar a coroa ao laboratório de prótese para o polimento e a etapa de *glaze*.
(13) Cimentar a coroa definitiva (Figura 6.58).

A coroa final restaura a saúde, a função e a estética. Além disso, o desgaste dos dentes antagonistas é minimizado devido ao emprego de porcelana de pouca abrasividade.

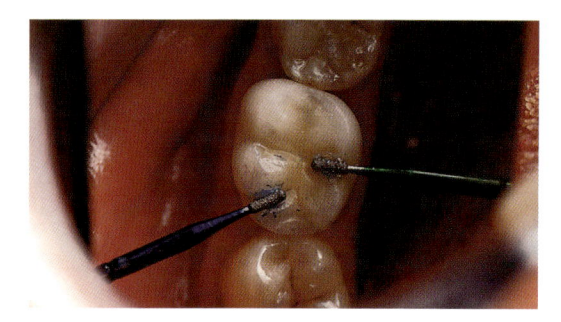

Figura 6.57 Ajuste oclusal no estágio anterior ao *glaze*.

Dicas

- Dica 6.1: Quando forem necessárias maior proteção e retração gengival, utilize o retrator gengival Zekrya (Dentsply) (ver Figura 6.42).

Referências bibliográficas

[1] McLean, J.M. and von Frauhofer, J.A. (1971) The estimation of cement film thickness by an in vivo technique. *Br Dent J*, **131,** 107-111

[2] May, K., Russel, M., Razzoog, M. and Lang, B. (1996) Precision of fit of the Procera All-Ceram crown. University of Michigan, JPD, No.4

[3] West, A.J., Goodacre, C.J., Moore, B.K. and Dykema, R.W. (1985) A comparison of four techniques for fabricating collarless metalceramic crowns. *J Prosthet Dent*, **54,** 636-642

[4] Lin, M.T., Sy-Munoz, J., Munoz, C.A., Goodacre, C.J. and Naylor, W.P. (1998) The effect of tooth preparation form on the fit of Procera copings. *Int J Prosthodont*, **11,** 580-590

[5] Lang, N.P., Kiel, R.A. and Anderhalen, K. (1983) Clinical and microbiological effects of subgingival

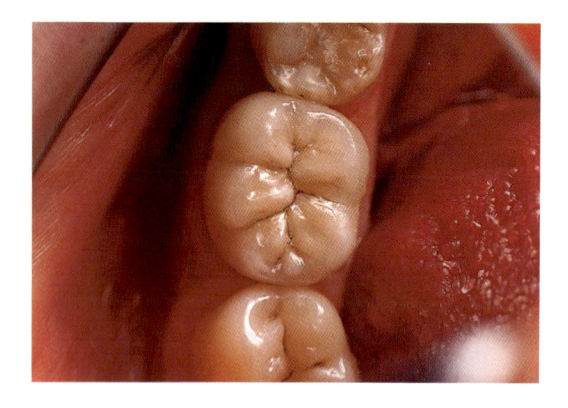

Figura 6.58 Coroa em Procera alúmina cimentada, restaurando saúde, função e estética.

6. Seymour, K.G., Taylor, M., Samarawickrama, D.Y.D. and Lynch, E. (1997) Variation in labial shoulder geometry of metal ceramic crown preparation: a finite element analysis. *Eur J Prosthodont Rest Dent*, **5(3)**, 131-136

7. Bishop, K., Biggs, P. and Kelleher, M. (1996) Margin design for porcelain fused to metal restorations which extend onto root. *Br Dent J*, **180**, 177-184

8. Burke, F.J.T. (1996) Fracture resistance of teeth restored with dentine-bonded crowns: the effect of increased tooth preparation. *Quintessence Int*, 27(2), 115-121

9. Kippax, A.J., Shore, R.C. and Basker, R.M. (1996) Preparation of guide planes using a reciprocating handpiece. *Br Dent J*, **180(6)**, 216-220

10. Kaufman, E.G., Coehlo, D.H. and Colin, L. (1961) Factors influencing the retention of cemented gold castings. *J Prosthet Dent*, **11**, 487-502

11. Maxwell, A.W., Blank, L.W. and Pelleu, G.B. (1990) Effect of crown preparation height on the retention and resistance of gold castings. *Gen Dent*, 200-202

12. Wiskott, H.W.A., Nicholls, J.I. and Belser, U.C. (1997) The effect of tooth preparation height and diameter on the resistance of complete crowns to fatigue loading. *Int J Prosthodont*, **10(3)**, 207-215

13. Jensen, M.E., Sheth, J.J. and Tolliver, D. (1989) Etched-porcelain resin-bonded fullveneer crowns: in vitro fracture resistance. *Compend Contin Educ Dent*, **10**, 336-347

14. Burke, F.J.T. and Watts, D.C. (1994) Fracture resistance of teeth restored with dentinebonded crowns. *Quintessence Int*, **25**, 335-330

15. Jorgensen, K.D. (1995) The relationship between retention and convergence angle in cemented veneer crowns. *Acta Odontol Scand*, **13**, 35-40

16. Hegdahl, T. and Silness, J. (1997) Preparation areas resisting displacement of artificial crowns. *J Oral Rehabil*, **4**, 201-207

17. Parker, M.H., Gunderson, R.B., Gardner, F.M. and Calverley, M.J. (1988) Quantitative determination of taper adequate to provide resistance form: concept of limiting taper. *J Prosthet Dent*, **59**, 281-288

18. Malament, K.A. and Socransky, S.S. (1999) Survival of Dicor glass-ceramic dental restorations over 14 years. Part II: effect of thickness of Dicor material and design of tooth preparation. *J Prosthet Dent*, **81**, 662-667

19. Bergenholtz, G. and Nyman, S. (1984) Endontic complications following periodontal and prosthetic treatment of patients with advanced periodontal disease. *J Periodontol*, **55**, 63-68

20. Spiering, T.A., Peters, M.C. and Plasschaert, A.J. (1985) Thermal trauma to teeth. *Endod Dent Truamatol*, **1**, 123-129

21. (1995) Fixed prosthodontics, avoiding pulp death. *Clin Res Assoc Newsletter*, **19(1)**, 1

22. Ottal, P. and Lauer, H.-C. (1998) Temperature response in the pulpal chamber during ultrahighspeed tooth preparation with diamond burs of different grit. *J Prosthet Dent*, **80**, 12-19

23. Xu, H.H.K., Kelly, J.R., Jahanmir, S., Thompson, V.P. and Rekow, E.D. (1997) Enamel subsurface damage due to tooth preparation with diamonds. *J Dent Res*, **76(10)**, 1698-1706

24. Smith, B.G. (1970) The effect of the surface roughness of prepared dentine on the retention of castings. *J Prosthet Dent*, **23**, 187-197

25. Ayad, M.F., Rosenstiel, S.F. and Salama, M. (1997) Influence of tooth surface roughness and type of cement on retention of complete cast crowns. *J Prosthet Dent*, **77**, 116-121

26. Darveniza, M., Basford, K.E., Meek, J. and Stevens, L. (1987) The effect of surface roughness and surface area on the retention of crowns luted with zinc phosphate cement. *Aust Dent J*, **32**, 446-457

27. Smyd, E.S. (1952) Dental engineering applied to inlay and fixed bridge fabrication. *J Prosthet Dent*, **2**, 536-542

28. Tuntiprawon, M. (1999) Effect of tooth surface roughness on marginal seating and retention of complete metal crowns. *J Prosthet Dent*, **81**, 142-147

29. Bertschinger, C., Paul, S.C., Luthy, H. and Scharer, P. (1996) Dual application of dentine bonding agents: effect on bond strength. *Am J Dent*, **9**, 115-119

30. Paul, S.J. and Scharer, P. (1997) The dual bonding technique: a modified method to improve adhesive luting procedure. *Int J Periodontics Restorative Dent*, **17**, 536-545

31. Siegel, S.C. and von Fraunhofer, J.A. (1996) Assessing the cutting efficiency of dental burs. *J Am Dent Assoc*, **127**, 763-772

32 Eames, W.B. and Nale N.L. (1973) A comparison of cutting efficiency of air-driven fissure burs. *J Am Dent Assoc*, **86,** 412-415

33 Siegel, S.C. and von Fraunhofer, J.A. (1999) Dental cutting with diamond burs: heavyhanded or light touch. *J Prosthod*, **8,** 3-9

34 Magne, P. and Belser, U. (2002) Immediate dentin bonding. In: *Bonded Porcelain Restorations in the Anterior Dentition – A Biomimetric Approach*. pp. 270-273. Quintessence, Berlin

Restaurações temporárias terapêuticas 7

Introdução

Muitos sinônimos são utilizados para descrever as restaurações temporárias, entre eles provisório, protótipo, não-permanente, transitório, de curto prazo ou descartável. A terminologia é subjetiva, mas o ponto a salientar é que a restauração temporária não é percebida como um quebra-galho, que só serve para esperar a restauração ou prótese final. Pelo contrário, o provisório deve ser utilizado para antever e corrigir eventuais problemas de forma que aberrações não sejam incorporadas ou coloquem em risco a restauração final. Conseqüentemente, o provisório, embora não tenha a mesma longevidade e cor, deve ser idêntico ao seu substituto definitivo. Além disso, uma descrição apropriada dessa restauração é *terapêutica*, já que nesse estágio todas as patologias são resolvidas para conquistar um ambiente saudável e estável antes de cimentar a restauração final. Isso significa conseguir saúde dos tecidos moles e mineralizados *antes*, e não *depois* da cimentação da restauração definitiva.

BASES CIENTÍFICAS

Como foi discutido no Capítulo 2, o requisito para as restaurações dentárias é obter, seqüencialmente, saúde, função e estética (tríade SFE), e a restauração temporária terapêutica (provisório) não é exceção. Por definição, o primeiro requisito de um provisório é a possibilidade de remoção, para ter acesso ao preparo e aos tecidos circundantes e realizar o tratamento. A discussão a seguir inicia com a tríade SFE e, após, descreve os requisitos de um provisório.

Saúde

O principal objetivo de qualquer tratamento é estabelecer e manter a saúde. No caso de um provisório, seu papel terapêutico não está limitado à saúde do dente preparado, mas também dos tecidos periodontais circundantes e dos dentes adjacentes e antagonistas. Em dentes vitais,

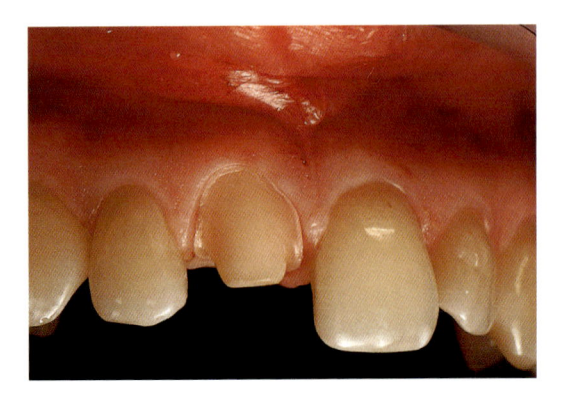

Figura 7.1 Preparo dentário ideal, com resistência e retenção adequadas, acabamento superficial liso e desenho arredondado.

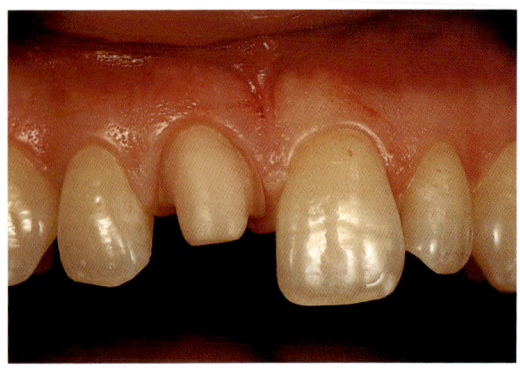

Figura 7.2 Tecido periodontal saudável ao redor do dente preparado, com margem gengival livre em lâmina de faca e pontilhado da gengiva inserida.

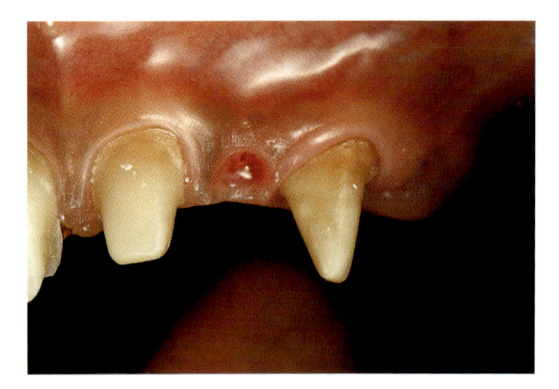

Figura 7.3 Leito ovalado para o pôntico criado para o incisivo lateral ausente.

a proteção pulpar é essencial, ao passo que, em dentes tratados endodonticamente, é crucial um bom selamento coronário para evitar microinfiltrações e o ingresso de microrganismos no canal radicular e região periapical. Assim, é essencial o selamento hermético entre o provisório e o dente preparado.

O primeiro item a ser examinado é o preparo dentário, inclusive a retenção, a resistência, o desenho arredondado, a ausência de cortes desnivelados, o paralelismo, o ângulo de convergência e a aspereza superficial (Figura 7.1). A seguir, é realizada uma avaliação endodôntica, que pode indicar a necessidade de tratamento inicial ou de retratamento para corrigir uma obturação deficiente, apicectomia, suporte intra-radicular e construção de núcleo, ou a extração do dente que apresenta prognóstico questionável com substituição por implante osseointegrado.

A integridade marginal também é essencial para que se consiga saúde periodontal; esta depende de um perfil de emergência correto e da apropriada morfologia coronária que possibilita procedimentos adequados de higiene oral. São realizadas modificações e a higiene oral é reforçada até que a inflamação se resolva, resultando em uma gengiva de cor coral, com a margem gengival livre em lâmina de faca e a gengiva aderida com o pontilhado característico (Figura 7.2). A estabilidade da arquitetura gengival é essencial antes da realização das moldagens. Quando a hipertrofia gengival é visível, está indicada a ressecção de tecidos moles e/ou alterações nos provisórios. Alternativamente, a recessão gengival requer modificações no preparo dentário para que a margem se localize subgengivalmente. Isso é relevante sobretudo quando da realização de aumento de coroa clínica junto com o preparo dentário. Em situações nas quais há suspeita de invasão do espaço biológico, deve-se realizar o tratamento apropriado, como a extrusão ortodôntica ou a ressecção óssea. Nos casos em que a crista alveolar edêntula requer intervenção cirúrgica para criar um sítio ovalado para o pôntico, a cicatrização é confirmada pela epitelização da área (Figuras 7.3 e 7.4), e, quando necessário, são realizados ajustes no pôn-

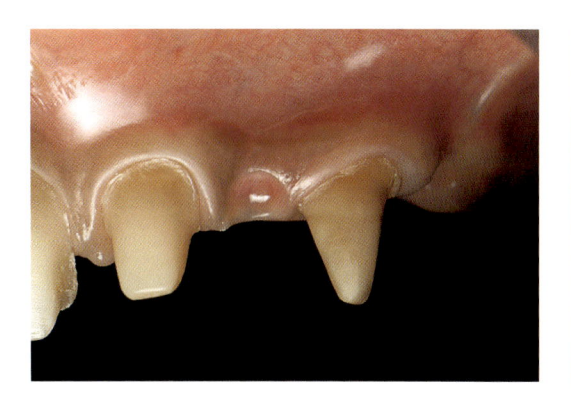

Figura 7.4 Escultura do tecido mole com uma restauração terapêutica temporária (ponte provisória) três semanas após, mostrando a epitelização do leito ovalado para o pôntico (comparar com a Figura 7.3).

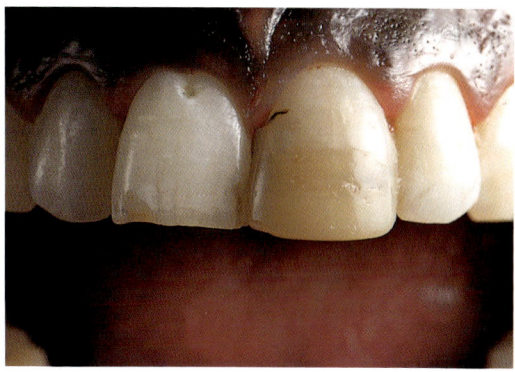

Figura 7.5 Restauração deficiente em resina composta no incisivo central superior esquerdo.

tico temporário e/ou cirurgia plástica periodontal. Finalmente, a esplintagem das coroas temporárias reduz a mobilidade, evitando tratamento periodontal ou extrações.

Função

A restauração temporária é uma ferramenta valiosa para avaliação, manutenção ou detecção de distúrbios oclusais e fonéticos. Isso é particularmente relevante quando o dente preparado realiza contato inicial em relação cêntrica, é um dente guia ou realiza contato em trabalho ou balanceio, quando o esquema oclusal ou a dimensão vertical são alterados. Além disso, a função mandibular é verificada em busca de contatos nos movimentos laterais e protrusivos (guia anterior), bem como para avaliar a liberdade de movimentos e a função mastigatória. O provisório não deve provocar pressão sobre os dentes adjacentes ou antagonistas de forma inadvertida, causando movimentos ortodônticos indesejáveis ou trauma oclusal, respectivamente. Além da oclusão, problemas de fala também são facilmente modificados pela remoção ou adição de material ao provisório, evitando maior gasto de tempo e dinheiro caso o trabalho final necessite ser refeito. A descrição completa da avaliação oclusal e fonética está no Capítulo 2.

Estética

Muitos profissionais acreditam na importância de empregar um enorme tempo clínico criando nuances de cor e caracterização em próteses provisórias. A justificativa é a obtenção imediata da satisfação do paciente, além do *marketing* indireto do profissional para a família, amigos e colegas do paciente. É essencial a confecção de um provisório que tenha pelo menos a mesma cor básica dos dentes naturais de modo que não seja discriminada entre eles, mas deve-se evitar gastar tempo clínico precioso criando nuances de cor e caracterizações. As razões são as seguintes: primeiro a cor e a caracterização são praticamente impossíveis de determinar de forma precisa nas restaurações temporárias, já que as propriedades ópticas dos materiais usados para esse tipo de restauração diferem dos materiais das restaurações definitivas. Em segundo lugar, as propriedades físicas do acrílico e da porcelana variam enormemente no que se refere a desgaste, manchamento, acúmulo de placa bacteriana, textura e aspereza superficial, o que afeta as interações da luz e, assim, a aparência. Dessa forma, o tempo gasto refinando a cor pode ser mais bem empregado para itens estéticos que podem ser incorporados na restauração definitiva, como forma e aparência (Figuras 7.5 a 7.8).

As variações morfológicas incluem os itens estéticos que devem ser examinados durante o estágio de temporização. Estas também incluem as relações intra e extra-orais. Os fatores intra-

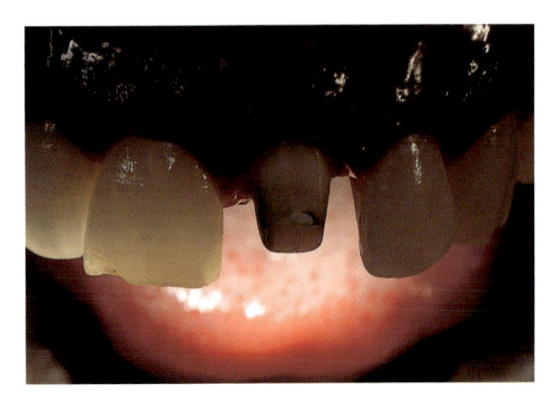

Figura 7.6 Preparo dentário no paciente da Figura 7.5.

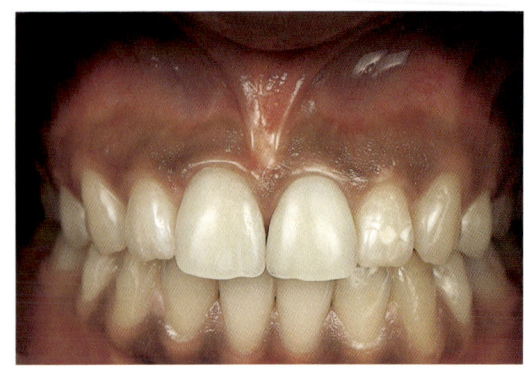

Figura 7.9 O ponto de contato está deslocado para coronal a fim de permitir que a papila preencha o espaço entre as coroas provisórias dos incisivos centrais superiores.

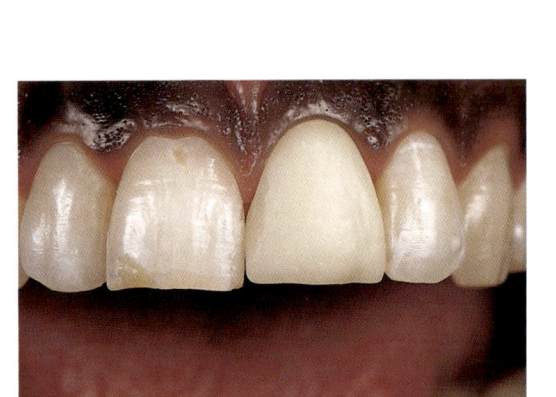

Figura 7.7 Provisório direto no incisivo central esquerdo mais curto do que o dente homólogo.

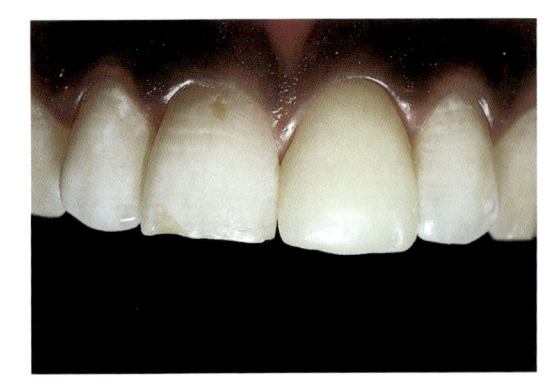

Figura 7.8 Adição de resina acrílica para finalizar a forma; o provisório servirá como modelo para a coroa definitiva em porcelana pura.

orais incluem a forma geral do dente determinado pela bioforma dentária ou pelo grau de festonado gengival (triangular, oval ou quadrado), os pontos de contato para assegurar o preenchimento pela papila (Figura 7.9), o ângulo incisal, os ângulos do contorno vestibular e palatal, os diastemas, os apinhamentos, a inclinação axial, a inclinação sagital e a sobremordida horizontal e vertical.

As relações extra-orais são a exposição dentária (posição da borda incisal) durante o sorriso relaxado e exagerado, a localização da linha média dentária, o suporte labial e o paralelismo do plano incisal com a linha interpupilar e a curvatura do lábio inferior (Figuras 7.10 a 7.12). Outra questão é a incorporação dos desejos do paciente, que também são avaliados nesse estágio (Figuras 7.13 a 7.17). Uma vez finalizados esses fatores, é realizada a moldagem com as coroas temporárias em posição, servindo de modelo e como via de comunicação com o ceramista durante a fabricação da prótese definitiva.

Quando é necessário movimento ortodôntico pré-protético, as restaurações temporárias são utilizadas para conseguir um contorno gengival e pontos de contato para o preenchimento interproximal pela papila, eliminando assim as desagradáveis ameias gengivais abertas ou "triângulos negros". Além disso, após o movimento ortodôntico, é essencial a confirmação do contorno dentário e gengival nas três dimensões: nos planos ápico-coronal, mésio-distal e sagital (vestibulolingual).

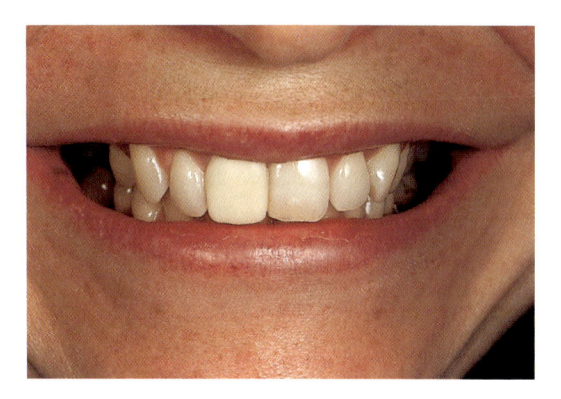

Protocolos para restaurações estéticas previsíveis 165

Figura 7.10 Vista frontal dentofacial da coroa provisória no incisivo central superior direito para avaliar a posição da borda incisal.

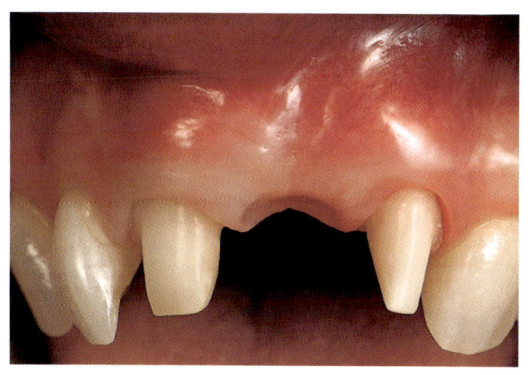

Figura 7.13 Preparo dentário para uma prótese fixa de três elementos, pilares incisivo central superior direito e lateral esquerdo, com leito ovalado para o pôntico no local do incisivo central esquerdo ausente.

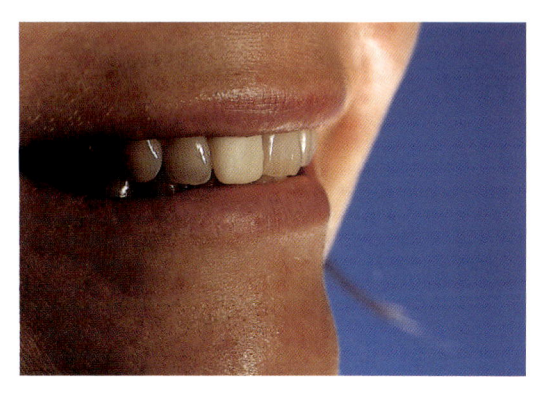

Figura 7.11 Vista dentofacial lateral da coroa provisória no incisivo central superior direito para avaliar a posição da borda incisal.

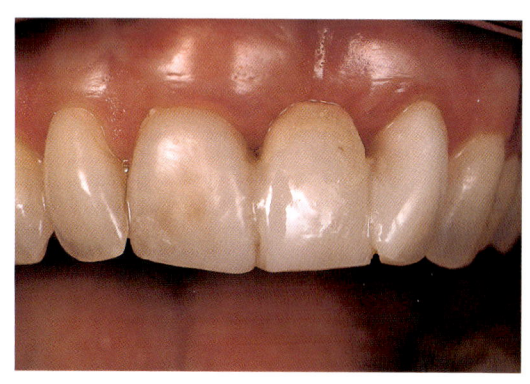

Figura 7.14 Um dos quatro provisórios acrílicos utilizados para finalizar a estética, antes de proceder à prótese definitiva para o paciente da Figura 7.13.

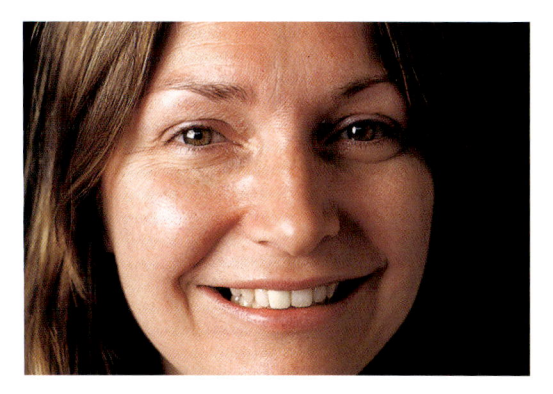

Figura 7.12 Vista facial da coroa provisória no incisivo central superior direito para avaliar a posição da borda incisal.

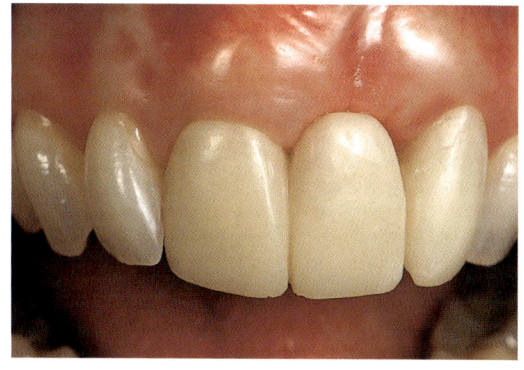

Figura 7.15 Um dos quatro provisórios acrílicos utilizados para finalizar a estética, antes de proceder à prótese definitiva para o paciente da Figura 7.13.

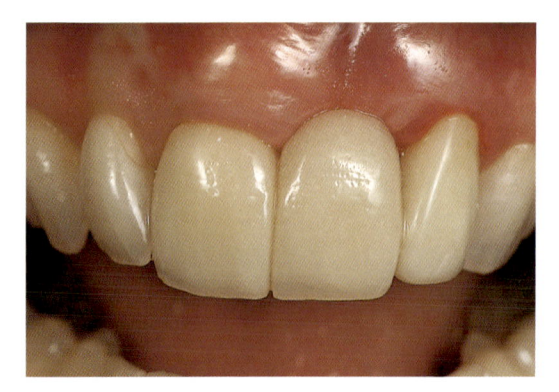

Figura 7.16 Um dos quatro provisórios acrílicos utilizados para finalizar a estética, antes de proceder à prótese definitiva para o paciente da Figura 7.13.

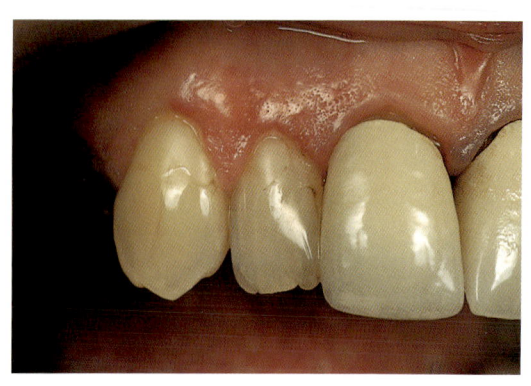

Figura 7.18 Coroas metalocerâmicas deficientes nos incisivos centrais superiores, com margens gengivais amorfas e traumatizadas.

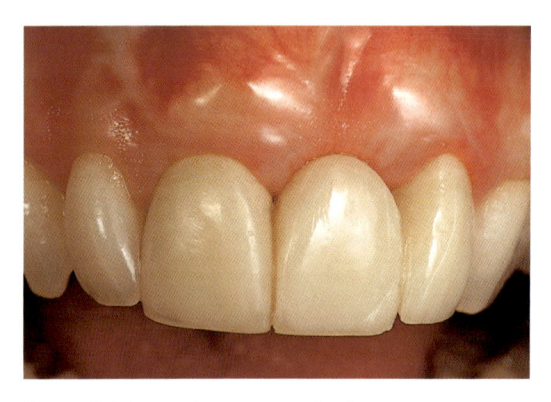

Figura 7.17 Um dos quatro provisórios acrílicos utilizados para finalizar a estética, antes de proceder à prótese definitiva para o paciente da Figura 7.13.

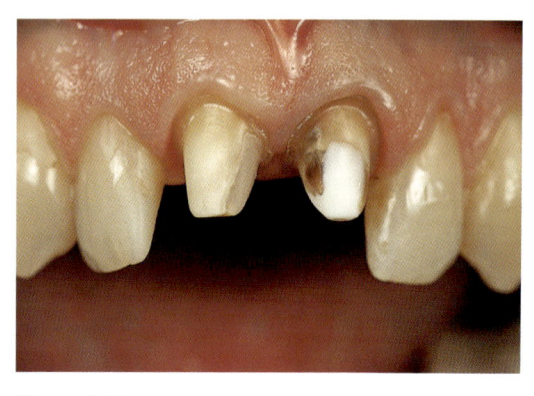

Figura 7.19 Após os preparos dentários e a confecção de um provisório, a saúde gengival está estabelecida, com o zênite gengival distal ao longo eixo dos incisivos centrais (comparar com a Figura 7.18).

A estética não é limitada somente às próteses. O contorno, a posição, a cor e a textura da arquitetura gengival circundante são pré-requisitos para uma boa aparência estética. As restaurações temporárias, da mesma forma que possibilitam e mantêm a saúde gengival, são utilizadas para esculpir o tecido mole, influenciando grandemente a chamada "estética rosa" (Figuras 7.18 a 7.20).

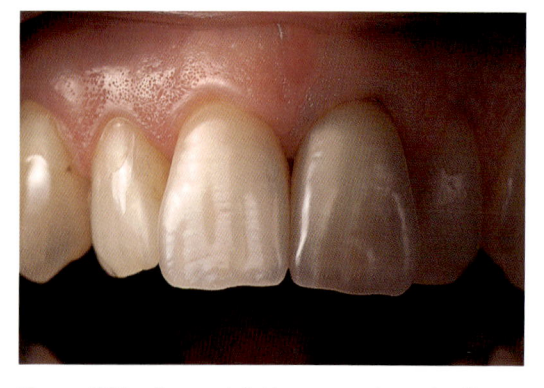

Figura 7.20 Coroas definitivas no paciente das Figuras 7.18 e 7.19 mostrando estética e integração das próteses impecáveis, em coexistência harmônica com o periodonto.

Biocompatibilidade

Qualquer material utilizado na cavidade oral deve ser biocompatível e não-citotóxico aos tecidos vivos. O constituinte potencialmente danoso presente nas coroas e pontes temporárias fabricadas com materiais à base de polímeros é o monômero livre não-reagente, que causa irritação pulpar e gengival. Conseqüentemente, a polimerização completa é crucial para evitar a existência de traços de monômero residual. A utilização de calor e pressão acelera o início da reação e assegura que ela seja completa.

Resistência

As propriedades biomecânicas das restaurações temporárias, como a adequada rigidez e resiliência, são essenciais para que elas resistam às forças oclusais e mastigatórias, assegurando que a restauração dure até o momento da cimentação da prótese definitiva. Muitos produtos comerciais alardeiam propriedades únicas; até mesmo materiais de uma mesma classe genérica variam enormemente, tornando a comparação uma tarefa árdua.[1] Assim, todos os produtos devem ser avaliados individualmente quanto a possibilidade de uso. As propriedades, discutidas mais adiante, incluem resistência flexural, módulo de ruptura, módulo de elasticidade (ME), microdureza e resistência à fratura. Para aumentar a resistência dos materiais temporários, vários materiais para reforço, como metal, vidro, carbono e fibras de *nylon*, foram sugeridos. Enquanto esses aumentam o ME, é essencial a existência de uma adesão viável entre a matriz e as partículas de reforço. Caso contrário, o material de reforço age como corpo estranho, enfraquecendo o material. Além disso, quando a resina é reforçada com fibras, estas devem estar totalmente imersas na matriz. Quaisquer fibras projetadas tornam o polimento difícil, provocando acúmulo de alimentos e criando um ambiente atrativo à colonização bacteriana. Por fim, o reparo de uma restauração fraturada enfraquece drasticamente o material. Por exemplo, os materiais bisacrílicos apresentam uma redução de praticamente 85% na sua resistência em comparação com a restauração inicial intacta.[2]

Ação paliativa

A ação paliativa sobre o dente preparado pode ser obtida, primeiramente, protegendo a dentina exposta com sistema adesivo após o preparo dentário, evitando, dessa forma, a sensibilidade pós-operatória, e, em segundo lugar, prevenindo as patologias pulpares originadas com a reação exotérmica de polimerização dos materiais provisórios.

O preparo dentário é um procedimento cirúrgico de tecidos dentários mineralizados, resultando em túbulos dentinários expostos. Se essa dentina exposta permanece desprotegida, a sensibilidade pós-operatória é uma seqüela comum, causando desconforto e aflição ao paciente. A sensibilidade observada é explicada pela teoria hidrodinâmica de Brannstrom. Ela estipula que o movimento de fluidos no interior dos túbulos dentinários e da câmara pulpar estimula as terminações nervosas, o que se manifesta como dor.[3] A situação é ainda mais complicada pela invasão bacteriana ou pela irritação por toxinas devido à microinfiltração. Conseqüentemente, a fim de minimizar essas alterações hidrodinâmicas e evitar a microinfiltração, os túbulos dentinários devem ser selados ou bloqueados.

O preparo dentário com pontas diamantadas produz uma grossa camada de *smear layer*, a qual é bem reduzida com o uso de brocas multilaminadas de aço. A razão para isso é que os diamantes removem o esmalte e a dentina por ação de desgaste, criando mais resíduos. Já as brocas de aço têm ação de corte, resultando em uma camada mais fina de resíduos. O primeiro passo para o selamento da dentina é a remoção da *smear layer*. O método mais previsível de fazê-lo é o emprego de sistema adesivo de quinta geração, seqüencialmente fazendo o condicionamento com ácido fosfórico, seguido de *primer*, e selando a dentina com o adesivo, formando a camada híbrida. Como alternativa, todo o processo em três fases, com condicionamento, *primer* e adesivo, pode ser realizado usando-se um sistema de sexta ou um de sétima geração, um sistema adesivo autocondicionante, três em um (Figura 7.21). Esses sistemas são relativamente novos e sua eficácia ainda não foi confirmada em estudos clínicos longitudinais. Qualquer que seja o sistema adesivo escolhido, é importante que ele contenha um dessensibilizador dentinário e um desinfetante, como o glutaraldeído, por exemplo, o Gluma (Heraeus Kulzer, Hanau, Alemanha). Em vez de selar, outro método que pode ser usado é o bloqueio dos túbulos dentinários, evitando o movimento hidrodinâmico do fluido. Os produtos utilizados para essa técnica incluem

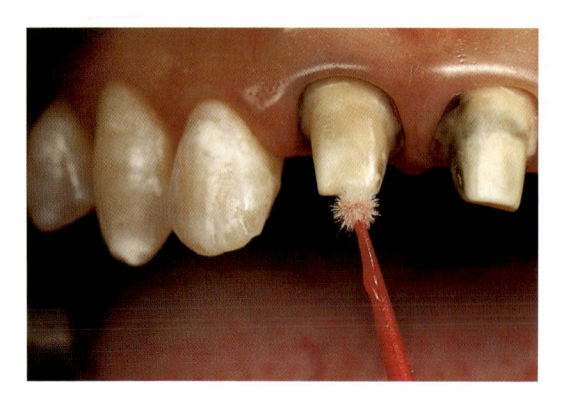

Figura 7.21 Aplicação do sistema adesivo imediatamente após o término do preparo.

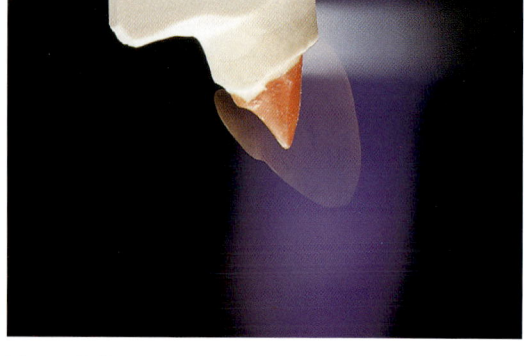

Figura 7.22 Observa-se uma grande abertura marginal no término palatal desta coroa volumosa.

o Bis Block (Bisco, Illinois, Estados Unidos), que forma cristais de oxalato no interior dos túbulos, não permitindo o movimento do fluido e aliviando a sensibilidade pós-operatória.

A maioria dos materiais usados para a confecção de provisórios polimerizam por meio de uma reação exotérmica. O aumento de temperatura durante a reação de diferentes materiais varia entre 4,4 e 48°C, atribuído não somente à reação exotérmica, mas também à energia absorvida durante a irradiação pelas resinas fotopolimerizáveis.[4] Em um estudo original em macacos *rhesus*, a elevação de temperatura em 5,5°C resultou em 15% de danos pulpares irreversíveis; um aumento de 11°C, em 60% de danos; e um aumento de 16,6°C causou necrose pulpar em 100% dos casos.[5] Assim, o limiar crítico para que haja dano pulpar, o qual pode ser imediato ou prolongado, é o aumento de temperatura em 5,5°C. O aumento de temperatura de um material para a confecção de provisórios varia entre 4 e 11°C, o que põe em risco a saúde pulpar. Conseqüentemente, é imperativo minimizar o aumento de temperatura durante a confecção do provisório a fim de preservar a vitalidade pulpar.

Os fatores que contribuem para o isolamento térmico são a espessura da barreira de dentina remanescente,[6] a dimensão da camada híbrida, o tamanho da camada de adesivo e a base de cimento ou agente cimentante.[7] As espessuras da camada híbrida (0,5 a 10 µm) e da camada de adesivo (5 a 10 µm) não são suficientes para evitar a agressão térmica. Além disso, enquanto o selamento dos túbulos dentinários com sistema adesivo alivia a sensibilidade e retarda a invasão bacteriana, não oferece proteção térmica.[8] Finalmente, o suprimento sangüíneo intrapulpar e periodontal também dissipa o aumento de temperatura por meio da convecção do calor.

Resumindo, os aspectos clinicamente relevantes para combater o aumento de temperatura intrapulpar são a seleção do material, o volume de material, o tipo de matriz e a técnica de confecção.

Integridade marginal

A obtenção de um selamento hermético entre a restauração temporária e o dente preparado evita a microinfiltração e retarda a invasão bacteriana, as quais provocam sensibilidade pós-operatória, cáries secundárias, envolvimento endodôntico, inflamação periodontal e a lixiviação do cimento provisório.

A média clínica aceitável de abertura marginal da restauração definitiva é de 50 µm, sendo essa exatidão desejável também nas coroas provisórias (Figura 7.22)[9]. A abertura marginal depende das propriedades intrínsecas do material e das técnicas de confecção. O principal fator que afeta a abertura marginal é a contração de polimerização, visível na maioria dos materiais poliméricos para provisórios. A média de abertura das resinas para provisórios varia entre 24 e 120 µm, indicando que a seleção do material é essencial para minimizar a potencial abertura da interface dente/material restaurador.[10] A contração de polimerização depende do tempo e da temperatura. A maior parte da contração de polimerização dos materiais poliméricos ocorre nos primeiros 5 a 10 minutos após a mistura, período crucial na confecção de uma restauração provisória. Ainda, a temperatura ambiental elevada aumenta a velocidade, e não o grau de contração de polimerização. A magnitude da contração depende de fatores como o volume de partículas de carga (maior quantidade equivale a menor contração), o tamanho das partículas de carga, a quantidade e o tipo de monômero, a forma de polimerização e a absorção tardia de água.[11] A relevância clínica disso é que a polimerização deve estar completa em 10 minutos após a mistura, sendo que a familiaridade do profissional com as características de manipulação de um material específico ajudará a contornar a indesejável contração.

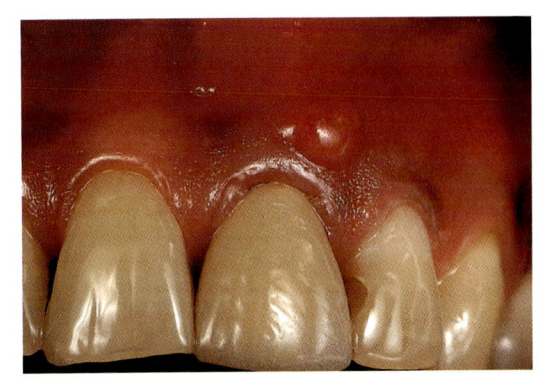

Figura 7.23 Inflamação marginal e abscesso periodontal associados a margens defeituosas da prótese do incisivo central esquerdo.

Prevenção do acúmulo de placa bacteriana

O maior fator causador de inflamação gengival é o acúmulo de placa bacteriana. Este é influenciado pela restauração artificial e pela higiene oral do paciente. Combinados, esses dois fatores determinam se a saúde gengival é possível de ser estabelecida e mantida.[12] Os critérios que afetam o acúmulo de placa sobre uma restauração provisória são a integridade marginal, a irregularidade da superfície, o perfil de emergência e o formato geral do provisório, que não deve propiciar o acúmulo de alimentos e bactérias.

Após a profilaxia, logo forma-se um biofilme composto de glicoproteínas salivares sobre o dente natural. Essa película promove a colonização bacteriana e, quando consegue amadurecer, torna-se patogênica. O acúmulo de placa é mais abundante nas restaurações artificiais do que no esmalte e na dentina.[13] Conseqüentemente, o potencial para inflamação periodontal é mais elevado com a presença de próteses. A razão para isso é a adesão mais pronunciada da placa bacteriana sobre as irregularidades de margens defeituosas, remanescentes de cimento e rugosidade superficial (Figura 7.23). Além disso, os métodos de polimento também afetam o grau de acumulação. As formas de reduzir o acúmulo de placa são o contorno com disco de óxido de alumínio ou brocas de aço, abrasão com pedra pomes, polimento com pontas de silicone e selamento superficial com resina sem carga. Por exemplo, o emprego de um selante de superfície como o Biscover (Bisco, Il, EUA), seguido de uma camada de inibição do oxigênio, sela as irregularidades superficiais que persistem após os procedimentos de acabamento e polimento.

O contorno geral e a forma de uma coroa devem ser arredondados, livres de ângulos agudos e retos e de fossas microscópicas, com uma microtopografia lisa, o que ajuda a defletir as partículas de alimentos e desencorajar a adesão da placa. O contorno favorável também facilita a autolimpeza e a higiene oral pelo paciente.

Por fim, o perfil de emergência também influencia na saúde gengival.[14] O perfil de emergência de uma restauração é a porção cervical, que encontra a porção do dente apical ao término do preparo. Essa interface entre o dente e o material restaurador deve, idealmente, dar-se em tangente (Figura 7.24). O perfil de emergência deve ser linear nos planos vertical e horizontal. Uma margem com subcontorno vertical provoca a criação de um nicho para as bactérias, causando inflamação ou cárie (Figuras 7.25 a 7.28), enquanto uma margem com sobrecontorno vertical viola o espaço biológico. No plano horizontal, o subcontorno resulta em flacidez e falta de suporte para a margem gengival livre, facilitando a instalação bacteriana em um local inacessível às medidas profiláticas, enquanto o sobrecontorno provoca inflamação e restringe a remoção completa do cimento temporário devido à acessibilidade limitada (Figuras 7.29 a 7.31).

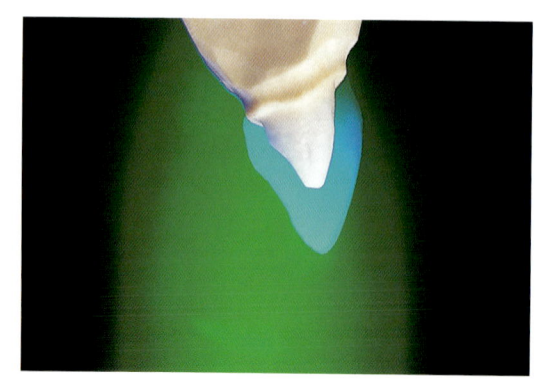

Figura 7.24 O perfil de emergência da prótese deve ser tangente à superfície radicular apical à terminação do preparo.

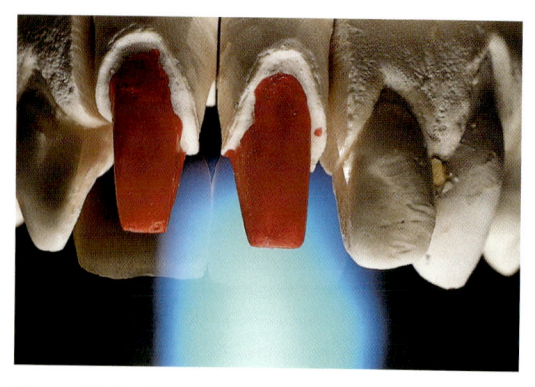

Figura 7.27 Caso clínico de subcontorno vertical: relação entre os preparos e as coroas definitivas.

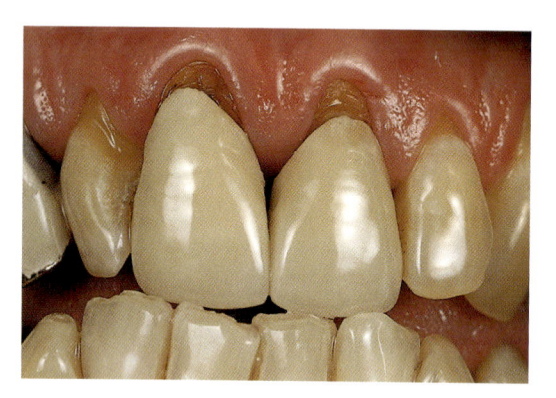

Figura 7.25 Caso clínico de subcontorno vertical: as coroas com subcontorno vertical dos incisivos centrais superiores são um nicho potencial para bactérias.

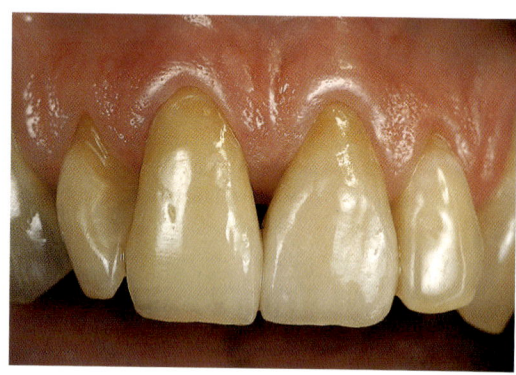

Figura 7.28 Caso clínico de subcontorno vertical: coroas em Empress 1 cimentadas com o correto perfil de emergência (trabalho laboratorial de David Korson, Reino Unido).

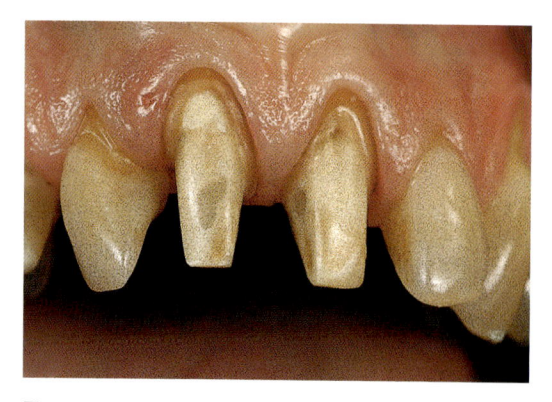

Figura 7.26 Caso clínico de subcontorno vertical: preparos dentários com margens corretamente colocadas.

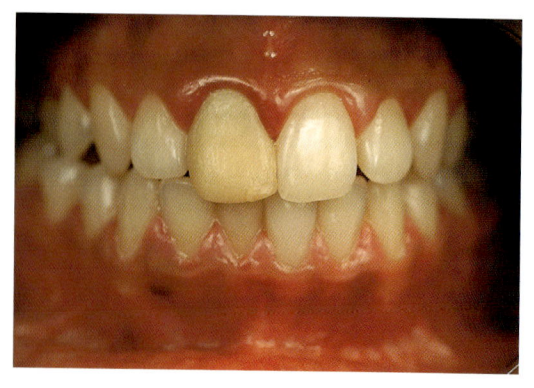

Figura 7.29 Caso clínico de sobrecontorno horizontal: inflamação gengival intensa ao redor da coroa provisória do incisivo central superior esquerdo com sobrecontorno horizontal.

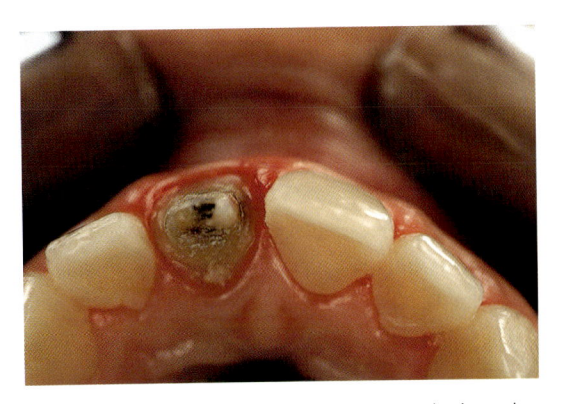

Figura 7.30 Caso clínico de sobrecontorno horizontal: a remoção da coroa revela um halo circunferencial indicando que as margens estão sobre a gengiva marginal, e não sobre o dente preparado.

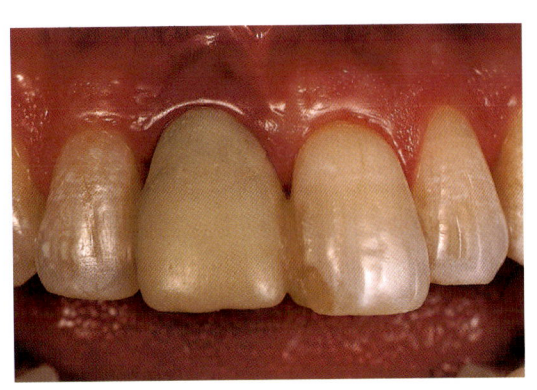

Figura 7.32 A resina acrílica sofre rápida pigmentação, não sendo apropriada para análise de cor para a prótese definitiva, como está sendo mostrado nesta coroa provisória pigmentada do incisivo central superior direito.

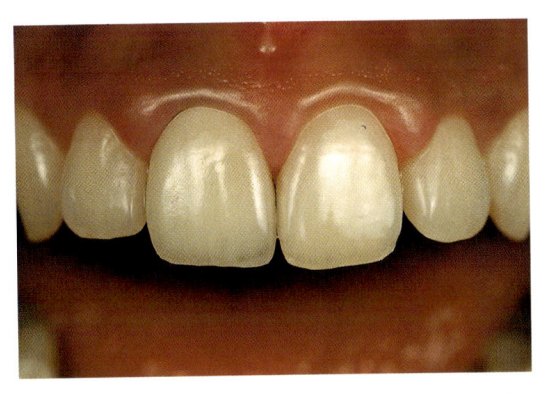

Figura 7.31 Caso clínico de sobrecontorno horizontal: substituição com coroa definitiva em Empress 1 com o correto perfil de emergência, permitindo que a saúde gengival seja estabelecida (trabalho laboratorial de David Korson, Reino Unido).

Características de manipulação e facilidade de confecção

A manipulação de um material restaurador temporário é essencial para que este seja confeccionado de forma descomplicada. Cada material é único no que se refere às características de manipulação, e isso faz com que sejam necessárias alterações nas técnicas clínicas para que se obtenham resultados ótimos e consistentes. Mesmo dentro de uma determinada classe genérica, as marcas comerciais apresentam características distintas, específicas para cada produto. Assim, a seleção do material torna-se essencial para assegurar que as exigências discutidas acima sejam satisfeitas.

Estabilidade cromática

Como já foi dito anteriormente, é pouco sábio e inútil tentar uma equivalência completa da cor do provisório com os dentes naturais. A maioria dos materiais para provisórios é instável cromaticamente devido a porosidades, rugosidade superficial, acúmulo de placa, manchamento, polimerização incompleta e absorção dos fluidos orais. Assim, mesmo sendo esteticamente desejável a fabricação de um provisório cuja cor se aproxime da dos dentes naturais adjacentes, não é aconselhável que se utilize esse protótipo como guia para o estabelecimento da cor da restauração definitiva (Figura 7.32).

Seleção do material

Numerosos fatores influenciam a seleção do material para a confecção do provisório. Entre eles, a duração que se espera da prótese, a estética, as cargas oclusais, a possibilidade de reparos, a facilidade de manipulação, o número de elementos e a necessidade de tratamento conjunto, isto é, ortodôntico, periodontal ou endodôntico. Nenhum material satisfaz todos os critérios e, em muitos casos, é necessário abrir mão de algum deles. Alternativamente, a combinação de materiais pode ser utilizada para fabricar restaurações temporárias, explorando as propriedades benéficas de diferentes classes genéricas de produtos. A maioria dos materiais utilizados na confecção de provisórios unitários ou de mais de um elemento são de base polimérica, fotopolimerizados, de polimerização química ou dual. Para uma maior facilidade de manipulação, alguns são apresentados em cartuchos dispensadores, assegurando proporção e mistura adequadas. A lista a seguir apresenta alguns materiais modernos, citando vantagens e limitações, e sua aplicabilidade em situações clínicas específicas.

Polimetil metacrilato (PMMA)

A maioria das restaurações provisórias é fabricada utilizando essa classe genérica de materiais. São os acrílicos mais antigos utilizados na odontologia, tendo sido utilizados por muito tempo para restaurações definitivas, isoladamente ou associados a uma subestrutura metálica. O processo laboratorial de polimerização por calor e pressão também melhora as características físicas e mecânicas. Assim, as maiores vantagens são as boas propriedades mecânicas, como a resistência flexural, a resistência a fraturas e a excelente estética.[15] As desvantagens são a reação de polimerização altamente exotérmica, o que torna proibitivo seu uso intra-oral. Além disso, o monômero residual é irritante pulpar, enquanto a pronunciada contração de polimerização compromete a integridade marginal. Para anular essas propriedades negativas, o PMMA é usado em pequeno volume, a fim de minimizar a contração. Por exemplo, a parte externa, em PMMA, é confeccionada em laboratório, sendo preenchida e reembasada com polivinil etilmetacrilatos (PVEMAs) diretamente sobre o dente preparado. Esse procedimento explora a estética e a resistência do PMMA, ao mesmo tempo que supera sua deficiência de contração de polimerização, obtendo um selamento marginal superior (Figuras 7.33 e 7.34).

Polivinil etilmetacrilato (PVEMA)

Dos acrílicos, os PVEMAs são a melhor opção para uso intra-oral devido a sua reação menos exotérmica, como, por exemplo, Trim (HJ Bosworth Co., Il, EUA) e SNAP (Parkell, NY, EUA) (Figuras 7.35

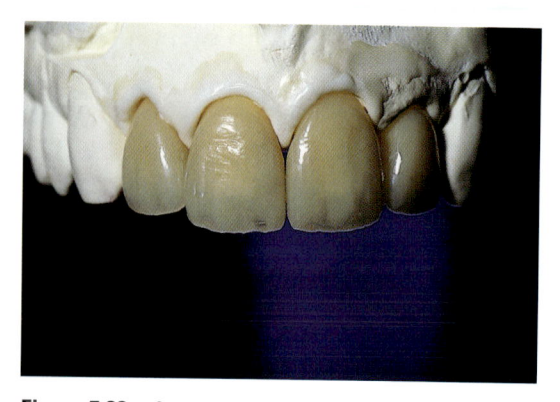

Figura 7.33 Coroas acrílicas confeccionadas em laboratório para os incisivos superiores.

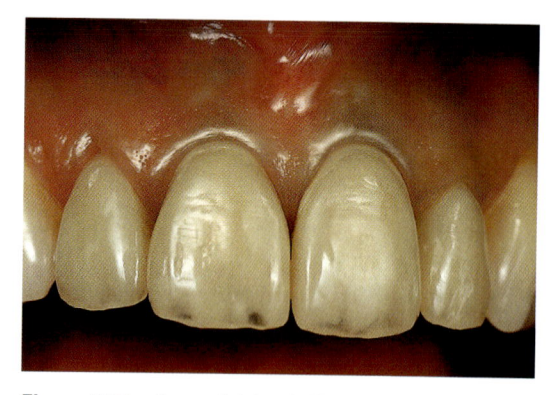

Figura 7.34 Os provisórios da Figura 7.33 foram reembasados na boca para melhorar sua adaptação marginal antes da cimentação com cimento provisório (notar o acréscimo cervical).

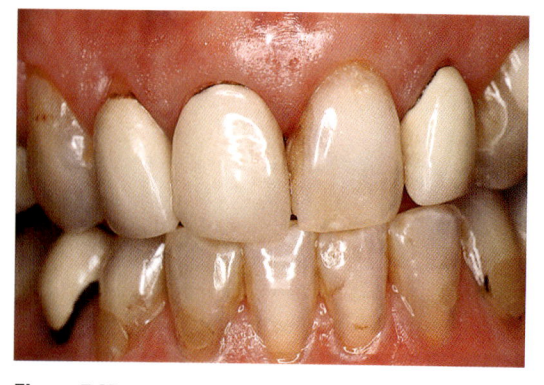

Figura 7.35 Coroas deficientes nos incisivos central e lateral superior direito e no incisivo lateral superior esquerdo.

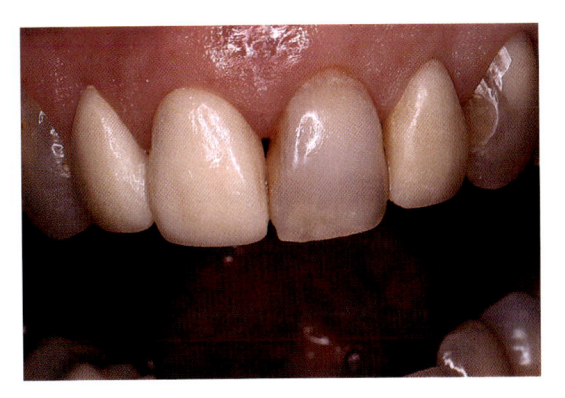

Figura 7.36 Provisórios diretos em acrílico para o paciente da Figura 7.35 com melhor integridade marginal.

e 7.36). O monômero do etilmetacrilato apresenta menor toxicidade do que os PMMAs. No entanto, a porosidade compromete a resistência e a estética e, se utilizado por longos períodos, a superfície sofre pigmentação e o manchamento é visível. As propriedades mecânicas também deixam a desejar, e sua menor resistência a fraturas predispõe às indesejáveis quebras. O reparo das fraturas e o preenchimento das bolhas de ar ou dos espaços vazios é relativamente simples pela adição de uma mistura com baixa viscosidade ou então de uma resina fluida fotopolimerizável. Contudo, como foi relatado anteriormente, um provisório reparado é significativamente menos resistente do que a restauração original intacta.

Resina bis-GMA

Os benefícios das resinas bis-GMA são semelhantes aos dos materiais restauradores resinosos convencionais fabricados a partir do mesmo composto, o que inclui a maleabilidade, a grande variedade de cores e a facilidade de confecção. Estão disponíveis nas variedades fotopolimerizáveis e de polimerização dual. A resistência é intermediária em comparação com os acrílicos, com uma resistência à fratura maior do que o PVEMA mas menor do que o PMMA.[16] A principal desvantagem é a fragilidade, responsável por fraturas pequenas ou comprometedoras, especialmente se utilizado para vários elementos unidos.

Resina composta bisacrílica

Os materiais de resina composta bisacrílica são, provavelmente, os mais populares e mais amplamente utilizados para coroas provisórias intraorais; um exemplo é o Protemp (3M-ESPE, St Paul, Minnesota, EUA). A apresentação do material pode ser em cartuchos pré-dosados (o que elimina a fase de mistura) e em uma variedade de cores e formas de polimerização (química, dual e fotopolimerizável), o que facilita a confecção diretamente na boca. Os benefícios são resistência ao desgaste devido à maior microdureza, alto módulo de ruptura e ME. Apresentam resistência à fratura intermediária.[17] A contração de polimerização é menor do que a dos PMMAs, com menor aumento de temperatura durante a reação e menor irritação pulpar. As principais desvantagens são a dificuldade de reembasamento das margens, o polimento deficiente e, assim, o comprometimento estético. Suas indicações incluem elementos unitários ou pontes de poucos elementos de curta utilização.

Resina uretano dimetacrilato (UDMA)

A UDMA é a matriz resinosa utilizada na maioria dos materiais restauradores de compósito. A principal diferença entre o material restaurador e o temporário é que o último não é dotado de partículas de carga, possuindo maior fluidez; um exemplo é Triad (Dentsply, Alemanha). A resina UDMA apresenta maior resistência a fraturas e reação pouco exotérmica. O calor gerado não se origina na reação (como ocorre com os acrílicos), mas é devido à absorção de radiação durante a polimerização através de fonte de luz visível. Além disso, a irritação pulpar é praticamente eliminada em virtude da ausência de um monômero. As desvantagens são a baixa integridade marginal e o polimento deficiente, resultando em adaptação e estética inferiores. Entretanto, para melhorar a estética, pode ser utilizada uma camada de material restaurador híbrido universal (com partículas de carga) para cobrir a coroa temporária. Essa técnica também é benéfica quando do emprego do PVEMA como núcleo, cobrindo-o com resina composta híbrida.

PRÁTICA CLÍNICA

Confecção

A literatura odontológica é abundante em técnicas de confecção de restaurações temporárias, e métodos engenhosos são propostos dependendo da situação clínica. É necessário perceber que a técnica é o mais importante, sobrepondo-se à escolha do tipo de material ou de uma marca comercial específica. Essencialmente, as técnicas podem ser classificadas em direta (no consultório) ou indireta (no laboratório de prótese). O método direto é imediato e econômico, mas consome tempo e muitas vezes, resulta em restaurações com propriedades físicas e estéticas deficientes. Esse método é indicado para um número limitado de dentes, até três elementos, para um curto período de uso. O método indireto oferece estética superior e é ideal para uso prolongado devido à resiliência mecânica (e ainda a possibilidade de reforço com metal ou fibra), mas com maior custo. Também é possível uma técnica combinada, explorando as vantagens dos dois métodos, direto e indireto, superando suas limitações.

A confecção bem-sucedida de provisórios envolve duas entidades: o contorno externo e o contorno interno. Os fatores que influenciam o contorno externo são a morfologia do dente, que depende da bioforma dentária, a arquitetura gengival, a estética, a oclusão, os pontos de contato e a fonética. O contorno interno (ou adaptação) é determinado pela geometria do preparo dentário, incluindo a forma de retenção e resistência, a rugosidade superficial, o tipo de terminação, o desenho geral do preparo e a presença ou ausência de recortes.

Matrizes

O contorno externo dos provisórios é conseguido utilizando-se matrizes classificadas em:

- Forma anatômica existente
- Forma anatômica proposta
- Forma anatômica pré-fabricada

A Tabela 7.1 resume os critérios para a seleção da matriz.

Forma anatômica existente

Quando a morfologia do dente existente é aceitável, ela pode ser utilizada como molde para o provisório. É realizada uma impressão com alginato ou elastômero para criar a forma anatômica (contorno externo). É preferível uma moldagem com silicona em vez de alginato, já que a matriz torna-se dimensionalmente estável, podendo ser armazenada e reutilizada, se necessário.

Tabela 7.1 Critérios para a seleção da matriz

Critério	Forma anatômica existente	Forma anatômica proposta	Forma anatômica pré-fabricada
Status quo	Sim	Não	Não
Alterar estética, oclusão e DVO	Não	Sim	Não
Elementos	Até três	Ilimitados	Unitário
Duração de uso	Curta	Longa	Curta
Material do provisório	Limitado	Qualquer um	Limitado
Praticidade	Sim	Não	Sim
Custo	Baixo	Alto	Intermediário

Forma anatômica proposta

Em muitos casos, a razão para a confecção de restaurações indiretas é alterar a estética, a oclusão e a função, o que conseqüentemente requer modificações na morfologia do dente existente. Isso pode ser realizado tanto na boca como no laboratório de prótese. Quando são necessárias pequenas alterações, pode-se acrescentar resina composta fluida ou híbrida, ou mesmo cera, até que a forma desejada seja obtida. De maneira alternativa, para alterações maiores, é realizado enceramento diagnóstico no laboratório de prótese (Figuras 7.37 e 7.38). A seguir, é feita uma moldagem do enceramento utilizando silicona, assegurando-se de que os dentes adjacentes, bem como 1 a 2 mm de tecido circundante, sejam moldados para a localização intra-oral da matriz. A vantagem de utilizar uma matriz de silicona é a dissipação do calor durante a polimerização do material para provisório. A desvantagem é a dificuldade de localização do molde de silicona sobre os dentes preparados na boca, devido à falta de transparência.

Outro método é vazar um modelo a partir da moldagem do enceramento diagnóstico e confeccionar uma matriz de polipropileno moldada a vácuo. Esta só pode ser formada sobre uma réplica de gesso do enceramento, já que o calor gerado durante a plastificação a vácuo derrete a cera. Como a matriz é transparente, a localização precisa do dente preparado é facilitada. Outro benefício é a possibilidade de utilização de resinas fotopolimerizáveis para provisórios. A principal desvantagem é que a fina matriz não é boa transmissora de calor para materiais com reação exotérmica.

Coroas pré-fabricadas metálicas e plásticas

As coroas pré-fabricadas estão disponíveis em metal (alumínio ou aço inoxidável) ou plástico (acrílico ou policarbonato). Ambos os tipos requerem preenchimento com resina para que haja adaptação sobre o dente preparado. As variedades metálicas oferecem rigidez e durabilidade, mas requerem escultura extensiva para que se adaptem à oclusão e obtenham margens precisas. Além disso, as margens de aço cortadas podem agir como lâminas, lacerando os tecidos moles. A variedade plástica oferece estética imediata, mas também requer um tempo clínico prolongado para escultura e verificação da integridade marginal e oclusão. Outra vantagem das variedades de plástico transparente é a facilidade de localização e a possibilidade de utilizar materiais fotopolimerizáveis para o provisório. Como generalidade, as coroas pré-fabricadas são indicadas para elementos únicos utilizados por períodos curtos.

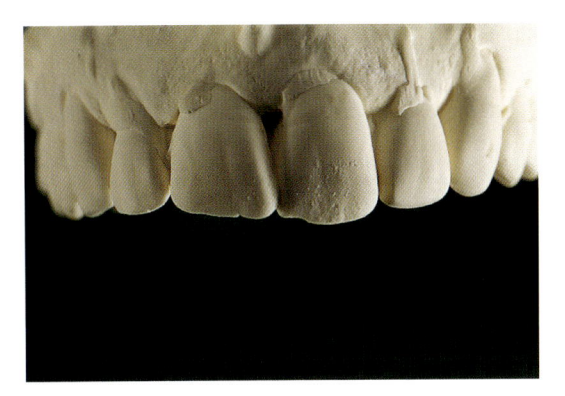

Figura 7.37 Modelo pré-operatório mostrando o plano incisal desalinhado e a razão largura/comprimento deficiente dos incisivos centrais.

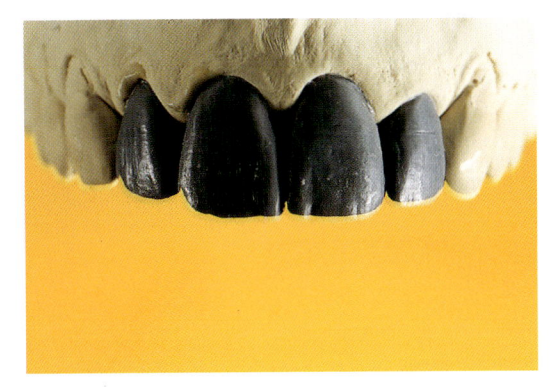

Figura 7.38 Enceramento diagnóstico proposto para melhorar a aparência estética do paciente da Figura 7.37, utilizado para confeccionar provisórios acrílicos no laboratório (ver Figuras 7.33 e 7.34).

Técnicas

Após selecionar e confeccionar a matriz mais apropriada para o contorno externo do provisório, o próximo passo é conformar o contorno interno. Isso é conseguido utilizando-se um ou mais dos materiais mencionados anteriormente. Numerosos fatores influenciam a escolha do material, dependendo das exigências clínicas do provisório. A Tabela 7.2 apresenta orientações para a correta seleção dependendo das necessidades clínicas. Entretanto, ao invés de tentar dominar todos os materiais, é mais prudente familiarizar-se com alguns produtos para obter resultados previsíveis e confiáveis.

Existem três técnicas fundamentais para a confecção de provisórios: direta, indireta e uma combinação de direta e indireta. Na experiência do autor, os métodos e materiais descritos a seguir para cada técnica produzem resultados previsíveis. No entanto, o profissional pode modificar esses passos, omitindo passos supérfluos ou adicionando outros para modificar os procedimentos, adaptando-os a necessidades clínicas específicas.

Técnica direta

(1) Refinar a anatomia e a estética existentes pela adição de resina fluida (ou cera) e pelo desgaste com pontas diamantadas, discos e pontas de silicona para polimento. Alternativamente, pode-se utilizar uma coroa pré-fabricada para o contorno externo, omitindo os passos (2) e (3) abaixo.
(2) Bloquear ameias mais pronunciadas com cera.
(3) Confeccionar uma matriz utilizando uma silicona para moldagem, ou uma placa no plastificador a vácuo (a partir do enceramento diagnóstico) para pontes de poucos elementos.
(4) Proceder ao preparo dentário.
(5) Após o preparo, colocar a matriz sobre o dente preparado e os dentes adjacentes, verificando o posicionamento e a localização corretos.
(6) Os dentes preparados já devem estar isolados com fio retrator, e qualquer ponta solta deve ser reposicionada com cuidado para dentro do sulco gengival para permitir a visualização de toda a circunferência da terminação do preparo. Isso certifica que a integridade marginal não seja comprometida pela aderência do fio ao material utilizado para a confecção do provisório.
(7) Realizar o condicionamento com ácido fosfórico para remoção da *smear layer* (Dica 7.1), seguido do sistema adesivo com dessensibilizante incorporado ou, alternativamente, utilizar um agente bloqueador dos túbulos dentinários. Embora o sistema adesivo forneça pouca proteção térmica para a polpa, alivia a sensibilidade pós-operatória por meio do selamento dos túbulos e evitando o ingresso de bactérias.
(8) Lubrificar o preparo, os dentes circundantes e antagonistas com petrolato para reduzir a agressão à polpa e proteger os tecidos gengivais. Esse meio de separação também evita que a restauração fique presa no preparo ou nas ameias gengivais.
(9) Selecionar o material para contorno interno a partir da Tabela 7.2, por exemplo, um PVEMA como o SNAP, e misturar de acordo com as instruções do fabricante. O tempo de mistura usual do SNAP em temperatura ambiente é de 2 a 3 minutos, e a mistura fluida é colocada no interior da matriz (Dica 7.2).
(10) Colocar a matriz carregada com SNAP sobre o(s) dente(s) preparado(s), assegurando-se do correto posicionamento e localização.
(11) Lavar com água para resfriar e reduzir o aquecimento.
(12) Uma vez atingido o estágio borrachóide (4 minutos a partir do início da mistura), remover a matriz com os provisórios, recortar os excessos e recolocar os provisórios sem a matriz sobre o(s) preparo(s), pedir ao paciente que feche a boca em oclusão cêntrica por 30 segundos (Dica 7.3).

(13) Remover os provisórios da boca e permitir a polimerização extra-oral por mais 2 minutos até a rigidez completa (Dica 7.4).

(14) Uma vez rígidos, checar a integridade marginal, o perfil de emergência, a oclusão, a estética e o assentamento passivo. Discrepâncias marginais são preenchidas com material adicional, misturado em menor viscosidade com aparência fosca (indicativa da evaporação do monômero). Misturas fluidas não-foscas devem ser evitadas, pois possuem uma quantidade elevada de monômero não-reagente livre, que provoca irritação gengival e pulpar. Alternativamente, os espaços ou alterações na morfologia podem ser corrigidos com adição de resina composta fluida.

(15) Realizar os recortes mais grosseiros com brocas de tungstênio *carbide* para acrílico em baixa rotação. Pontas diamantadas em alta rotação tendem a derreter e não cortar a resina acrílica. Maiores refinamentos das margens, anatomia e oclusão são realizados com discos de alumínio, pontas de silicona e discos de camurça (Dica 7.5).

(16) Quando for necessário reembasamento do contorno interno, deve-se utilizar uma mistura que não seja muito fina ou líquida a fim de evitar o monômero livre não-reagente.

(17) O provisório é cimentado com uma fina camada de cimento de óxido de zinco e eugenol com rigidez suficiente, como o Temp Bond (Kerr, Michigan, EUA). Também estão disponíveis variedades de cimentos sem eugenol e transparentes, que eliminam a reação com os agentes de união e melhoram o resultado estético, respectivamente. Para laminados acrílicos, um método alternativo de cimentação temporária é fazer o condicionamento ácido em um ponto com ácido fosfórico a 37% e cimentar com resina composta fluida (sem aplicação de sistema adesivo).

(18) Uma vez cimentado, remover os excessos de cimento e o fio retrator com uma sonda exploradora e utilizar fio dental para remover os remanescentes da região interdental.

(19) Finalmente, irrigar as margens com solução de clorexidina a 0,2% para remover os fragmentos de cimento e estimular a saúde gengival.

Tabela 7.2 Critérios para a seleção do material para o contorno interno do provisório

Critério	PMMA	PVEMA	Bis-GMA	Bisacrílico	UDMA	Reforçada
Intra-oral	I	S	S	S	S	C
Extra-oral	S	C	S	C	S	S
Manipulação/manejo	S	S	C	C	C	C
Estética	S	C	S	C	C	C
Integridade estrutural/resiliência	S	C	C	C	C	S
Possibilidade de reparo	S	S	C	C	C	C
Praticidade	C	S	S	S	S	C
Custo	C	S	S	C	S	C

S: Superior.
C: Comprometido.
I: Inaceitável.

Técnica indireta

Essa técnica é menos trabalhosa do que parece inicialmente, e os benefícios da estética superior e das melhores propriedades físicas e mecânicas muitas vezes compensam o tempo e o custo adicionais.

(1) O contorno externo pode ser o dos dentes existentes se a estética for aceitável, ou o de uma matriz de polipropileno conformada a vácuo sobre o modelo de gesso do enceramento diagnóstico.
(2) Realizar o preparo dentário com fio retrator colocado para que a terminação seja claramente visível. A matriz transparente de polipropileno (colocada sobre os dentes preparados) é particularmente útil para certificar-se de que a redução dos dentes é suficiente para acomodar os materiais restauradores da prótese definitiva (metal e/ou porcelana).
(3) Realizar uma moldagem com silicona dos dentes preparados após o selamento da dentina com sistema adesivo ou agente bloqueador dos túbulos dentinários.
(4) O molde é vazado pelo profissional ou no laboratório de prótese anexo, usando gesso de rápida cristalização.
(5) Bloquear as ameias gengivais com cera e lubrificar com vaselina os preparos, os dentes adjacentes e antagonistas e os tecidos moles.
(6) O modelo dos preparos é coberto com um meio separador de silicona.
(7) Quando se deseja que os provisórios sejam de longa duração, são incorporados reforços com metal, fibra ou hastes no interior da resina PMMA.
(8) O molde pré-operatório ou a matriz transparente é preenchida com resina PMMA, polimerizada com presença de calor e pressão em uma câmara.
(9) Após a polimerização, seguir os passos 15 a 19 da técnica direta para o acabamento, o polimento e a cimentação.

Técnica direta-indireta

A técnica direta-indireta explora a resistência e as propriedades estéticas e físicas do método indireto, ao mesmo tempo que assegura o ajuste perfeito com o reembasamento direto intra-oral sobre os preparos. Essa técnica de confecção de provisórios combina os estágios extra e intra-orais, os nove primeiros realizados no laboratório dental, e os demais, no consultório.

(1) O contorno externo pode ser o molde da anatomia existente ou de uma anatomia proposta (enceramento diagnóstico).
(2) É confeccionado um modelo de gesso da anatomia existente ou do enceramento diagnóstico.
(3) Fabrica-se uma matriz transparente conformada a vácuo a partir do modelo do passo (2).
(4) O preparo dentário é simulado no modelo de gesso. Este também pode ser utilizado como guia para o preparo intra-oral, ou como ferramenta de controle pré-operatório para avaliar a viabilidade do plano de tratamento proposto.
(5) O modelo preparado é coberto com um meio separador de silicona.
(6) Quando os provisórios necessitam ter longa duração, reforços de metal ou fibra podem ser incorporados.
(7) O contorno externo é criado passando-se uma pequena camada de resina PMMA ou resina composta na superfície interna da matriz transparente, antes da termopolimerização (Dica 7.6).
(8) Uma vez polimerizados, os provisórios são recortados e polidos (passo (15) da técnica direta).
(9) A matriz transparente e as lâminas do contorno externo retornam para o consultório.
(10) O clínico realiza o preparo dentário utilizando a matriz como guia.
(11) Uma vez completo o preparo, as ameias gengivais são bloqueadas e aplica-se vaselina sobre os dentes e os tecidos moles.

Dicas

- Dica 7.1: Evite ressecar a dentina após a remoção do ácido; isso pode provocar inflamação pulpar.
- Dica 7.2: Permita que a mistura assuma uma aparência fosca, o que assegura que já ocorreu a evaporação do monômero, minimizando sua toxicidade.
- Dica 7.3: Para dissipar o calor, algumas autoridades no assunto defendem a técnica de "tirar-e-pôr" até que o material esteja rígido. Embora a justificativa seja bem embasada, o tirar e pôr repetitivo pode resultar em problemas na adaptação marginal, necessitando de reembasamentos. Além disso, se as medidas para dissipar o calor e isolar descritas anteriormente forem seguidas (matriz de silicona, resfriamento com água, isolamento com vaselina), serão evitados danos à polpa e aos tecidos moles.
- Dica 7.4: Deixar o provisório em água fervente ou sob um jato de ar quente acelera a polimerização, isto é, aumenta a velocidade, e não a contração. O tempo total de reação deve ser de 10 minutos desde o início da mistura.
- Dica 7.5: O selamento com um selante superficial como o Biscover, que não possui uma camada de inibição de oxigênio, simula um glazeamento e sela as discrepâncias de superfície após os procedimentos de polimento.
- Dica 7.6: A vantagem de utilizar resina composta é a ampla variedade de cores.

(12) As lâminas são posicionadas, assegurando-se da correta localização, e preenchidas com PVEMA para criar o contorno interno. Os passos seguintes são os mesmos da técnica direta, de (9) a (19). A constante irrigação com água é imprescindível para dissipar o calor, já que a fina lâmina externa oferece pouca convecção comparada à matriz obtida pelo molde de silicona.

Referências bibliográficas

[1] Haselton, D.R., Diaz-Arnold, A.M. and Vargas, M.A. (2002) Flexural strength of provisional crown and fixed partial denture resins. *J Prosthet Dent*, **87**, 225-228

[2] Koumjian, J.H. and Nimmo, A. (1990) Evaluation of fracture resistance of resins used for provisional restorations. *J Prosthet Dent*, **64**, 654-657

[3] Camps, J., Pizant, S., Dejou, J. and Franquin, J.C. (1998) Effects of desensitizing agents on human dentine permeability. *Am J Dent*, **11**, 289-290

[4] Lloyd, C.H., Joshi, A. and Mcglynn, E. (1986) Temperature rises produced by light sources and composites during curing. *Dent Mater*, **2**, 170-174

[5] Zach, L. and Cohen, C. (1965) Pulp response to externally applied heat. *Oral Surg Oral Med Oral Pathol*, **19**, 515-529

[6] Tjan, A.H.L. and Dunn, J.R. (1988) Temperature rise produced by various visible light generators through dentinal barriers. *J Prosthet Dent*, **59**, 433-438

[7] Voth, E.D., Phillips, R.W. and Swartz, M.L. (1966) Thermal diffusion through amalgam and various liners. *J Dent Res*, **45**, 1184-1190

[8] Usumez, A., Ozturk, A.N. and Aykent, F. (2004) The effect of dentine desensitizers on thermal changes in the pulp chamber during fabrication of provisional restorations. *J Oral Rehab*, **31**, 579-584

[9] LaMar, F.R. (2004) Guest editorial. Microgap or macrogap: significance of the marginal discrepancy between implant crown and abutmerit. *Int J Periodontics Restorative Dent*, **24(3)**, 207

[10] Tjan, A.H.L., Tjan, A.H. and Grant, B.E. (1987) Marginal accuracy of temporary composite crowns. *J Prosthet Dent*, **58(4)**, 417-421

[11] Kim, S.H. and Watts, D.C. (2004) Polymerisation shrinkage-strain kinetics of temporary crown and bridge materials. *Dental Mat*, **20**, 88-95

[12] Sorensen, J. (1989) A rationale for comparison of plaque-retaining properties of crown systems. *J Prosthet Dent*, **62(3),** 264-269

[13] Glantz, P.O. (1969) On wettability and adhesiveness. A study of enamel, dentine, some dental restorative dental materials and dental plaque. *Odontol Rev*, **17**(*Suppl* 20), 1-124

[14] Martignoni, M. and Schonenberger, A. (1990) *Precision Fixed Prosthodontics: Clinical and Laboratory Aspects.* Quintessence Publishing Co. Inc., Chicago

[15] Moore, B., Goodcare, C., Swartz, M. and Andres, C. (1989) A comparison of resins for fabricating provisional fixed restorations. *Int J Prosthodont*, **2,** 173-184

[16] Gegauff, A.G. and Pryor, H.G. (1987) Fracture toughness of provisional resins for fixed prosthodontics. *J Prosthet Dent*, **58,** 23-29

[17] Ireland, M.F., Dixon, D.L., Breeding, L.C. and Ramp, M.H. (1998) In vitro mechanical property comparison of four resins used for fabrication of provisional fixed restorations. *J Prosthet Dent*, **80,** 158-162

Moldagens biológicas

Introdução

Shavell criou a expressão "moldagens biológicas" para descrever as moldagens que copiam, com fidelidade, tecidos saudáveis em seu ambiente natural.[1] A maioria das restaurações dentárias indiretas são confeccionadas com apenas uma moldagem como elemento unificador entre os três protagonistas: o ceramista, o clínico e o paciente (Figura 8.1). A qualidade intrínseca de uma moldagem é registrar com a maior riqueza de detalhes possível. Isso traz a necessidade de registrar com fidelidade os preparos, os dentes opostos e adjacentes, juntamente com os tecidos moles circundantes. Independentemente de a moldagem destinar-se a faceta laminada, inlay, coroa, ponte fixa, prótese total ou implante, o objetivo é reproduzir de forma precisa uma cópia das estruturas anatômicas como plataforma morfológica para a confecção da restauração proposta. Subentende-se que os tecidos estejam livres de lesões ou necrose.

São necessários dois tipos de moldagens biológicas: dentária e gengival. A moldagem biológica dentária recria o dente preparado. Por definição, ela requer a deflexão do sulco gengival para acomodar um material de moldagem que reproduza as margens do preparo a fim de obter o correto perfil de emergência. A moldagem biológica gengival reproduz o periodonto em estado natural. Esta é feita após a confecção da restauração definitiva, no estágio de prova, quando os tecidos gengivais já retornaram a sua posição normal. Com a localização da restauração em um modelo não-troquelado, é visualizada sua adaptação aos tecidos moles circundantes. Isso permite a avaliação do suporte transmucoso cervical de tecido mole e dos pontos de contato. Após as modificações necessárias, consegue-se uma coexistência não-nociva entre as duas entidades – restauração e tecidos moles.[2]

BASES CIENTÍFICAS

A realização de moldagens precisas depende de duas variáveis: os determinantes primário e secundário. Enquanto existe apenas um determinante primário, sem o qual não é possível a realização de uma moldagem fiel, existem numerosos determinantes secundários, os quais serão discutidos inicialmente, antes do crucial determinante primário.

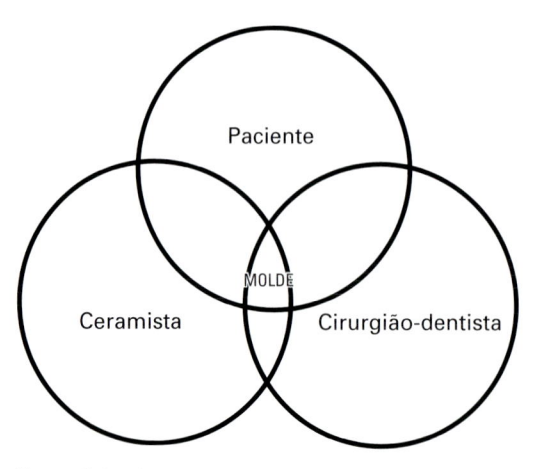

Figura 8.1 O molde é o elemento-chave que conecta o ceramista, o paciente e o cirurgião-dentista.

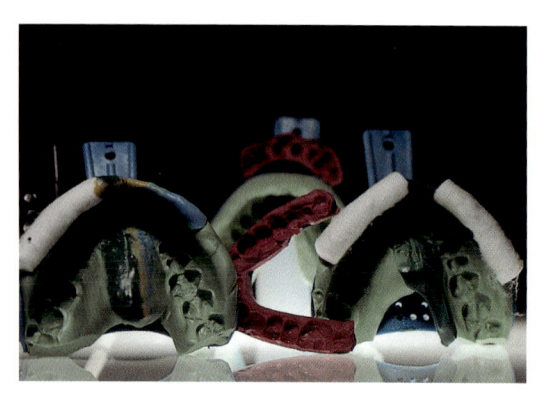

Figura 8.2 Moldeiras plásticas rígidas de estoque são satisfatórias para a realização de moldagens de até três elementos.

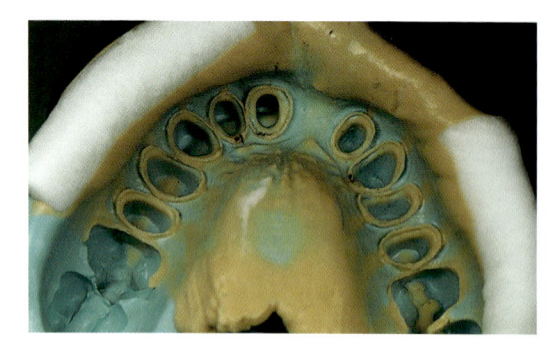

Figura 8.3 Molde completo intra-arco superior.

Determinantes secundários

A lista a seguir não é extensa, mas enfatiza os pontos pertinentes dos determinantes secundários.

Moldeiras de estoque versus moldeiras individuais

A justificativa para utilizar moldeiras individualizadas ou especiais é controlar a estabilidade dimensional e, assim, minimizar a contração de polimerização. Isso era particularmente interessante durante a utilização dos materiais elastoméricos pioneiros, mas com as atuais formulações é menos relevante. Os materiais mais novos são relativamente estáveis, apresentando dureza e rigidez suficientes. As vantagens das moldeiras individuais são a facilidade de localização e colocação na cavidade oral, o conforto do paciente com a inexistência de bordas afiadas que machucam o fundo dos sulcos e a captura de dentes posteriores sem a necessidade de modificar moldeiras de estoque com cera ou outros materiais. Como guia geral, as moldeiras de estoque são aceitáveis para um a três elementos, juntamente com um material pesado como base (Figura 8.2).

Inter versus intra-arcos dentários

As moldagens intra-arcos registram todo um arco, incluindo os dentes homólogos (Figuras 8.3 a 8.6), enquanto as moldagens interarcos registram os dentes antagonistas. Estas últimas são realizadas utilizando-se moldeiras triplas, ou "*triple trays*", e seus benefícios incluem a eliminação da necessidade de uma moldagem da arcada oposta e do registro oclusal. Enquanto o molde resultante reproduz tanto os dentes preparados quanto o registro oclusal, a técnica é desafiadora para o clínico e para o ceramista. Além disso, as moldagens interarcos são limitadas a apenas um ou dois elementos. Outras desvantagens são a distorção da moldeira quando o paciente oclui,[3] a comprovação de que os dentes estão em oclusão cêntrica e a exigência de que pelo me-

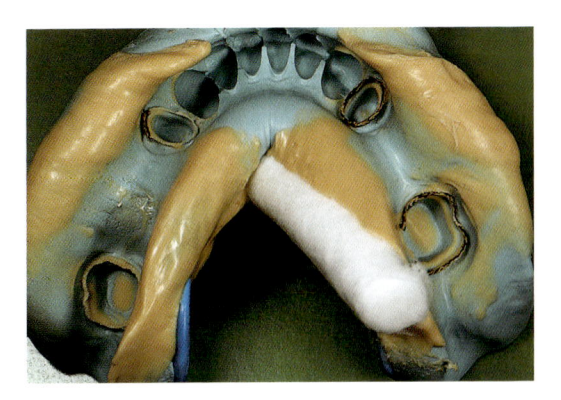

Figura 8.4 Molde completo intra-arco inferior.

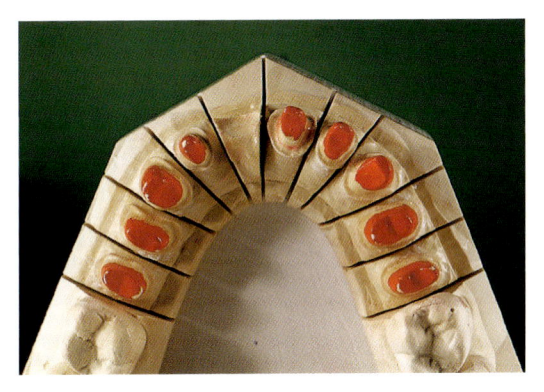

Figura 8.5 Modelo troquelado obtido a partir do molde intra-arco superior da Figura 8.3.

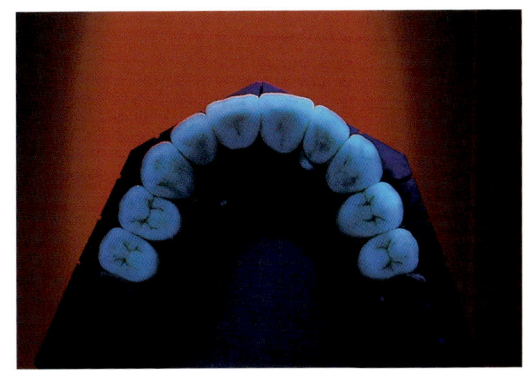

Figura 8.6 Coroas finalizadas para o paciente da Figura 8.5.

nos dois ou três dentes de cada lado do preparo estejam incluídos.

Se, no entanto, o dente a ser restaurado apresenta interferências (em trabalho ou balanceio), ou ele é responsável pelo contato inicial em relação cêntrica (RC) ou um dente guia, as moldagens interarcos são essenciais para permitir a montagem do caso no articulador semiajustável.

Moldeira fechada versus moldeira aberta

A razão para utilizar uma moldeira aberta é que os orifícios perfurados na moldeira agem como escapes para saída do excesso de material e de ar. Em teoria, isso é válido, mas clinicamente há pouca melhora no molde resultante. Além disso, como o excesso de material deve ser removido rapidamente após a inserção da moldeira, há aumento do desconforto para o paciente, muitas vezes provocando o reflexo do vômito.

Fase única versus fase dupla

A base de uma moldagem em duas fases é assegurar a existência de uma plataforma sólida para a segunda fase mais fluida. O procedimento envolve a realização de uma moldagem inicial com o material pesado (com moldeira rígida de metal ou de estoque), normalmente com um separador de acetato ou polipropileno, de forma a criar uma moldeira individual. A segunda fase é a injeção do material fuido, leve, sobre os dentes preparados e a recolocação da molderia. As desvantagens óbvias são a localização incorreta da moldeira, o procedimento mais demorado e a duração mais longa para o paciente. As vantagens da moldagem em fase única são a rapidez e a garantia da localização correta, mas o tempo é crítico. O material leve deve ser colocado sobre o preparo ao mesmo tempo que o assistente mistura e carrega a moldeira com o material pesado. Além disso, uma vez misturado, a moldeira deve ser inserida imediatamente para evitar que o material alcance o estágio elástico, o que pode flexionar a moldeira (se for plástica) e produzir distorções.[4]

Passiva versus não-passiva

A maioria dos elastômeros sofre recuperação depois que a moldeira é retirada da boca. Uma moldagem não-passiva, feita com a aplicação constante de pressão sobre a moldeira enquanto o material está polimerizando, provoca uma recuperação pronunciada, tendo como conseqüência indesejável o fato de as coroas se encaixarem perfeitamente no modelo de gesso, mas não nos preparos dentários intra-orais. Para evitar que isso ocorra, uma vez que a moldeira esteja corretamente posicionada, a pressão deve ser aliviada, permitindo que o material endureça de forma passiva. Já que o material polimeriza sem pressão externa, resultando em uma moldagem passiva, a recuperação pós-remoção é significativamente reduzida.[5]

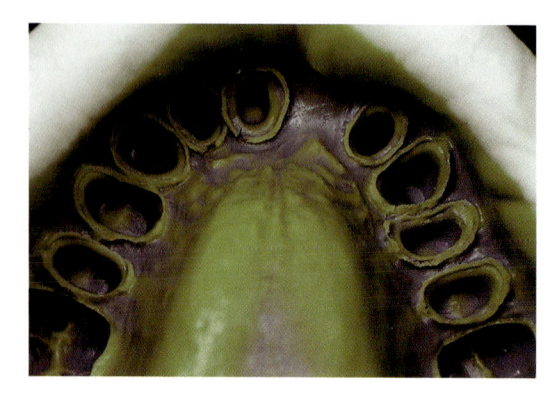

Figura 8.7 Molde completo intra-arco superior realizado com Flexitime (Heraeus Kulzer).

Ambiente quente versus ambiente frio

Ao serem realizadas moldagens de múltiplos elementos, é desejável que se tenha um longo período de trabalho. Este é facilitado pelo resfriamento do material de moldagem, mas há um aumento da viscosidade com possível alteração ou retardo da reação de polimerização do material. Recentemente, um novo material de moldagem foi introduzido; o Flexitime (Heraeus Kulzer, Hanau, Alemanha), que facilita várias situações clínicas. Como sua reação de polimerização é iniciada pelo ambiente oral aquecido, a reação inicia apenas quando o material é colocado na boca. O tempo de trabalho varia de 30 segundos a 2 minutos e meio, mas a polimerização total se dá sempre 2 minutos e meio após a inserção da moldeira, permitido moldagens de elementos unitários e de vários elementos (Figura 8.7).

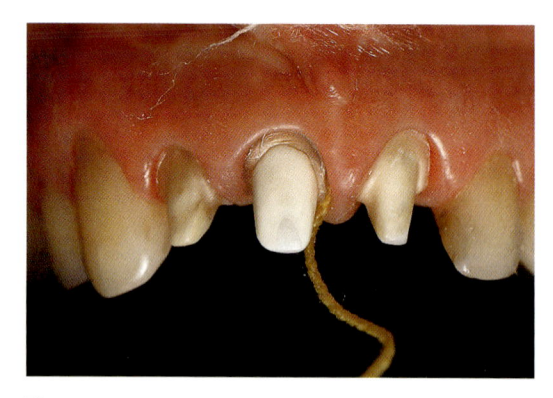

Figura 8.8 Fio retrator sendo colocado ao redor do dente preparado.

única desvantagem é o investimento inicial para a compra do equipamento.

Mistura manual versus mistura mecânica

A utilização de um equipamento para mistura mecânica ou automática assegura a obtenção de uma mistura homogênea, livre de bolhas, melhorando muito a qualidade da moldagem final. Existe no mercado uma grande variedade de materiais, como poliéteres e siliconas de adição, disponíveis em estojos especiais para esses equipamentos. A

Retração gengival física versus química

A retração física do sulco gengival envolve a utilização do fio retrator (Figura 8.8). Este é um método eficaz e previsível de conseguir a abertura transitória do sulco, permitindo que o material de moldagem registre as margens do preparo (Figura 8.9). Além disso, a retração gengival é menos traumática do que a eletrocirurgia ou a curetagem gengival rotatória, com menores chances de haver recessão gengival.[6,7] Entretanto, a pressão excessiva durante o posicionamento do fio pode inadvertidamente lesar o delicado revestimento epitelial do sulco ou violar o espaço biológico.

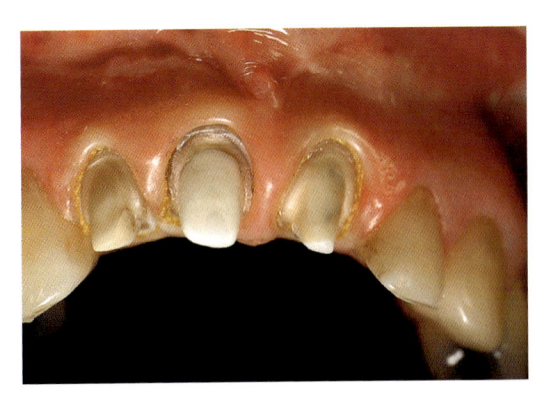

Figura 8.9 Fio retrator em posição, a fim de causar deflexão do sulco gengival e agir como barreira física para a proteção do espaço biológico.

Outra preocupação com o fio retrator é o emprego de agentes hemostáticos. Pesquisas recentes concluíram que o uso dos agentes hemostáticos mais comuns, como epinefrina racêmica, sulfato de alumínio, cloreto de alumínio, sulfato de alumínio e potássio ou sulfato férrico, não tem efeito sobre as reações dos polivinil siloxanos (siliconas de adição).[8] Além disso, o cloreto de alumínio é eficaz na obtenção de deslocamento tecidual químico e mecânico,[9] enquanto a epinefrina provoca necrose local e possíveis efeitos sistêmicos indesejáveis.[10]

Um agente retrator recentemente introduzido no mercado (Expasyl, Kerr) combina o cloreto de alumínio e o caulim. O cloreto de alumínio age como adstringente, enquanto o caulim higroscópico expande em contato com o fluido crevicular para atingir a deflexão gengival desejada. Embora se obtenha um alargamento circunferencial do sulco, a remoção subseqüente do material por meio de lavagem pode ser problemática. Por fim, a retração química isolada não oferece uma barreira física, como acontece com os fios retratores, para proteção do espaço biológico.

Materiais de moldagem

O mercado odontológico está repleto de materiais de moldagem, e sua seleção depende do uso pretendido para o molde. Os hidrocolóides irreversíveis podem ser aceitáveis para moldagens diagnósticas ou do arco antagonista, mas não são apropriados para a confecção de restaurações de precisão. As propriedades dos materiais de moldagem mais comumente utilizados estão resumidas mais adiante e na Tabela 8.1.

Definições

- Resistência à ruptura: capacidade do material de moldagem de resistir a rasgos em pequenas porções, especialmente nas áreas intra-sulculares.
- Recuperação elástica: grau de recuperação de um material sem sofrer deformação elástica permanente, p. ex., em uma ranhura do preparo.
- Estabilidade dimensional: capacidade de resistir a forças sem sofrer deformação permanente, p. ex., o material de moldagem pesado.

Hidrocolóides reversíveis

Há uma década, os hidrocolóides reversíveis eram o material da moda. Esses materiais são hidrofílicos, permitindo a realização de moldagens em ambiente relativamente úmido, e apresentam excelente fidelidade e boa resistência à ruptura. No entanto, devido a sua baixa estabilidade dimensional por períodos longos, é indispensável o vazamento imediato. Além disso, são necessários uma moldeira individual e o aparelho para aquecimento e refrigeração, prolongando o tempo clínico com procedimentos adicionais. Outro fator é a impossibilidade da realização de mais de um vazamento, sendo que isso é necessário para a maioria das restaurações modernas de cerâmica pura.

Polissulfetos

Os polissulfetos foram os primeiros materiais elastoméricos para moldagem, com excelente resistência à ruptura, ideais para copiar margens de preparos subgengivais. No entanto, sua recuperação elástica inferior exigia o vazamento imediato do molde, enquanto a baixa estabilidade dimensional exigia o uso de moldeira individual, ambos afetando a fidelidade do molde.

Tabela 8.1 Propriedades dos materiais de moldagem mais comuns

Propriedade	Hidrocolóides reversíveis	Polissulfetos	Siliconas de condensação	Poliéteres	Siliconas de adição
Moldeira	Individual	Individual	Individual/de estoque	Individual/de estoque	Individual/de estoque
Manipulação	Requer equipamento específico. Mais de um modelo?	Macio	Macio	Rígido, sabor desagradável. Mais de um modelo?	Macio, permite obtenção de mais de um modelo, evitar luvas de látex[11] e monômeros acrílicos
Hidrofílicos	Sim	Não	Não	Sim	Não
Resistência à ruptura	Boa	Boa	Ruim	Boa	Boa
Recuperação elástica	Mediana	Mediana	Boa	Boa	Boa
Estabilidade em longo prazo	Baixa	Baixa	Baixa	Boa	Boa
Desinfecção	Insolúvel em água	Solúvel em água (p. ex., NaOCl)	Solúvel em água (p. ex., NaOCl)	Insolúvel em água	Solúvel em água (p. ex., NaOCl)
Vazamento imediato	Sim	Sim	Não	Não	Não
Fidelidade	Boa	Mediana	Mediana	Boa	Boa

Siliconas de condensação

Esses materiais apresentam uma maior recuperação elástica em comparação com os polissulfetos, mas possuem baixa resistência à ruptura (Figura 8.10). Assim, a reprodução de margens subgengivais é desafiadora e, freqüentemente, resulta em ruptura do material que permanece no sulco gengival, produzindo margens com pouca fidelidade.

Poliéteres

Os poliéteres apresentam resistência à ruptura superior a das siliconas de condensação, com excelente estabilidade dimensional e fidelidade de reprodução. Outro benefício é sua propriedade hidrofílica, permitindo a realização de moldagens em condições relativamente úmidas. Inicialmente, não havia apresentação dos poliéteres em consistência pesada, mas as formulações mais novas apresentam componentes de carga, eliminando a necessidade de utilizar moldeiras individuais. Outra desvantagem era a rigidez, que tornava a remoção extremamente difícil, isto é, o material ficava preso sob as ameias gengivais e ao redor de dentes periodontalmente comprometidos. Essa limitação

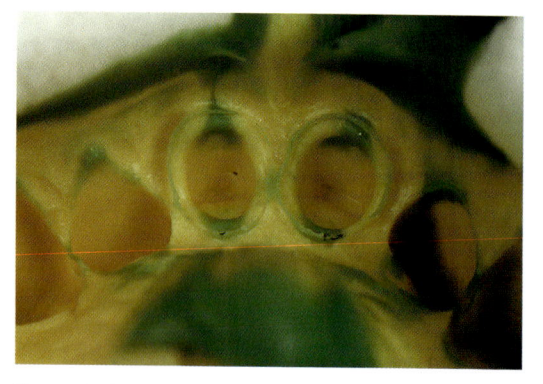

Figura 8.10 Molde realizado com silicona de adição (Optosil, Xantopren, Heraeus Kulzer).

também é significativa quando há necessidade de obtenção de mais de um modelo, já que a rigidez do material provoca a fratura dos modelos de gesso ao serem removidos do molde. A geração mais recente é a dos "poliéteres *soft*", para o maior conforto do paciente e maior facilidade de remoção da boca (Figura 8.11). As versões mais novas também são insípidas, eliminando o desagradável sabor dos poliéteres mais antigos.

Polivinil siloxanos (siliconas de adição)

Hoje em dia, os materiais de moldagem mais amplamente utilizados na prótese dentária são as siliconas de adição. O grande número de viscosidades (Figuras 8.12 e 8.13) torna esses materiais extremamente versáteis para muitas situações clínicas (Figuras 8.14 a 8.19). As propriedades benéficas são a excelente recuperação elástica e estabilida-

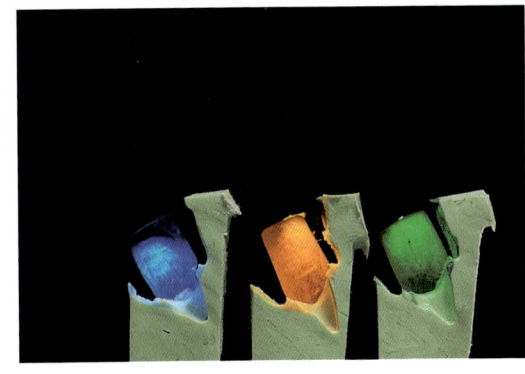

Figura 8.13 Moldes e modelos seccionados utilizando três siliconas de diferentes viscosidades no paciente da Figura 8.12.

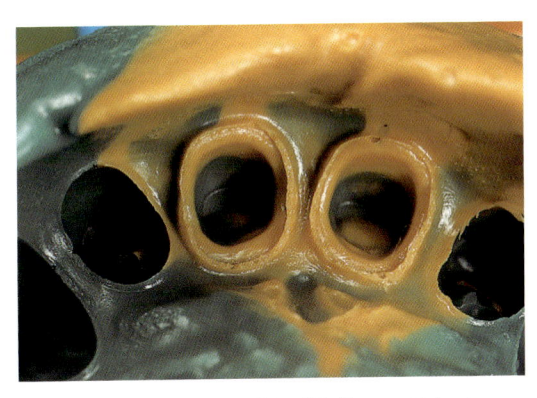

Figura 8.11 Molde em poliéter (P2, Heraeus Kulzer).

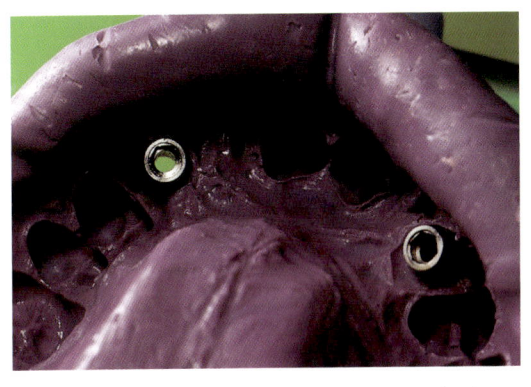

Figura 8.14 Uso da silicona de adição: próteses implanto-suportadas.

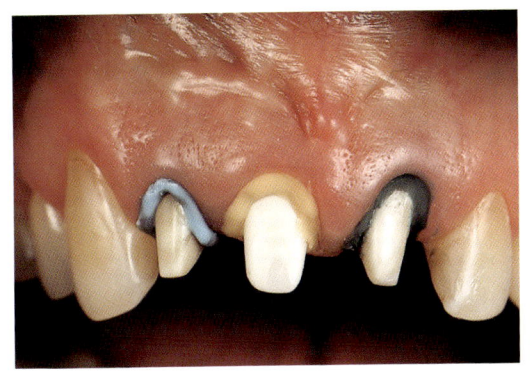

Figura 8.12 As siliconas de adição estão disponíveis em várias viscosidades: consistências de fase única, média e leve.

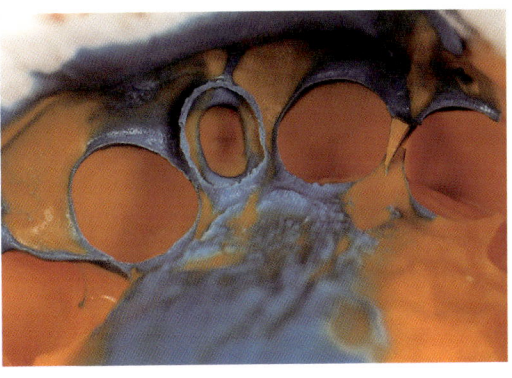

Figura 8.15 Uso da silicona de adição: elementos unitários.

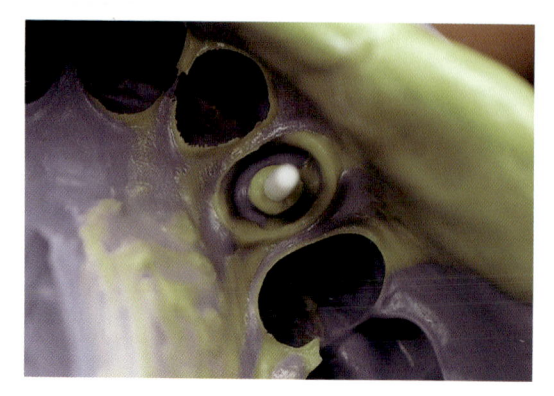

Figura 8.16 Uso da silicona de adição: núcleos/pinos indiretos.

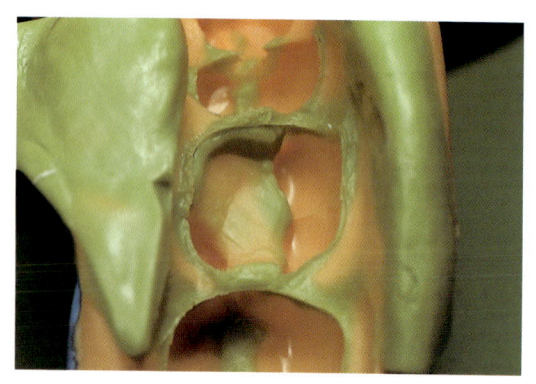

Figura 8.19 Uso da silicona de adição: *onlays* de porcelana.

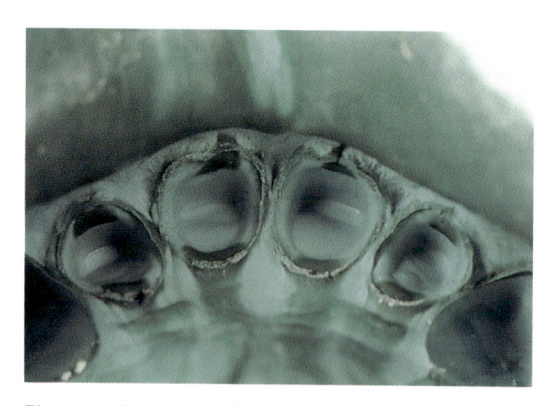

Figura 8.17 Uso da silicona de adição: vários elementos.

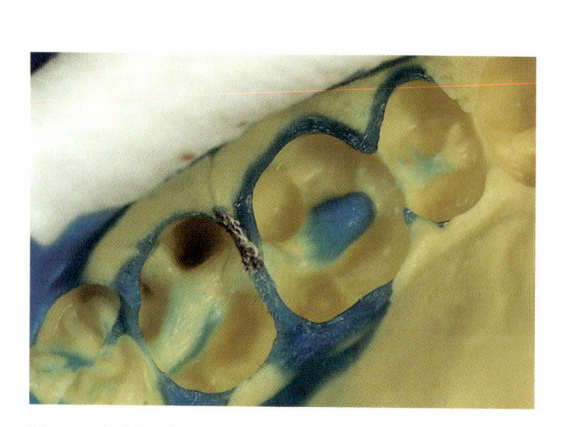

Figura 8.18 Uso da silicona de adição: *inlays* de porcelana.

de dimensional; além disso, o material é insípido e relativamente macio (permitindo sua remoção de áreas retentivas), pode ser usado em moldeiras de estoque ou individuais e apresenta ótima reprodução de detalhes (fidelidade). A resistência à ruptura das siliconas de adição é menor do que a dos polissulfetos. Entretanto, é necessário comparar os prós e contras. A alta resistência à ruptura dos polissulfetos, mas a baixa recuperação elástica, significa que, embora o material não se rasgue, irá sofrer deformação permanente. Da mesma forma, as siliconas de adição apresentam boa recuperação elástica e menor resistência à ruptura, o que significa que o material se rompe antes de sofrer deformação permanente. Isso é crucial para a reprodução fiel dos preparos. Essas propriedades são a principal razão para a popularidade desse material nos procedimentos odontológicos contemporâneos.[12] A principal desvantagem dos polivinil siloxanos é sua hidrofobia intrínseca, mas o recentemente lançado Provil novo (Heraeus Kulzer, Hanau, Alemanha) apresenta a "hidroatividade", isto é, inicialmente umedece o dente preparado, superando a dificuldade em obter o ambiente seco necessário para as siliconas de adição.

Determinante primário

A discussão anterior concentrou-se nos determinantes secundários que influenciam as moldagens de precisão. Entretanto, mesmo quando todos esses fatores são favoráveis, a ausência do determinante

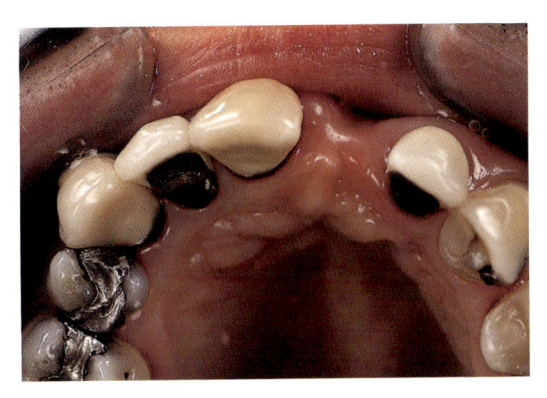

Figura 8.20 Obtenção de saúde gengival: coroas deficientes no pré-operatório.

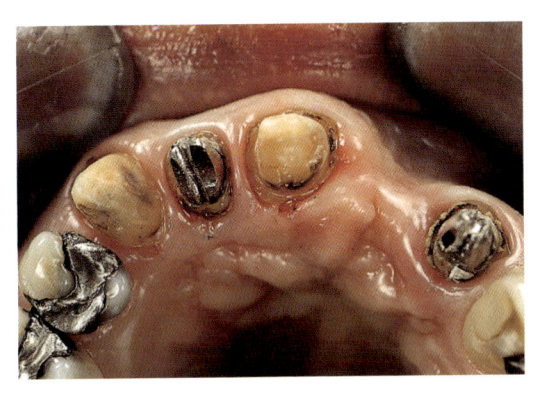

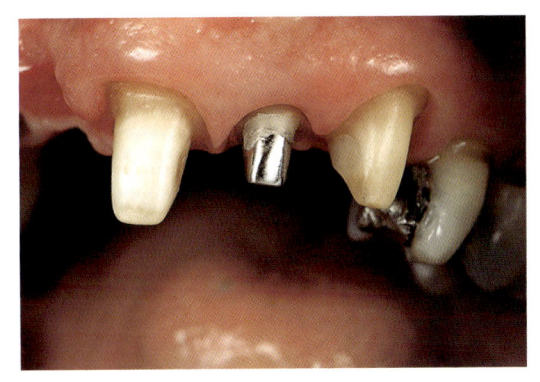

Figura 8.22 Obtenção de saúde gengival: confecção de núcleo/pino. Após o preparo e a temporização, a gengiva está estável e sadia, pronta para a realização da moldagem.

Figura 8.21 Obtenção de saúde gengival: remoção das coroas.

primário torna impossível a obtenção de uma boa moldagem. O único fator imprescindível para uma moldagem fiel é a obtenção e manutenção da saúde gengival; este é o chamado determinante primário (Figuras 8.20 a 8.22). O período de cura gengival varia grandemente, de 3 a 21 dias, e é influenciado por fatores do paciente e do operador.[13]

Fatores do paciente (avaliação do risco)

- Predisposição genética
- Idade
- Gênero, por exemplo, gravidez, osteoporose
- Raça
- Doença sistêmica, por exemplo, diabete, comprometimento do sistema imune, estresse psicológico[14]
- Biótipo e bioforma dentária
- Tipo de patógenos orais
- Trauma local ou patologia prévia com comprometimento vascular, por exemplo, lesões periapicais
- Nível socioeconômico
- Higiene oral
- Irritantes locais, por exemplo, fumo, tabaco ou hábito de mascar noz-de-areca

Todos os fatores supracitados estão fora do controle do clínico, e os nove primeiros estão além do controle do paciente.[15] Embora inalteráveis, esses fatores de risco devem ser conhecidos, já que afetam a taxa de cura e podem determinar a necessidade de alterações no plano de tratamento (ver a discussão sobre avaliação no Capítulo 1). Por exemplo, um paciente idoso, com comprometimento sistêmico, terá cura mais demorada. Também, o biótipo gengival fino e recortado contraindica a manipulação do tecido mole sob pena de causar recessão gengival, sobretudo em zonas esteticamente envolvidas. Finalmente, o baixo nível socioeconômico pode fazer com que o paciente não encare o cuidado dental como prioridade, e a proposta de um tratamento mais sofisticado pode ser inútil devido ao alto risco de falha (pouca colaboração do paciente e manutenção deficiente).

Os dois últimos itens, higiene oral e irritantes locais, são os únicos fatores que podem ser alterados pelo paciente, e podem ser influenciados pelo profissional por meio de instruções de higiene, com ênfase na importância da manutenção dos dentes naturais.

Fatores do operador

- Prevenção e profilaxia, por exemplo, raspagem e polimento
- Integridade do espaço biológico
- Correto perfil de emergência
- Protocolo clínico atraumático, por exemplo, procedimentos não-hemorrágicos, preparo dentário planejado e preciso, moldagens e técnica de cimentação precisas
- Restaurações temporárias terapêuticas

Os fatores do operador são inteiramente controláveis por meio de decisões e protocolos clínicos, influenciando na obtenção e manutenção da saúde periodontal.

Figura 8.24 Situação pós-operatória, após raspagem e instruções de higiene oral, do paciente da Figura 8.23.

Profilaxia

Raspagem, alisamento e polimento radicular, com ou sem adjuvantes farmacológicos, são os primeiros pré-requisitos na obtenção da saúde periodontal. Freqüentemente, esses procedimentos são omitidos ou ignorados devido à grande ansiedade pelo início do tratamento. Um pouco de tempo gasto no início não é apenas benéfico para a saúde oral em longo prazo, mas também faz com que todos os estágios do tratamento sejam mais rápidos. É necessário aguardar o período adequado após a profilaxia completa para avaliar as medidas de higiene oral caseiras do paciente e verificar a saúde gengival (Figuras 8.23 a 8.26). Isso também confirma a responsabilidade e o comprometimento do paciente com o tratamento proposto. Se, no entanto, a

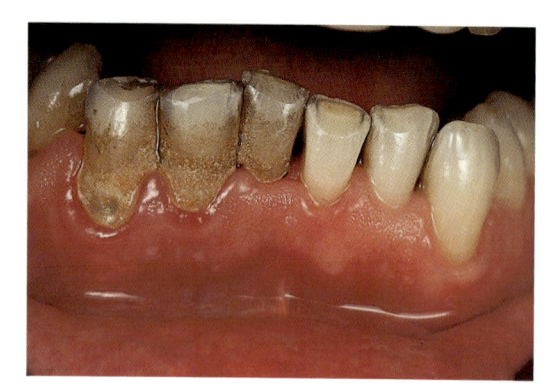

Figura 8.25 Os dentes anteriores inferiores do lado esquerdo já foram raspados e demonstram saúde gengival (coloração rósea, pontilhado característico, margens gengivais em lâmina de faca). Compare com o lado direito, que ainda apresenta depósitos e inflamação.

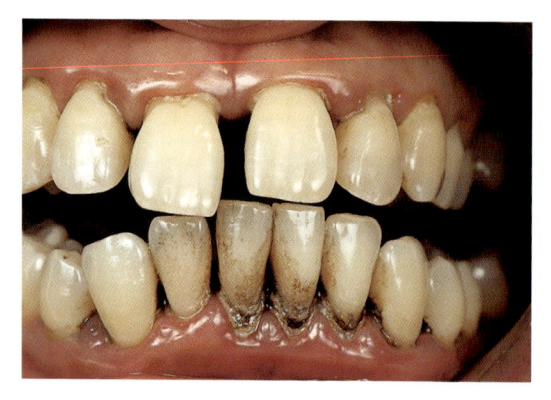

Figura 8.23 Situação pré-operatória com deposição de cálculo e placa bacteriana.

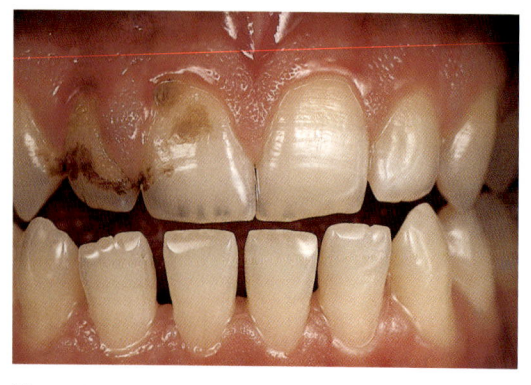

Figura 8.26 Os dentes anteriores superiores já foram raspados. Compare com o lado direito, cujos dentes apresentam cálculo dental e inflamação periodontal.

adesão do paciente não for satisfatória nessa fase, o plano de tratamento deve ser modificado para uma opção menos sofisticada, a fim de evitar decepções nas fases mais adiantadas do tratamento.

Integridade do espaço biológico

O espaço biológico é discutido no Capítulo 2, e é a forma encontrada pela natureza para proteger os dois elementos essenciais que asseguram a sobrevivência de um dente: o osso alveolar e o ligamento periodontal. Quando essas estruturas estão comprometidas, a sobrevida do dente é prejudicada. Obviamente, um escudo só é eficaz quando intacto. Se danificado ou destruído, sua função é reduzida ou anulada. Assim, qualquer agressão a esse escudo, bacteriana ou iatrogênica, diminui sua capacidade de desempenhar a função a que se destina. Os procedimentos clínicos potencialmente danosos ao espaço biológico são a colocação de fio retrator, o preparo dentário, as moldagens, a localização da margem da coroa e a cimentação. Assim, qualquer procedimento restaurador deve ser supragengival ou confinado às dimensões do sulco gengival, respeitando as dimensões do espaço biológico.

Quando a localização da margem da coroa é subgengival, é necessário verificar a profundidade do sulco, de modo que o procedimento de moldagem não viole o epitélio juncional. O Capítulo 2 apresenta uma discussão sobre as razões para utilizar a crista óssea alveolar ou a margem gengival livre saudável como ponto de referência. Quando se utiliza a crista alveolar, a profundidade do sulco deve ser verificada. A medida da profundidade das bolsas com uma sonda periodontal não é exata, já que é difícil localizar a extremidade da sonda, a qual pode penetrar além da base do sulco, para dentro do tecido epitelial ou conjuntivo. A profundidade da sonda também depende da força aplicada, das angulações do dente e da sonda e da presença de inflamação. O método ideal para determinar a profundidade do sulco é sondar o osso ao redor do dente anestesiado e medir a totalidade do complexo dentogengival. Considerando as variações anatômicas a partir do dente ideal, uma medida de 3 mm na face vestibular indica a profundidade de sulco de 1 mm (todo o complexo dentogengival = 3 mm, menos 2 mm para o espaço biológico = 1 mm de profundidade do sulco). Uma medida interproximal de 5 mm indica um sulco de 3 mm de profundidade (complexo dentogengival = 5 mm, menos 2 mm do espaço biológico = 3 mm de profundidade do sulco).

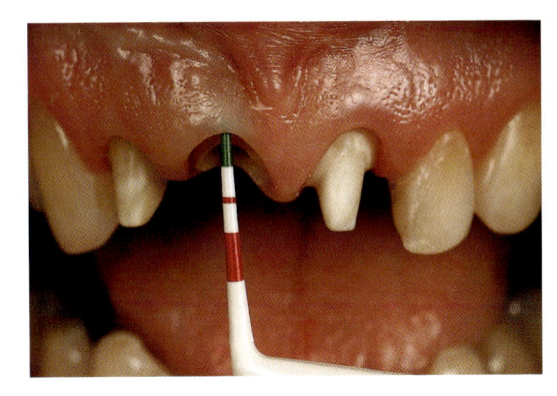

Figura 8.27 Sonda periodontal medindo a profundidade do sulco, utilizando como ponto de referência a margem gengival livre.

Alternativamente, quando a margem gengival livre é utilizada, a margem da coroa deve ser posicionada 0,5 mm no interior do sulco, a partir da porção mais apical do zênite da margem gengival, coronal à inserção epitelial (Figura 8.27). É evidente que, seja qual for o ponto de referência utilizado, a margem deve localizar-se coronalmente ao epitélio juncional. Da mesma forma, os procedimentos de moldagem devem limitar-se às dimensões do sulco.

Outro fator a considerar é o biótipo gengival, isto é, um biótipo fino e festonado é mais propenso à recessão gengival, enquanto um biótipo mais espesso e plano predispõe à formação de bolsas periodontais ou inflamação persistente.[16] Em restaurações anteriores, é necessária a manipulação delicada dos tecidos moles nos biótipos finos e festonados, a fim de evitar a ocorrência da recessão gengival.

Perfil de emergência

O perfil de emergência de uma coroa é a junção de sua porção mais cervical, que encontra a margem do dente preparado (Figura 8.28).[17] O perfil de emergência ideal é conseguido quando a coroa e o dente se encontram em uma tangente. Ou, dito de outra forma, a margem da coroa e a superfície radicular, apical ao término do preparo, formam um ângulo de 180°, assegurando que a coroa não

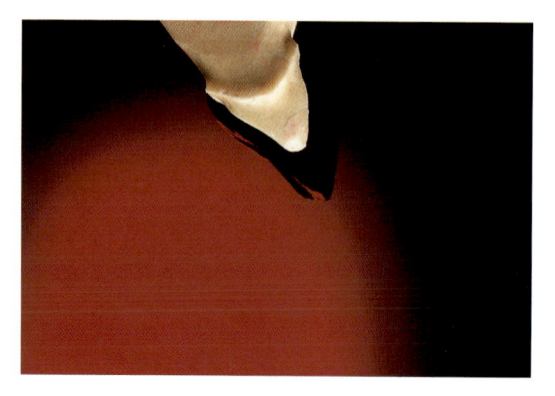

Figura 8.28 Perfil de emergência: vista sagital do perfil da coroa mostrando que a margem está tangenciando a porção da raiz apical à linha de término do preparo.

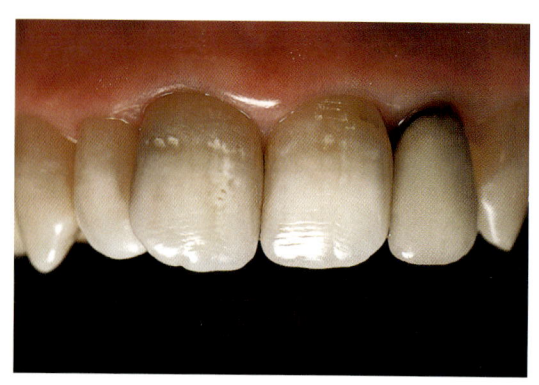

Figura 8.30 Protocolo clínico atraumático: situação pré-operatória com coroa deficiente no incisivo lateral esquerdo.

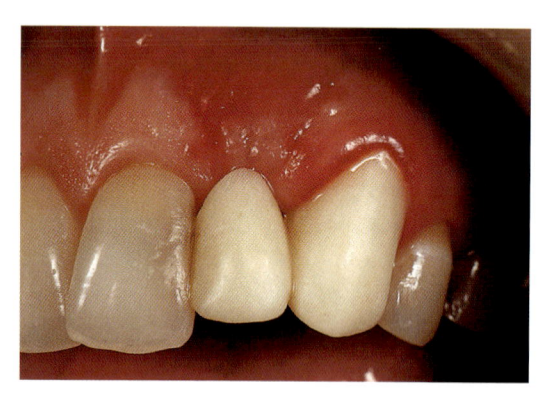

Figura 8.29 Inflamação gengival ao redor da coroa provisória com contorno incorreto no canino superior esquerdo.

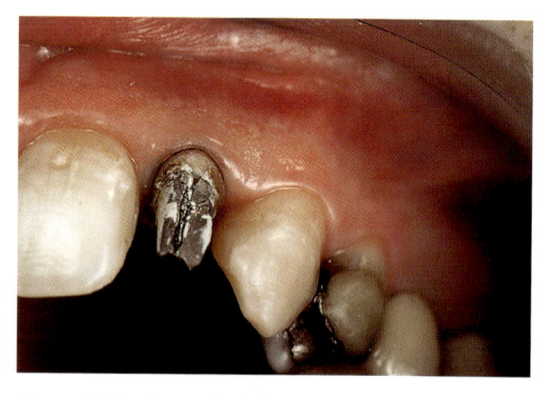

Figura 8.31 Protocolo clínico atraumático: fio retrator colocado e coroa removida.

está com sobrecontorno nem com subcontorno. Quando o provisório é corretamente confeccionado, a saúde gengival é evidente. Quando a margem gengival está esbranquiçada ou flácida e sem suporte, a gengiva está inflamada, e isso requer uma solução antes da realização das moldagens biológicas (Figura 8.29).

Protocolo clínico atraumático

Após a profilaxia e a obtenção de saúde e estabilidade periodontal, todos os procedimentos clínicos devem ser realizados de forma atraumática, minimizando os danos aos tecidos moles e mineralizados. Esses procedimentos englobam a remoção da coroa, o preparo dentário, a colocação do fio retrator, a moldagem e a cimentação.[18] Idealmente, sempre que possível, deve-se adotar uma abordagem não-hemorrágica; isso porque, minimizando o trauma durante o tratamento, não só o processo de cura é acelerado, mas também é mais fácil manter a saúde existente (Figuras 8.30 a 8.34).

Restaurações temporárias terapêuticas

A explicação detalhada da confecção de provisórios está exposta no Capítulo 7. Em resumo, um provisório deve respeitar o espaço biológico, ter um perfil de emergência correto e agir como modelo para a restauração definitiva (Figura 8.35). Os benefícios dessa dedicação ao provisório são observados no momento da moldagem. A atenção meticulosa durante a confecção, o ajuste e a manutenção da prótese provisória resulta em saúde

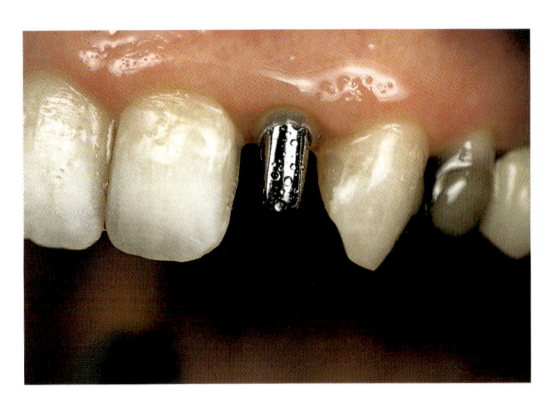

Figura 8.32 Protocolo clínico atraumático: refinamento do núcleo metálico fundido, utilizando protocolo não-hemorrágico.

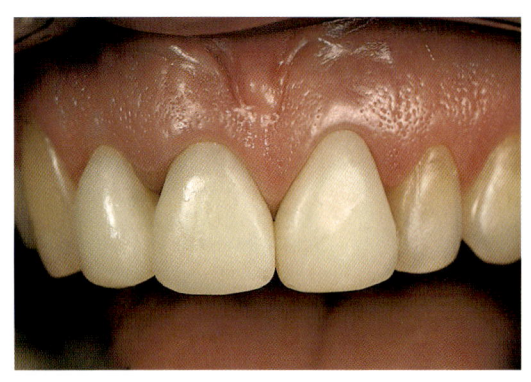

Figura 8.35 Coroas provisórias diretas nos dentes 12, 11 e 21, as quais serão ajustadas e utilizadas como modelo para as restaurações definitivas.

dos tecidos moles, pré-requisito para as moldagens dentária e gengival.

PRÁTICA CLÍNICA

Uma vez alcançado e mantido o determinante primário, isto é, a saúde gengival, podem ser realizadas as moldagens biológicas. São necessários dois tipos: as moldagens biológicas dentária e gengival.

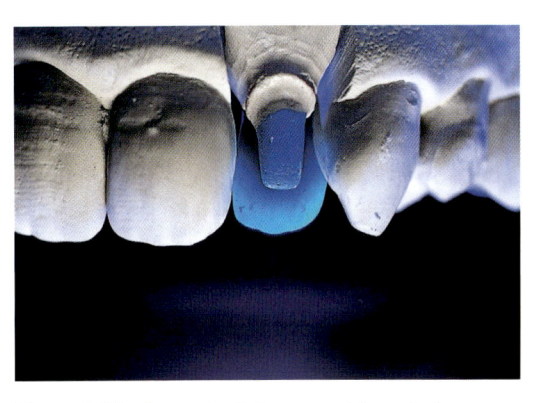

Figura 8.33 Protocolo clínico atraumático: relação entre o preparo e a coroa definitiva.

Moldagens biológicas dentárias

A moldagem biológica dentária visa copiar as margens dos preparos dentários. Para conseguir isso, é necessário o uso do fio retrator, pela técnica do fio duplo, a fim de expor a terminação do preparo, manter o ambiente seco e acomodar quantidade suficiente de material de moldagem.[19] Para evitar distorções do material, é necessária uma abertura mínima do sulco de pelo menos 0,2 mm,[20] e uma deflexão gengival de 0,3 a 0,4 mm costuma ser rotineira.[21] Por fim, também é necessário copiar a porção cervical da raiz, abaixo do término do preparo, para que o ceramista construa o perfil de emergência correto. A técnica do fio duplo é mostrada na Figura 8.36. O primeiro fio, fino (Ultradent # 000), é delicadamente introduzido no sulco para retrair verticalmente a gengiva para

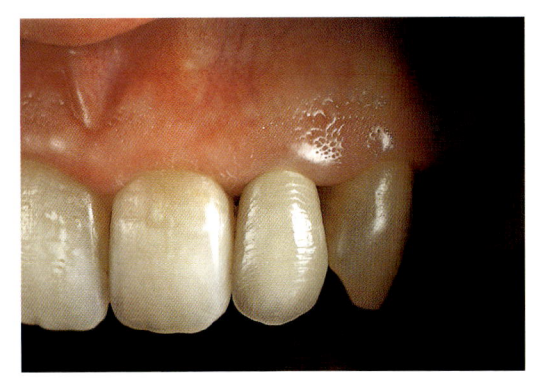

Figura 8.34 Protocolo clínico atraumático: coroa definitiva cimentada.

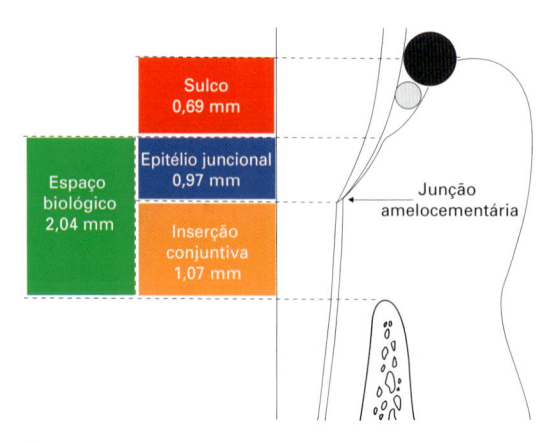

Figura 8.36 Técnica de retração com fio duplo.

apical e manter um campo seco através da absorção do fluido crevicular. Esse fio deve desaparecer no interior do sulco e ficar invisível por vestibular. O segundo fio, mais grosso (Ultradent # 1), impregnado em solução adstringente, por exemplo, cloreto de alumínio, é introduzido em metade de sua espessura para fazer a abertura transitória horizontal (lateralmente) do sulco gengival. Em vez de utilizar um fio impregnado, pode ser usado um fio seco introduzido no sulco e pulverizado com adstringente posteriormente, o que faz com que o fio inche, aumentando a dilatação do sulco. Após 5 minutos, o segundo fio é removido, enquanto o primeiro permanece em posição. Agora é possível realizar uma moldagem que copie bem a margem do preparo e uma parte da raiz apical à linha de terminação (Figuras 8.37 e 8.38).

Para assegurar moldagens previsíveis e consistentemente fiéis, é necessário seguir esta seqüência:

(1) Estabelecer a presença do determinante primário, isto é, a saúde gengival.
(2) Selecionar os determinantes secundários apropriados:
    - Moldeira de estoque para até três elementos, moldeira individual para mais de três elementos.
    - Moldagens completas intra-arcos.
    - Evitar o uso de furos muito grandes nas moldeiras, minimizando o extravasamento excessivo de material intra-oral (ou técnica de moldeira fechada).
    - Técnica de fase única.
    - Polimerização passiva do material.
    - Evitar o resfriamento do material de moldagem.
    - Utilizar cartuchos de automistura.
    - Utilizar fio retrator tanto como barreira física no sulco, quanto para retração química.
    - Utilizar poliéter ou silicone de adição para uma maior conveniência, rapidez e fidelidade.
(3) Após o preparo dentário (Figura 8.39), selar os túbulos dentinários expostos para evitar a sensibilidade pós-operatória,[22] utilizando sistema adesivo autocondicionante de sexta ou sétima geração[23] ou sistema adesivo de quinta geração com condicionamento e hibridização prévios. Para evitar interações da camada de inibição do oxigênio com o monômero acrílico e os materiais de moldagem, polimerizar o sistema adesivo coberto por uma fina camada de gel de glicerina.[24]
(4) Certificar-se da profundidade do sulco para a seleção do correto diâmetro dos fios retratores. Para a técnica do fio duplo, ambos os fios devem ser colocados no interior do sulco. O primeiro fio é mais fino do que o segundo.
(5) Considerando-se relações anatômicas normais, o primeiro fio utilizado é, normalmente, o Ultradent # 000. Aplicando leve pressão com um instrumento plástico fino, introduzir o fio seco para o interior do sulco sem causar hemorragia (Figura 8.40) (Dica 8.1).
(6) A seguir, um segundo fio mais grosso, normalmente o Ultradent # 1 pré-impregnado com agente adstringente, por exemplo, o cloreto de alumínio, é colocado até metade de sua espessura (Dica 8.2). Esse segundo fio deve ser visível por vestibular (Figura 8.41) (Dica 8.3).
(7) Após 5 minutos, remover o segundo fio do sulco, deixando o primeiro fio, mais fino, em posição (Figuras 8.42 e 8.43) (Dica 8.4).
(8) Aplicar uma quantidade generosa de adesivo na moldeira de tamanho apropriado (Dica 8.5).[25]
(9) Enquanto injeta o material fluido sobre os dentes preparados (Figura 8.44), pedir ao assistente que, ao mesmo tempo, manipu-

le o material pesado e carregue a moldeira (Dica 8.6).

(10) Após a correta localização e o assentamento da moldeira, aliviar a pressão permitindo que o material de moldagem polimerize de forma passiva (Dica 8.7).

(11) Uma vez polimerizado, remover rapidamente a moldeira a fim de evitar distorções viscoelásticas do material de moldagem. A remoção rápida reduz o tempo de estresse do material e, assim, reduz a ocorrência de distorções permanentes.[26]

(12) Verificar o molde quanto à ausência de bolhas e defeitos e à reprodução fiel da porção da raiz apical à margem do preparo (Dica 8.8).

(13) Desinfetar com a solução anti-séptica apropriada, por exemplo, glutaraldeído ou hipoclorito de sódio (Dica 8.9).[27]

(14) Vazar o modelo utilizando gesso-pedra odontológico (as siliconas de adição são compatíveis com a maioria dos gessos para modelo e troquel) (Figura 8.45).

(15) As siliconas de adição permitem a obtenção de vários modelos até uma semana depois da obtenção do molde, e tanto os poliéteres quanto as siliconas de adição podem ser armazenadas à temperatura de 4 a 40°C sem afetar sua estabilidade dimensional.[28]

(16) Fazer registro com arco facial e registros oclusais (Figuras 8.46 e 8.47).

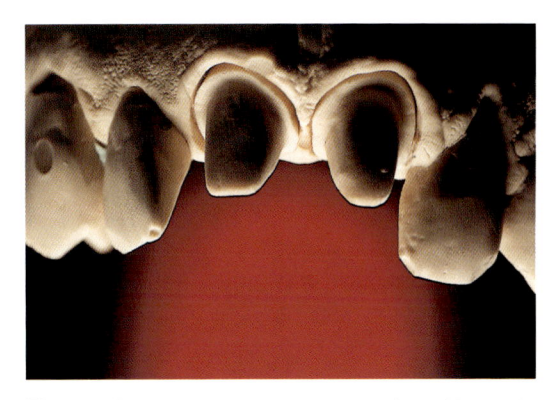

Figura 8.38 Modelo de gesso obtido pela moldagem do paciente da Figura 8.37 mostrando que a área apical ao término dos preparos foi reproduzida em detalhes; esse modelo será usado pelo ceramista para conseguir um correto perfil de emergência.

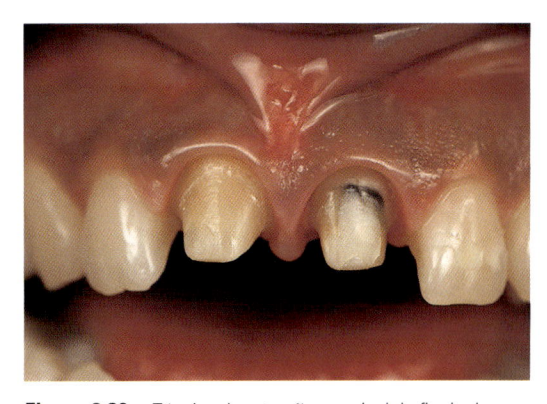

Figura 8.39 Técnica de retração gengival de fio duplo para moldagens biológicas: preparos dentários completos nos incisivos centrais superiores com periodonto saudável.

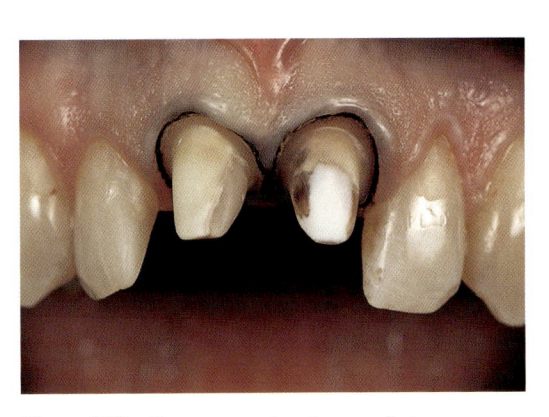

Figura 8.37 Fio retrator colocado para afastar a margem gengival, a fim de possibilitar a moldagem da superfície radicular localizada apicalmente à terminação do preparo.

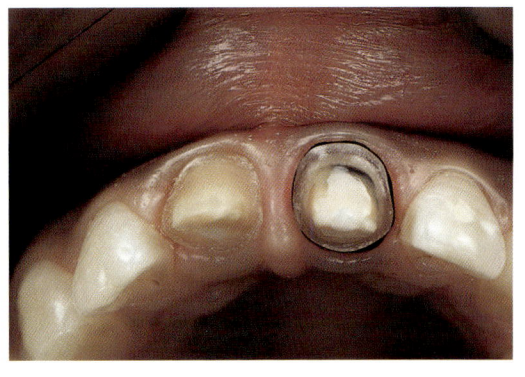

Figura 8.40 Técnica de retração gengival de fio duplo para moldagens biológicas: o sulco ao redor do incisivo central esquerdo será afastado, enquanto o do incisivo central direito permanecerá intacto para fins de comparação. O primeiro fio, mais fino e seco, é introduzido no sulco gengival.

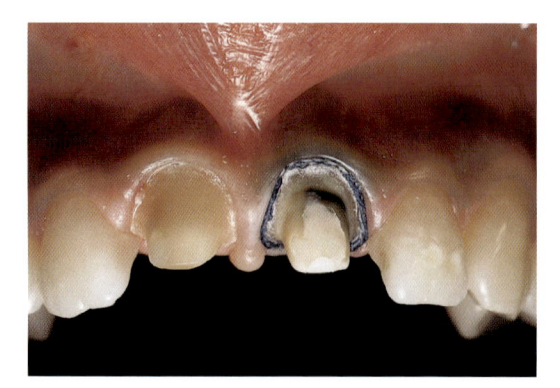

Figura 8.41 Técnica de retração gengival de fio duplo para moldagens biológicas: o segundo fio, mais grosso, é introduzido até metade de sua espessura.

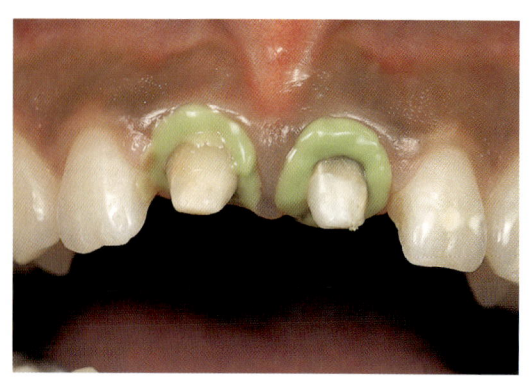

Figura 8.44 Técnica de retração gengival de fio duplo para moldagens biológicas: material de moldagem leve injetado ao redor dos preparos, imediatamente após o afastamento gengival.

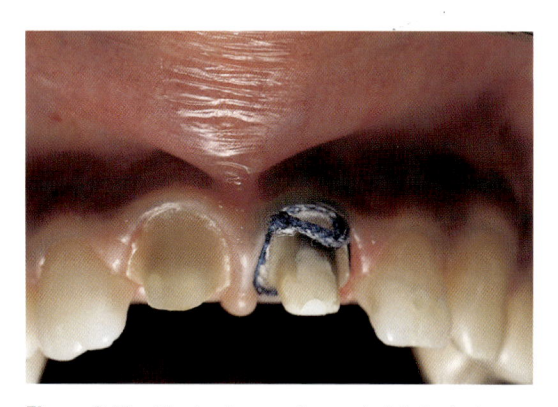

Figura 8.42 Técnica de retração gengival de fio duplo para moldagens biológicas: o segundo fio é removido após 5 minutos, deixando o primeiro fio em posição.

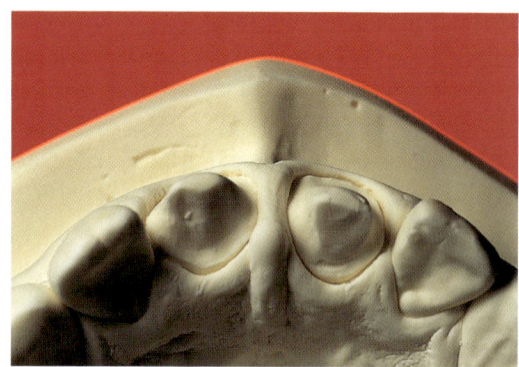

Figura 8.45 Técnica de retração gengival de fio duplo para moldagens biológicas: modelo de gesso mostrando a moldagem detalhada da superfície radicular apical à terminação do preparo.

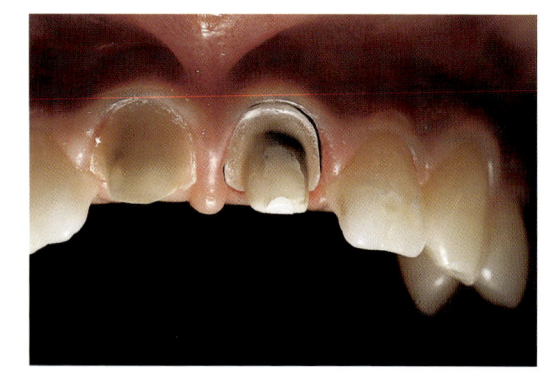

Figura 8.43 Técnica de retração gengival de fio duplo para moldagens biológicas: o sulco afastado do incisivo central esquerdo, em comparação com o sulco não-afastado do incisivo central direito.

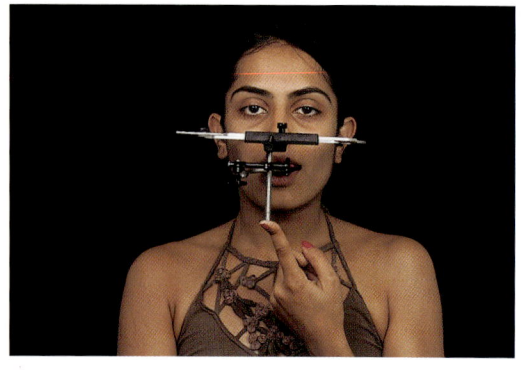

Figura 8.46 Técnica de retração gengival de fio duplo para moldagens biológicas: registro com arco facial para montagem do articulador semi-ajustável.

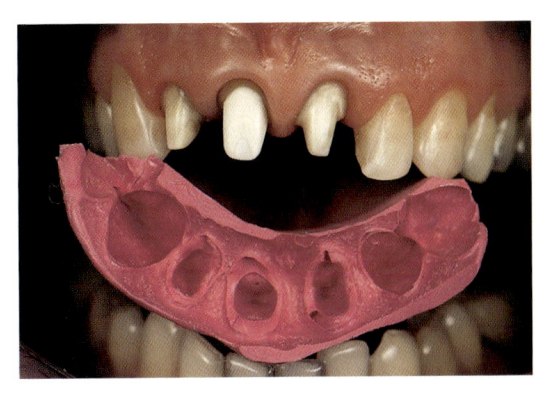

Figura 8.47 Técnica de retração gengival de fio duplo para moldagens biológicas: registro oclusal com silicona.

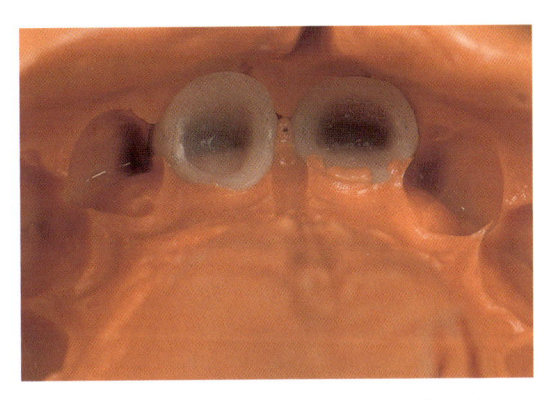

Figura 8.48 Técnica de retração gengival de fio duplo para moldagens biológicas: as coroas capturadas na silicona de consistência leve.

Moldagens biológicas gengivais

A moldagem gengival visa avaliar a relação entre os tecidos moles e as próteses. Essa moldagem é essencial para os dentes anteriores, onde a estética "rosa" ou dos tecidos moles é uma grande preocupação, mas é menos relevante para os dentes posteriores quando da realização de restaurações totais intra e extracoronárias.

A moldagem biológica gengival pode ser feita no estágio de prova das próteses antes do *glaze*, ou com os provisórios (Figura 8.48). O objetivo é copiar a arquitetura gengival sem deflexão e saudável, em um estado natural de repouso. Isso permite a obtenção de pontos de contato corretos entre as coroas (Figura 8.49). Estes devem localizar-se a 5 mm ou menos da crista alveolar para que a pa-

pila interdental seja obtida por completo,[29] o que também assegura o correto suporte transmucoso da margem gengival livre pela porção cervical da coroa, evitando sobre ou subcontorno horizontal.

Clinicamente, os passos da moldagem gengival são semelhantes aos da moldagem dentária. A diferença principal é a não-colocação de fio retrator.

(1) Estabelecer a presença do determinante primário, isto é, a saúde gengival.
(2) Selecionar os determinantes secundários mais apropriados da mesma forma que para a moldagem dentária.
(3) A consistência de fase única do poliéter ou da silicona de adição é a ideal para a moldagem biológica gengival.
(4) Assegurar-se de que o preparo está limpo e sem remanescentes do cimento provisório.
(5) Posicionar as coroas (coroas definitivas no estágio de prova ou coroas provisórias) sobre os dentes preparados.
(6) Aplicar uma quantidade generosa de adesivo na moldeira de tamanho apropriado.
(7) Misturar o material de moldagem de fase única e carregar a moldeira.
(8) Após a correta localização e assentamento da moldeira, aliviar a pressão de modo a permitir a polimerização passiva do material de moldagem.
(9) Uma vez polimerizado, remover a moldeira rapidamente a fim de evitar distorções viscoelásticas do material de moldagem. A remoção rápida reduz o tempo de estresse do material e, assim, reduz a ocorrência de distorções permanentes.
(10) Examinar o molde, verificando a ausência de bolhas e defeitos.
(11) As coroas devem ser capturadas no molde; se isso não ocorrer, removê-las dos preparos e colocar cuidadosamente no molde.
(12) Desinfetar com a solução anti-séptica apropriada, por exemplo, glutaraldeído ou hipoclorito de sódio.
(13) Vazar o modelo utilizando gesso-pedra odontológico – as siliconas de adição são compatíveis com a maioria dos gessos para modelo e troquel, ou são usadas para criar tecido mole que simule a gengiva (Figuras 8.50 e 8.51).

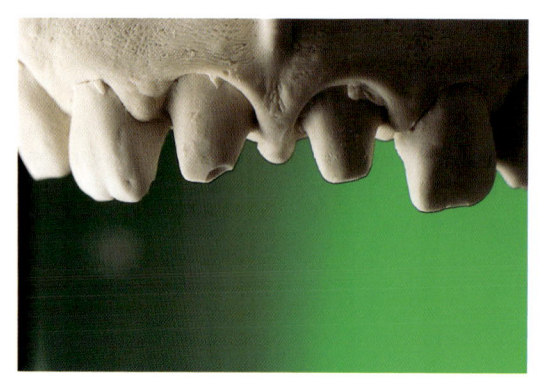

Figura 8.49 Moldagens biológicas gengivais: modelo de gesso mostrando que a moldagem gengival copia os tecidos moles em estado saudável e não-afastado.

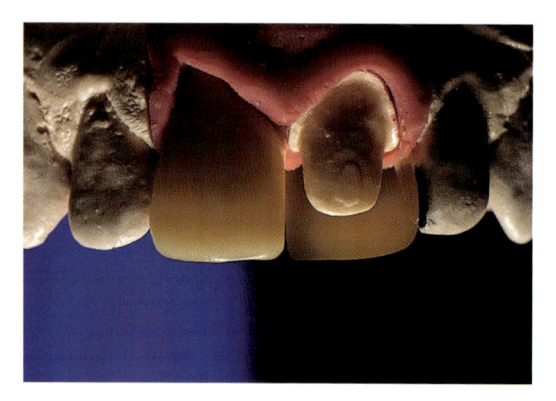

Figura 8.50 Moldagens biológicas gengivais: modelo com gengiva artificial de silicona para contornar a porção transmucosa da coroa.

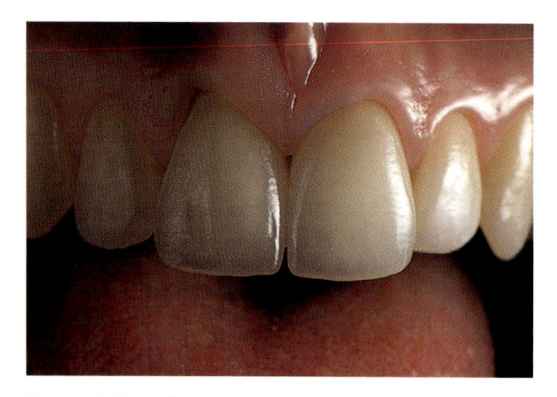

Figura 8.51 Moldagens biológicas gengivais: coroas com contorno correto cimentadas no paciente da Figura 8.50.

(14) As siliconas de adição permitem a obtenção de vários modelos até uma semana depois da obtenção do molde, e tanto os poliéteres quanto as siliconas de adição podem ser armazenados à temperatura de 4 a 40°C sem afetar sua estabilidade dimensional.

Dicas

- Dica 8.1: O primeiro fio, mais fino, deve desaparecer inteiramente dentro do sulco e tornar-se invisível por vestibular.
- Dica 8.2: O segundo fio, mais espesso, deve ser impregnado com o agente hemostático 10 a 15 minutos antes do uso.
- Dica 8.3: Em vez de fazer uma embebição prévia do fio com o agente hemostático, o fio pode ser colocado em posição e depois impregnado com o agente hemostático com o auxílio de hastes flexíveis de algodão. Esse protocolo faz com que o fio inche, facilitando a dilatação mecânica do sulco.
- Dica 8.4: Umedecer o segundo fio antes da sua remoção evita a ocorrência de hemorragia indesejável.
- Dica 8.5: A secagem do adesivo para moldeira com jatos de ar assegura sua tenacidade e evita a formação de "poças", as quais fazem com que o adesivo aja como lubrificante e não como adesivo.
- Dica 8.6: Ao misturar o material pesado da silicona de adição, utilizar luvas de vinil ao invés das luvas de látex, já que as últimas retardam a reação de polimerização.
- Dica 8.7: A utilização de um *timer* ou cronômetro assegura a reação de polimerização intra-oral completa, normalmente de 3 minutos (dependendo da marca comercial).
- Dica 8.8: Quando o primeiro fio, mais fino, é removido aderido ao molde, as

(continua)

partes soltas podem ser recortadas com a tesoura. No entanto, a tentativa de remover o fio enrijecido e impregnado de material de moldagem acaba causando rupturas, levando à falta de fidelidade nas margens da coroa ou nas áreas apicais à margem; essas áreas são essenciais para a criação do correto perfil de emergência.

- Dica 8.9: A desinfecção por 30 a 60 minutos não provoca distorções, mas se o molde for deixado na solução desinfetante por um período longo (de um dia para o outro, mais do que 18 horas) há distorção irreversível do material de moldagem.

Referências bibliográficas

[1] Shavell, H.M. (1988) Mastering the art of tissue management during provisionalization and biological final impressions. *Int J Periodont Rest Dent*, **8(3)**, 24-43

[2] Touati, B. and Etienne, J.-M. (1998) Improved shape and emergence profile in an extensive ceramic rehabilitation. *Pract Periodont Aesthet Dent*, **10(1)**, 129-135

[3] Ceyhan, A.J., Johnson, G.H. and Lepe, X. (2003) The effect of tray selection, viscosity of impression materials, and sequence of pour on the accuracy of dies made from dual-arch impressions. *J Prosthet Dent*, **90(2)**, 149-143

[4] McCabe, J.F. and Carrick, T.E. (1989) Rheological properties of elastomers during setting. *J Dent Res*, **68**, 1218-1222

[5] Sadan, A. (2001) The one-step versus the twostep impression technique. *Pract Proced Aesthet Dent*, **13(4)**, 282

[6] Ruel, J., Schuessler, P.J., Malament, K. and Mori, D. (1980) Effects of retraction procedures on the periodontium in humans. *J Prosthet Dent*, **44**, 508-515

[7] Azzi, R., Tsao, T.F., Carranza, F.A. and Kennedy, E.B. (1983) Comparative study of gingival retraction methods. *J Prosthet Dent*, **50**, 561-565

[8] de Camargo, L.M., Chee, W.W.L. and Donovan, T.E. (1993) Inhibition of polymerisation of polyvinyl siloxanes by medicaments used on gingival retraction cords. *J Prosthet Dent*, **70**, 114-117

[9] Weir, D.J. and Williams, B.H. (1984) Clinical effectiveness of mechanical-chemical tissue displacement methods. *J Prosthet Dent*, **51**, 326-329

[10] Pelzner, R.B., Kempler, D., Stark, M.M., Lum, L.B., Nicholson, R.J. and Soelberg, K.B. (1978) Human blood pressure and pulse rate response to racemic epinephrine retraction cord. *J Prosthet Dent*, **39**, 287-292

[11] Kahn, R.L. and Donovan, T.E. (1989) A pilot study of polymerisation inhibition of poly(vinyl siloxane) materials by latex gloves. *Int J Prosthodont*, **2**, 128-130

[12] Tjan, A.H.L., Whan, S.B., Tijan, A.H. and Sarkissian, R. (1996) Clinically orientated evaluation of the accuracy of commonly used impression materials. *J Prosthet Dent*, **56**, 4-8

[13] de Gennaro, G.G., Landesman, H.M. and Calhoun, J.E. (1982) Comparison of gingival inflammation related to retraction cords. *J Prosthet Dent*, **47**, 384-386

[14] Torabi-Gaarden, R., Breivik, T., Hansen, F, Malt, U.F. and Gjermo, P.E. (2004) Negative life events, anxiety, depression and coping ability (stress) as related to chronic periodontitis. *Perio*, **1(1)**, 35-42

[15] Wilson, T.G. and Kornman, K.S. (1996) *Fundamentals of Periodontics*. Quintessence Publishing Co. Inc., Carol Stream, IL

[16] Olsson, M. and Lindhe, J. (1991) Periodontal characteristics in individuals with varying form of the upper central incisors. *J Clin Periodontol*, **18(1)**, 78-82

[17] Martignoni, M. and Schonenberger, A. (1990) *Precision Fixed Prosthodontics: Clinical and Laboratory Aspects*. Quintessence Publishing Co. Inc., Chicago

[18] Ahmad, I. (2001) Replacing defective porcelain fused to metal crowns with galvanoceramic restorations as an alternative to all-ceramic crowns: a clinical case study. *Independent Dentistry*, November, 2001

[19] Perakis, N., Belser, U.C. and Magne, P. (2004) Final impressions: a review of material properties and description of a current technique. *Int J Periodontics Restorative Dent*, **24**, 109-117

[20] Laufer, B.Z., Baharav, H., Ganor, Y. and Cardash, H.S. (1996) The effect of marginal thickness on the distortion of different impression materials. *J Prosthet Dent*, **76**, 466-471

[21] Ramadan, F.A. (1968) *The Linear Effectiveness of Dental Tissue Displacement Materials*. Thesis, St Louis University Dental School

[22] Paul, S.J. and Scharer, P. (1997) The dual bonding technique: a modified method to improve adhesive luting procedure. *Int J Periodontics Restorative Dent*, **17**, 536-545

[23] Ahmad, I. (2003) Evaluating dentine bonding agents: an update. *Pract Proced Aesthet Dent*, **15(7)**, 531-538

[24] Magne, P. and Belser, U. (2002) Immediate dentin bonding. In: *Bonded Porcelain Restorations in the Anterior Dentition – A Biomimetric Approach*. pp. 270-273. Quintessence, Berlin

[25] Bindra, B. and Heath, J.R.I. (1997) Adhesion of elastomeric impression materials to tray. *J Oral Rehabil*, **24**, 63-69

[26] Hondrum, S.O. (1994) Tera energy properties of three impression materials. *Int J Prosthodont*, **7**, 517-521

[27] Rios, M., Morgano, S.M., Stein, R.S. and Rose, L. (1996) Effects of chemical disinfectant solutions on the stability and accuracy of the dental impression complex. *J Prosthet Dent*, **76**, 356-362

[28] Corso, M., Abanomy, A., Di Canzio, J., Zurakowski, D. and Morango, S.M. (1998) The effect of temperature changes on the dimensional stability of polyvinyl siloxane and polyether impression materials. *J Prosthet Dent*, **79**, 626-631

[29] Tarnow, D., Magner, A. and Fletcher, P. (1992) The effect of the distance from the contact point to the crest of bone in the presence or absence of the interproximal dental papilla. *J Periodontol*, **63(1)**, 995-996

9 Procedimentos de prova

O estágio de prova é o mais interativo de todo o processo de confecção das próteses, envolvendo o clínico, o ceramista, o assistente, o paciente e a família e amigos do paciente. Embora os aspectos biológicos e técnicos sejam a maior preocupação do clínico e do ceramista, respectivamente, a avaliação estética e visual por toda a equipe, pelo paciente e por seus familiares é muito importante para evitar decepções e ressentimentos mais tarde.

No procedimento de prova, o clínico tem a última oportunidade de corrigir a restauração antes da cimentação. A maioria dos aspectos da prótese já devem ter sido finalizados com o provisório, inclusive a oclusão, a fonética e a estética (forma, tamanho e posição). Enquanto estes podem ser reavaliados, alguns itens só podem ser visualizados no estágio de prova. Entre eles, troquelamento correto do modelo, espaço suficiente para a camada de cimento pelo uso de espaçadores, lisura da superfície interna, assentamento correto, integridade marginal, contatos proximais, perfil de emergência, contorno cervical transgengival (sobre ou subcontorno horizontal e vertical), textura, brilho e cor em diferentes condições de iluminação (Figura 9.1).

Basicamente, podem ser necessários dois tipos de refinamento: a adição e a remoção de material. De modo geral, as adições geralmente necessitam que o trabalho seja refeito, enquanto as remoções, quando mínimas, podem ser realizadas no consultório. Quando são necessárias remoções, estas devem ser mantidas no seu mínimo absoluto. Como foi mencionado anteriormente, qualquer ajuste na cerâmica inicia fissuras que se propagam, podendo gerar uma fratura. Esse fato é especialmente relevante no caso de cerâmicas de pouca espessura ou de camada única, sem o suporte dos casquetes cerâmicos de alta resistência. Quando os ajustes são limitados, estes podem ser "selados" por meio de polimento e/ou novamente passando a camada de *glaze* no laboratório de prótese. Os ajustes devem ser realizados utilizando-se uma broca de acabamento lanceolada de 12 lâminas de tungstênio *carbide* sob irrigação abundante, ou discos abrasivos de óxido de alumínio seguido de pontas de silicona e taças de borracha com pasta diamantada para polimento. No entanto, quando são necessários ajustes extensos, é melhor optar por refazer a peça, o que economiza tempo clínico e assegura a viabilidade da prótese em longo prazo. O estágio de prova consiste da avaliação extra e intra-oral.

PROVA DE COROAS DE PORCELANA PURA NOS INCISIVOS CENTRAIS SUPERIORES

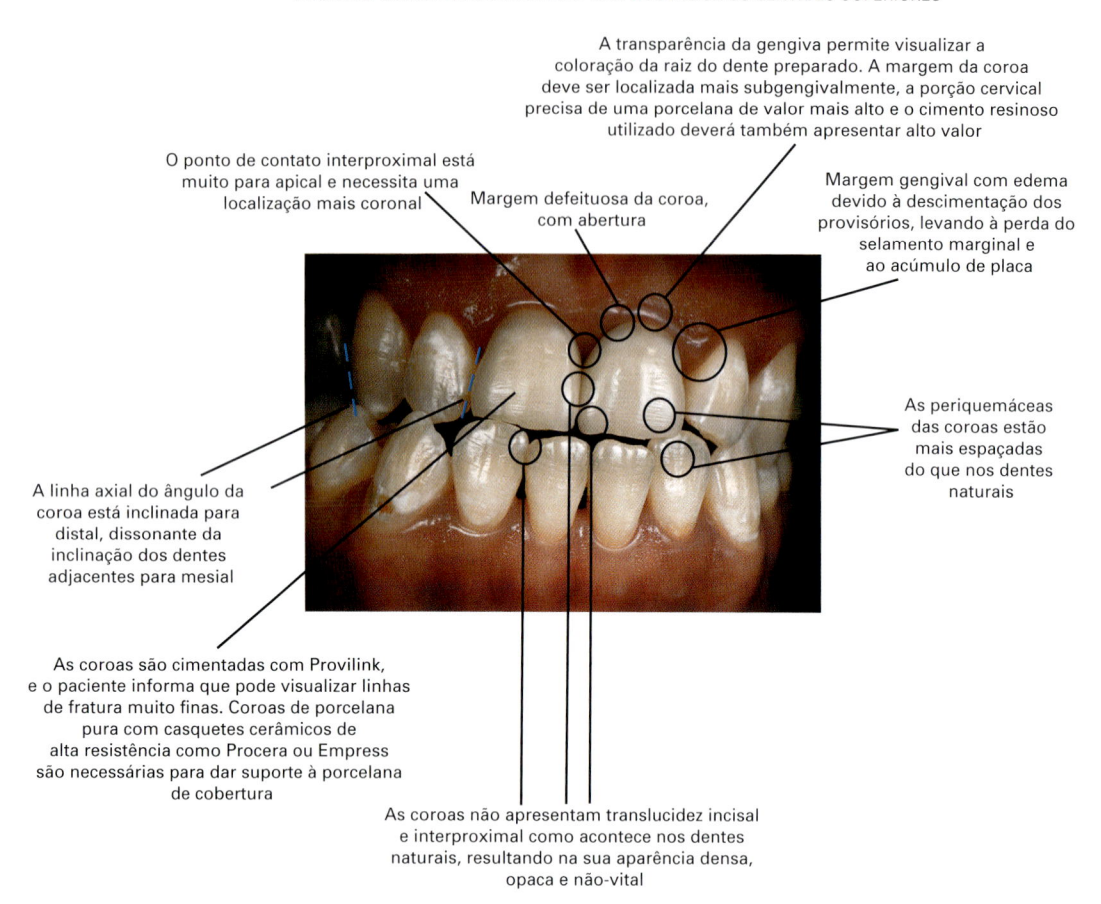

A transparência da gengiva permite visualizar a coloração da raiz do dente preparado. A margem da coroa deve ser localizada mais subgengivalmente, a porção cervical precisa de uma porcelana de valor mais alto e o cimento resinoso utilizado deverá também apresentar alto valor

O ponto de contato interproximal está muito para apical e necessita uma localização mais coronal

Margem defeituosa da coroa, com abertura

Margem gengival com edema devido à descimentação dos provisórios, levando à perda do selamento marginal e ao acúmulo de placa

A linha axial do ângulo da coroa está inclinada para distal, dissonante da inclinação dos dentes adjacentes para mesial

As periquemáceas das coroas estão mais espaçadas do que nos dentes naturais

As coroas são cimentadas com Provilink, e o paciente informa que pode visualizar linhas de fratura muito finas. Coroas de porcelana pura com casquetes cerâmicos de alta resistência como Procera ou Empress são necessárias para dar suporte à porcelana de cobertura

As coroas não apresentam translucidez incisal e interproximal como acontece nos dentes naturais, resultando na sua aparência densa, opaca e não-vital

Figura 9.1 Análise das falhas no estágio de prova.

PRÁTICA CLÍNICA

Avaliação extra-oral

A maioria dos sistemas cerâmicos necessita de pelos menos dois modelos de gesso obtidos a partir da moldagem biológica dentária. O primeiro modelo é deixado intacto e, se necessário, é montado em articulador utilizando-se arco facial e registro de mordida. O segundo modelo é troquelado, e os troquéis, serrados para a confecção da restauração definitiva (Figuras 9.2 e 9.3). Uma vantagem do uso da silicona de adição para a moldagem é a possibilidade de vazar várias vezes o mesmo molde, o que se torna difícil com os hidrocolóides reversíveis e alguns poliéteres. Embora o modelo mestre possa ser duplicado por meio de moldagens no laboratório de prótese, essa prática deve ser evitada. Quanto maior o número de estágios laboratoriais, maior a possibilidade de ocorrência de erro. Idealmente, todos os vazamentos devem ser feitos no molde original da moldagem intra-oral, mantendo os estágios laboratoriais no seu mínimo.

Inspeção da restauração sobre o modelo troquelado

(1) Examinar a superfície interna em busca de bolhas ou saliências que impeçam o assentamento correto sobre o troquel (Figura 9.4). Para elementos de porcelana pura, o assentamento passivo é essencial a fim de prevenir o início da formação de fissuras. Quando

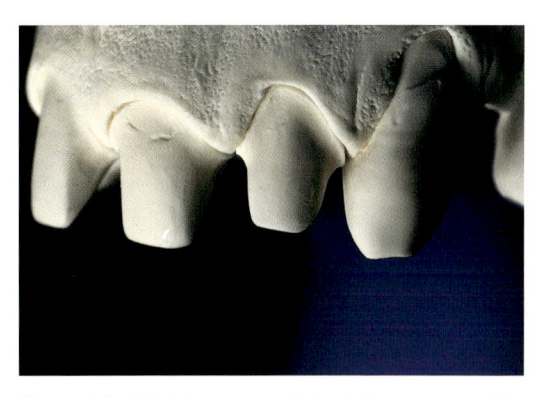

Figura 9.2 Modelo não-troquelado obtido com uma moldagem biológica gengival.

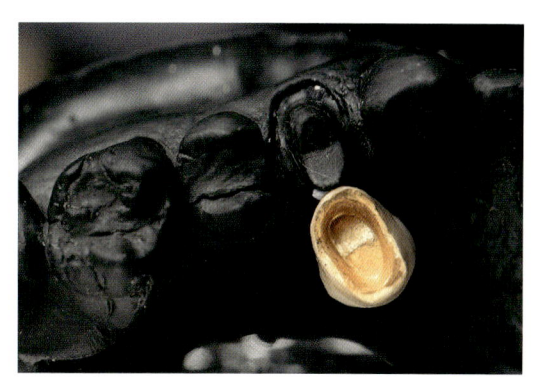

Figura 9.4 Inspeção da superfície interna da coroa em busca de defeitos.

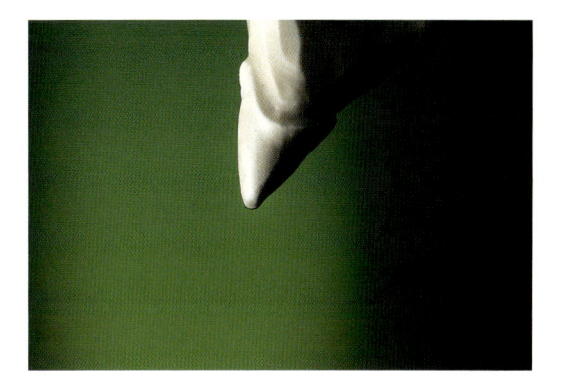

Figura 9.3 Troquel corretamente recortado obtido a partir da moldagem biológica dentária para a confecção de uma coroa de porcelana pura.

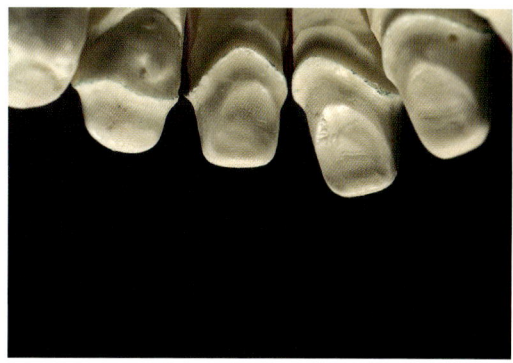

Figura 9.5 A linha de terminação é marcada com lápis fino.

é utilizado casquete usinado como subestrutura, deve ser deixado um espaço para o cimento de menos de 100 µm. O assentamento apertado é prejudicial, causando estresse sobre a porcelana, enquanto grandes discrepâncias criam uma camada mais grossa de cimento que pode ceder às cargas funcionais. Em ambos os casos, é mais prudente repetir o trabalho.

(2) O recorte correto do troquel é essencial para delinear as margens da coroa, especialmente quando utilizada a tecnologia CAD/CAM. A linha de término deve ser marcada com lápis fino (Figura 9.5). Para definir a linha de término em toda a circunferência, deve ser criada uma concavidade apical abaixo da linha de terminação, recortando-se o troquel em 0,5 mm horizontalmente e 1 a 2 mm verticalmente (Figura 9.6). A integridade marginal é seriamente comprometida, a não ser que esse estágio seja realizado meticulosamente. Após confirmar que o troquel foi recortado de forma correta, inspecionar a coroa sob uma lupa, assegurando-se da validade da margem cervical. Como o troquel é recortado removendo-se o gesso apical à linha de término, o perfil de emergência só pode ser verificado no modelo não-troquelado.

(3) Assegurar-se de que o espaçador é suficiente para acomodar a camada de cimento (Figura 9.7).

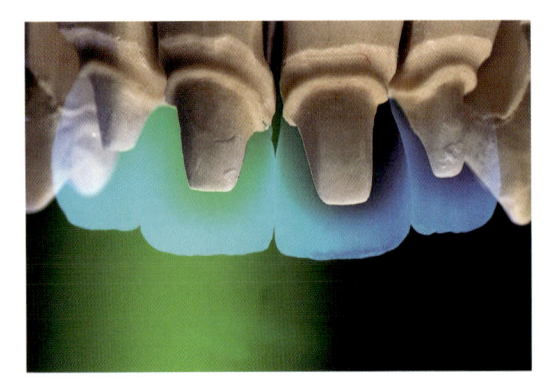

Figura 9.6 A criação de uma depressão abaixo das margens das coroas delineia a linha de terminação.

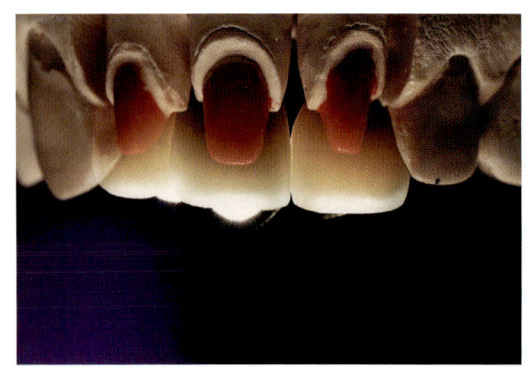

Figura 9.8 Perfil de emergência correto das três coroas de porcelana pura.

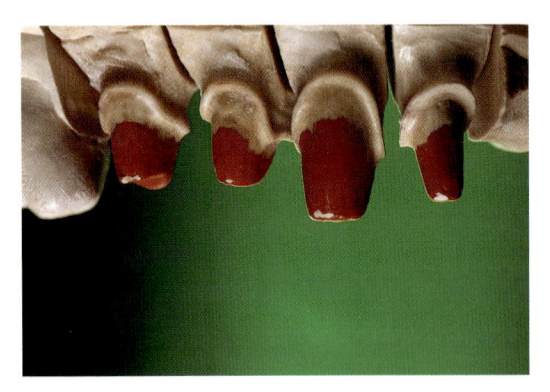

Figura 9.7 Espaçador adequado no troquel para criar espaço para o cimento.

Inspeção da restauração sobre o modelo não-troquelado

O restante da inspeção é realizado posicionando a restauração no modelo não-troquelado:

(1) Verificar se o perfil de emergência está tangenciando a área apical à linha de término em ambos os planos, vertical e horizontal (Figura 9.8). Também, sobre o modelo com gengiva artificial, assegurar-se de que o contorno transgengival é suficiente para dar suporte à margem gengival livre. O sobrecontorno mínimo pode ser desgastado com os instrumentos rotatórios apropriados, mas deficiências maiores poderão necessitar de adições ou da repetição do trabalho no laboratório de prótese.

(2) Assegurar-se de que a oclusão está correta em região cêntrica (RC), oclusão cêntrica (OC) e excursões laterais e protrusiva (guia anterior), particularmente quando os modelos estiverem montados no articulador, utilizando papel articular fino (40 μm – Bausch, Koeln, Alemanha) e evidenciador de contatos (8 μm – Hanel, Langenau, Alemanha). Nos locais mais difíceis, é prudente realizar uma prova no estágio anterior ao *glaze* para realizar ajustes intra-orais, antes de retornar o trabalho ao laboratório para o polimento final e glazeamento.

(3) A estética pode ser avaliada melhor intra-oralmente, mas pode ser realizada uma inspeção inicial quanto aos seguintes aspectos: cor, caracterização, morfologia, tamanho (Figuras 9.9 a 9.11).

(4) Contatos. Em dentes posteriores, os contatos devem ser localizados coronalmente à depressão interproximal, evitando o aprisionamento da papila e permitindo a fácil higienização. Os contatos devem ser intensos e amplos a fim de prevenir a impacção de alimentos, mas sem provocar pressão excessiva sobre os dentes adjacentes. Nos dentes anteriores, os contatos influenciam a estética no que diz respeito à quantidade de preenchimento pela papila, sendo mais bem avaliados intra-oralmente.

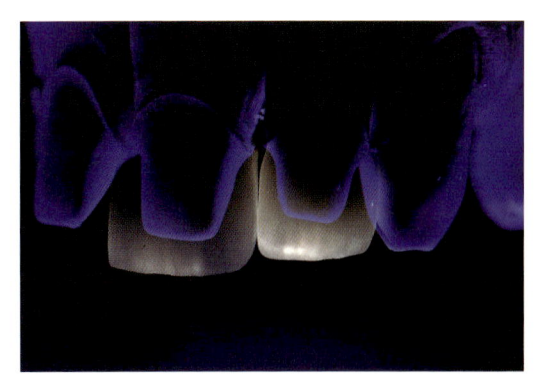

Figura 9.9 Translucidez incisal e caracterização de dois elementos de porcelana pura.

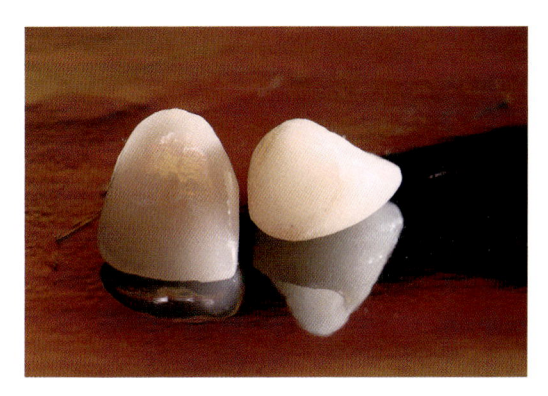

Figura 9.10 Avaliação da textura superficial e do brilho.

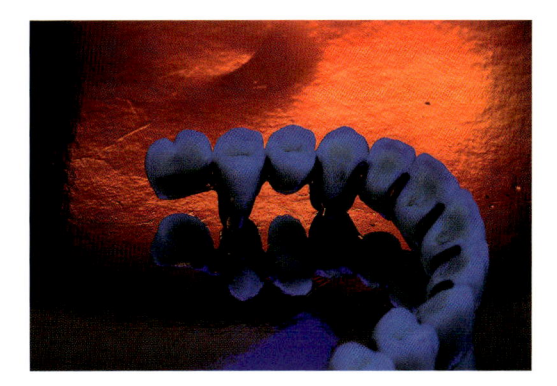

Figura 9.11 A iluminação ultravioleta torna possível avaliar a fluorescência da porcelana de cobertura.

Avaliação intra-oral

(1) Remover as restaurações temporárias, o cimento provisório e limpar o preparo com uma pasta de pedra pomes e clorexidina.
(2) Colocar a restauração definitiva em posição.
(3) Confirmar a integridade marginal utilizando uma cola de silicona, como a Fit Checker (GC).
(4) Verificar o perfil de emergência e o contorno transgengival, assegurando-se de que a margem gengival livre está adequadamente sustentada pela porção cervical da restauração. As coroas com sobrecontorno fazem com que a gengiva fique esbranquiçada, e as com subcontorno a deixam flácida e sem suporte. Quando forem necessárias alterações muito grosseiras, colocar a restauração em posição e realizar uma moldagem biológica gengival, permitindo que o ceramista visualize a margem gengival livre saudável e estável e, assim, ajuste o contorno da restauração (Figura 9.12) (Dica 9.1).
(5) Verificar a oclusão com papel articular, de forma semelhante à executada na avaliação extra-oral. O melhor método para verificar a oclusão é na boca, nenhum articulador pode substituir o ajuste intra-oral. São avaliadas RC, OC, movimentos protrusivo e lateralidades, com particular atenção para que não sejam introduzidos novos contatos incorretos (ver Capítulo 2) (Dica 9.2).
(6) Finalizar a estética, incluindo contorno (Dica 9.3), morfologia, tamanho, textura superficial, comparando aos dentes adjacentes e antagonistas (Figura 9.13). Finalmente, verificar o alinhamento da restauração em relação aos lábios e aos pontos de referência faciais, como a linha interpupilar.
(7) Fonética: verificar os sons "m", "f", "v" e "s" (ver Capítulo 2).
(8) Contatos. Em dentes posteriores, os contatos devem ser localizados coronalmente à depressão interproximal, evitando o aprisionamento da papila e permitindo a fácil higienização. Os contatos devem ser intensos e amplos a fim de prevenir a impacção de alimentos, mas sem provocar pressão excessiva

sobre os dentes adjacentes. Nos dentes anteriores, os contatos influenciam a estética no que diz respeito à quantidade de preenchimento pela papila. Assegurar que o ponto de contato esteja a 5 mm ou menos da crista alveolar, marcar a posição na restauração e fazer o ajuste de acordo com a marcação.

(9) Quando forem necessárias alterações, retornar a restauração para o laboratório; do contrário, proceder à cimentação (ver Capítulo 10).

Dicas

- Dica 9.1: Uma moldagem biológica gengival melhor é obtida utilizando-se uma silicona monofásica ou leve.
- Dica 9.2: O uso de papéis articulares de diferentes cores auxilia no ajuste oclusal, por exemplo, vermelho para OC, preto para RC e azul para lateralidade e protrusão. O evidenciador de contatos é de grande valia para conseguir contatos fortes contralaterais em restaurações posteriores, enquanto para anteriores o mais desejável são contatos de menor intensidade.
- Dica 9.3: Para "conectar opticamente" a restauração com o dente preparado para uma melhor avaliação da cor, preencha a coroa com pasta de clorexidina antes do assentamento.

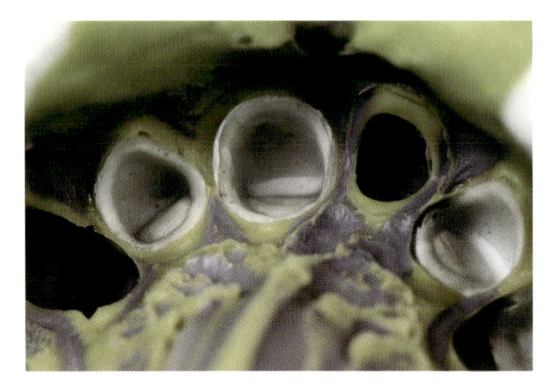

Figura 9.12 Moldagem biológica gengival com as coroas definitivas para verificar o correto contorno cervical e os pontos de contato interproximais.

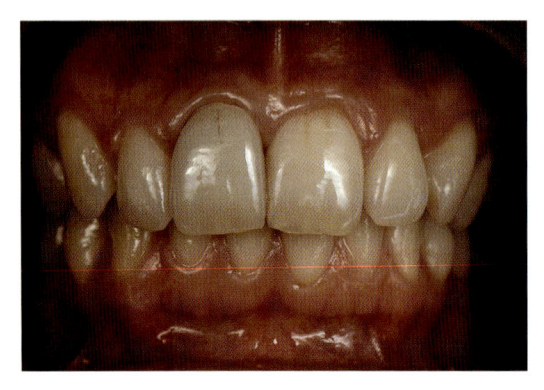

Figura 9.13 Cor incorreta: a coroa do incisivo central superior direito está muito acinzentada e apresenta valor inferior em comparação com o incisivo natural contralateral.

Cimentação e adesivos dentinários

10

Teoricamente, o objetivo de um agente cimentante é unir uma restauração ao dente subjacente, selando-o hermeticamente do contato com a cavidade oral. Na realidade, esse ideal muitas vezes não é alcançado devido a uma variedade de fatores, como o desenho do preparo, o material com o qual é confeccionada a restauração, a seleção do cimento e a técnica clínica. As restaurações modernas, particularmente as próteses de porcelana pura, ditam uma mudança dos protocolos de cimentação preestabelecidos e arraigados. Muitos cimentos e técnicas antigas são consideradas redundantes, e as restaurações cerâmicas mais modernas necessitam de procedimentos sensíveis à técnica para que se obtenha uma adesão duradoura e confiável ao pilar (dente preparado ou implante).

BASES CIENTÍFICAS

A quantidade de cimentos disponível no mercado atualmente é intimidadora, levando à confusão no momento de selecionar um produto para uma restauração e situação clínica específicas. Para tornar mais fácil essa seleção, este capítulo discute os tipos de cimento, sua evolução e suas propriedades, seguidas de diretrizes para a seleção do agente apropriado dependendo do tipo de restauração.

Por fim, a teoria é aplicada aos protocolos clínicos para a cimentação de próteses dentárias.

Tipos e propriedades dos cimentos

A literatura é unânime em afirmar que o tipo de adesão (química ou micromecânica), sua durabilidade e qualidade entre a restauração e o preparo depende da escolha do agente de união e da técnica empregada para cimentação.[1] O ponto de partida é discutir as várias classes de cimentos atualmente disponíveis. A seguir, colocamos uma lista dos cimentos, em ordem cronológica de desenvolvimento ao longo das últimas décadas, juntamente com um breve sumário de suas vantagens e desvantagens.

Óxido de zinco e eugenol (ZOE)

As vantagens do cimento de óxido de zinco e eugenol incluem a possibilidade de remoção (utilizado principalmente como cimento temporário) e seu efeito paliativo sobre a dentina vital recém-desgastada e exposta. Existem muitas formulações, inclusive alguns transparentes para a obtenção de melhor aparência estética, e as variedades sem eugenol para o uso com sistemas adesivos, que evitam a contaminação da dentina e possibilitam a formação da camada híbrida.

As desvantagens são a alta solubilidade, a ausência de adesão (ausência de adesão química ao substrato dentário e superfície interna da prótese) e a baixa integridade marginal com acentuada infiltração. Não pode ser utilizado para a cimentação provisória de próteses de porcelana pura devido à falta de adesão ao substrato dentário subjacente. Um exemplo é o TempBond (Kerr, Orange, CA, Estados Unidos).

Fosfato de zinco (FZ)

As vantagens desse cimento incluem o registro em longo prazo de sua utilização clínica, a facilidade de uso, a praticidade e a técnica pouco sensível. As desvantagens são a sua alta solubilidade, ausência de adesão (ausência de adesão química ao substrato dentário e superfície interna da prótese), a baixa integridade marginal e a acentuada infiltração. Existem várias marcas comerciais disponíveis.

Policarboxilato (PC)

As vantagens do cimento de policarboxilato são a reduzida irritação pulpar e a maior deformação elástica em relação ao fosfato de zinco e a presença de adesão química ao substrato dentário por meio dos grupos de ácido carboxílico livres que se ligam ao cálcio.[2] As desvantagens são o tempo de trabalho reduzido e o fato de o dente necessitar de condicionamento antes da cimentação. Existem várias marcas comerciais disponíveis.

Ionômero de vidro (IV)

As vantagens desse cimento são a liberação de fluoreto (cariostático), o coeficiente de expansão térmica semelhante ao da estrutura dentária e a adesão química à dentina e ao esmalte. As desvantagens são suas fracas propriedades mecânicas, isto é, baixa resistência à tração e à fratura, e suscetibilidade à umidade durante a reação inicial (tornando pré-requisito o campo seco). Um exemplo de marca comercial é o Ketac-Cem (3M ESPE, Seefeld, Alemanha).

Ionômero de vidro modificado por resina (IVR)

As vantagens do cimento de ionômero de vidro modificado por resina são a maior resistência à tração e à compressão do que o fosfato de zinco e o ionômero de vidro convencional e a resistência à contaminação pela água durante a reação inicial, que não ocorre com o ionômero de vidro convencional. A principal desvantagem é ser hidrofílico. A absorção de água e a expansão higroscópica levam à formação de fissuras, deterioração do cimento e infiltração marginal intermediária (entre fosfato de zinco e as resinas de polimerização dual). Um exemplo de marca comercial é o Fuji Plus (GC, Tóquio, Japão).

Resinas de polimerização dual (RPD)

As vantagens das resinas de polimerização dual são as melhores propriedades mecânicas e estéticas e a adesão química ao dente com o uso do sistema adesivo e às cerâmicas com o pré-tratamento adequado da superfície interna (dependendo do tipo de cerâmica, por exemplo, sílica, alúmina ou zircônia). As desvantagens são o protocolo clínico demorado e, assim, o custo mais elevado, e os procedimentos sensíveis à técnica necessários. Um exemplo de marca comercial é o Variolink II (Ivoclar-Vivadent, Schaan, Liechtenstein).

Resinas auto-adesivas de polimerização dual (RAPD)

As vantagens desse tipo de cimento são a fácil manipulação, o fato de não necessitarem de pré-tratamento do dente ou da superfície interna da coroa, a alta resistência à compressão e à tração diametral[3], as boas propriedades estéticas, a adesão química ao dente (com sistema adesivo) e à superfície interna com o emprego do monômero multifuncional 10-metacriloiloxidecil diidrogênio fosfato (MDP) e a elevada força de adesão a todos os materiais restauradores. Uma desvantagem do material é a resistência reduzida à fratura após envelhecimento artificial.[4] Algumas marcas comerciais são Rely-X Unicem (3M ESPE, Seefeld,

Alemanha), Panavia F e Panavia F2.0 (Kuraray, Osaka, Japão).

Resinas auto-adesivas autopolimerizáveis (RAAP)

Esses cimentos são ideais para coroas metalocerâmicas e de porcelana pura altamente opacas (já que não é necessária a fotopolimerização) e também apresentam propriedades mecânicas e estéticas favoráveis. Podem ser utilizados para adesão a:

- Dente com uso de sistema adesivo
- Subestrutura metálica da superfície interna de coroas metalocerâmicas pela adesão química ao óxidos metálicos[5] com o monômero multifuncional, MDP
- Alúmina (Procera) pré-tratada com jateamento e silano ou *primer* cerâmico
- Zircônia[6] com jateamento e *primer* cerâmico

Uma desvantagem é a de que algumas das novas gerações de sistemas adesivos (sexta e sétima), que contêm componentes acídicos para condicionar, preparar e selar os túbulos dentinários simultaneamente, formam uma camada residual de "inibição acídica" que retarda a reação de autopolimerização dos cimentos autopolimerizáveis. Enquanto a fotopolimerização é imediata, com a autopolimerização o processo é mais lento, permitindo que a camada acídica interfira na completa polimerização na interface dente/cimento, criando uma zona de fragilidade.[7] Essa zona não-homogênea apresenta propriedades mecânicas e físicas deficientes. Não existem dados clínicos em longo prazo sobre o assunto. Um exemplo de marca comercial é o Panavia 21 (Kuraray, Osaka, Japão).

Primers *cerâmicos*

- Porcelain Liner-M em combinação com Super-Bond C&B (Sun Medical, Shiga, Japão)
- Porcelain Bond Activator junto com Clearfil SE Bond ou Clearfil Protect Bond em combinação com Panavia F, Panavia F 2.0 ou Panavia 21 (Kuraray, Tóquio, Japão)
- Rely-X Ceramic Primer em combinação com Rely-X Unicem (3M ESPE, Seefeld, Alemanha)

Eficácia dos agentes cimentantes

É importante levar em conta que a maioria dos trabalhos que avaliam as propriedades dos agentes cimentantes, como a durabilidade, são baseados em estudos *in vitro*, simulando o desgaste mecânico e o envelhecimento por meio de sobrecarga cíclica e ciclos térmicos, respectivamente. Embora esses modelos de fadiga termomecânica sejam muito úteis para comparar diferentes produtos, eles não são bons para avaliar a durabilidade clínica, não contabilizando os fatores negativos, como as forças oclusais não-axiais e multidirecionais, os estresses térmicos e a imersão na saliva. Isso é particularmente significativo no que se refere aos estresses intra-orais, já que a maioria das falhas dos cimentos são atribuídas a forças de tração, e não a forças compressivas. Os estudos *in vivo* são o padrão-ouro, mas são difíceis de padronizar, além de caros e demorados. Os elementos-chave para a avaliação da possibilidade de uso de vários agentes são a adesão, as propriedades mecânicas, a integridade marginal (infiltração) e a retenção.

Adesão

A adesão é classificada em adesão química verdadeira e imbricamento micromecânico, envolvendo duas interfaces (Figura 10.1):

- Interface cimento/dente (esmalte e/ou dentina)
- Interface cimento/restauração (metal e/ou cerâmica)

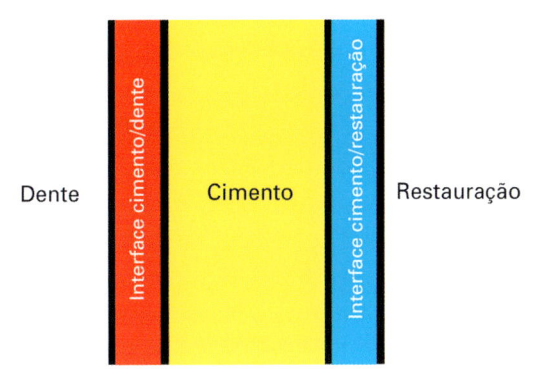

Figura 10.1 As interfaces cimento/dente e cimento/restauração.

Além disso, a integridade da camada intermediária de cimento entre essas duas interfaces é essencial para uma boa união entre o dente e a restauração. A adesão bem-sucedida, em qualquer uma das interfaces, baseia-se na formação de união química bem como no imbricamento micromecânico. O que determina qual das duas ocorrerá é o material do qual é confeccionada a restauração e o tipo de cimento utilizado. Idealmente, a união química é desejável nas duas interfaces em detrimento do imbricamento micromecânico, mas freqüentemente isso fica comprometido devido ao material da restauração ou a protocolos clínicos não-ideais. A Tabela 10.1 traz um resumo da adesão de diferentes cimentos nas interfaces cimento/dente e cimento/restauração.

As formas de descimentação são definidas como falhas adesivas ou coesivas. As falhas adesivas ocorrem entre as interfaces cimento/dente e cimento/restauração, enquanto as falhas coesivas são encontradas no interior da camada intermediária de cimento ou no substrato dentário subjacente (Figura 10.2). A maioria das falhas são adesivas, normalmente entre a interface cimento/dente. Essa é a ligação mais fraca do complexo coroa/dente, devido à fraca adesão dentinária na interface cimento/dentina (especialmente na frágil camada híbrida).[8] Da mesma forma, a força adesiva na interface cimento/coroa (isto é, com condicionador e silano para cerâmica ou *primer* cerâmico) excede a força de adesão dentinária ao dente natural.[9]

A força de adesão (expressa como força de cisalhamento) depende não somente do tipo de cimento, mas também do desenho do preparo dentário, incluindo a forma de retenção e resistência, da geometria da margem (linha de terminação) e do grau de conicidade (ângulo de convergência). Além disso, a força adesiva varia inicialmente e após o envelhecimento. Os cimentos não-resinosos, como óxido de zinco e eugenol, fosfato de zinco, ionômero de vidro e ionômero de vidro modificado por resina, apresentam deterioração da força de adesão após exposição à água e a ciclos térmicos, enquanto os cimentos resinosos, como as resinas de polimerização dual e as resinas auto-adesivas de polimerização dual, podem apresentar um aumento na força de adesão devido à pós-polimerização, o que aumenta a resiliência mecânica. No entanto, o envelhecimento das resinas em longo prazo revelou modalidades de falha adesiva completa na interface cimento/cerâmica após ciclos térmicos.

Outro ponto que merece atenção é que, nos ionômeros de vidro, a falha pode ocorrer em qualquer das interfaces – cimento/dentina ou cimento/coroa –, enquanto nos cimentos resinosos, com a técnica de cimentação adesiva, a deterioração ocorre apenas na interface cimento/dentina. Finalmente, os cimentos que contêm um monômero fosfato adesivo (MDP), usados em conjunto com abrasão a ar nas cerâmicas alúmina e zircônia, apresentam maior força adesiva inicial e em longo prazo.

Estresses oclusais

A força mastigatória humana média é de 40 N, mas nas regiões posteriores as forças podem variar entre 200 e 540 N, dependendo da anatomia facial e da idade.[10] As restaurações de porcelana pura apresentam fragilidade inerente e são suscetíveis às forças

Tabela 10.1 Tipos de adesão dos diferentes cimentos

Interface	Imbricamento micromecânico	União química
Cimento/dente	ZOE, FZ, RPD[i]	PC, IV, IVR, RPD,[iii] RAPD,[iii] RAAP[iii]
Cimento/restauração	ZOE, FZ, PC, IV, IVR, RPD[ii]	RPD,[iv] RAPD,[iv] RAAP[iv]

[i] Sem sistema adesivo.
[ii] Sem tratamento prévio da superfície interna.
[iii] Com sistema adesivo. A união entre a dentina e os cimentos resinosos se dá através da adesão dentinária com o uso de sistema adesivo. Não é uma união química verdadeira, mas de natureza micromecânica, envolvendo a formação da camada híbrida e da camada de adesivo que fazem a "conexão" com o cimento resinoso.
[iv] Com o tratamento prévio apropriado da superfície interna da prótese, dependendo do seu material.

defeitos superficiais expostos à cavidade oral e minimizar as fraturas potencialmente catastróficas.

Integridade marginal e infiltração

As discrepâncias e a infiltração marginal nas interfaces cimento/dente e cimento/restauração aumentam a suscetibilidade a doença periodontal, cáries secundárias, manchamento (estética prejudicada), sensibilidade pós-operatória, deslocamento da coroa e fracasso total da restauração. Assim, a capacidade de selamento de um agente cimentante é crucial para a longevidade e durabilidade. O primeiro aspecto a considerar é o assentamento correto sobre o dente preparado. A elevação da coroa em razão da localização ou assentamento incorretos introduz grandes discrepâncias e compromete a estética devido ao manchamento da linha de cimento. Todavia, como demonstra um estudo, a espessura da linha de cimento não está diretamente relacionada com a extensão da microinfiltração.[13]

Em segundo lugar, a fotopolimerização aumenta a força de adesão dos cimentos de polimerização dual, permitindo a reação completa e propriedades físicas e mecânicas melhores, especialmente quando a terminação é subgengival. No entanto, a fotoativação causa a rápida polimerização, criando maior estresse nas interfaces de união, o que aumenta o risco de microinfiltração em relação aos cimentos autopolimerizáveis que dispõem de tempo para um escoamento viscoso.[14]

O próximo fator é a abertura marginal devida ao envelhecimento. Estudos *in vitro* simulam o envelhecimento utilizando estresses térmicos e mecânicos por meio de ciclos térmicos e de sobrecarga cíclica, respectivamente. O resultado do envelhecimento manifesta-se como deterioração da integridade marginal, sendo influenciada pelo tipo de cimento. Isso fica particularmente evidente nas coroas metalocerâmicas, nas quais o envelhecimento aumenta a infiltração.[15] Entretanto, um estudo recente revelou que coroas de porcelana pura cimentadas com cimentos resinosos apresentaram pouca diferença na discrepância marginal após ciclos térmicos e sobrecarga cíclica simultânea. Isso se explica pelo fato de que a carga vertical gerada *in vitro* causa estresse compressivo, fechando as margens. No entanto, durante a mastigação, ambos os estresses, vertical e horizontal

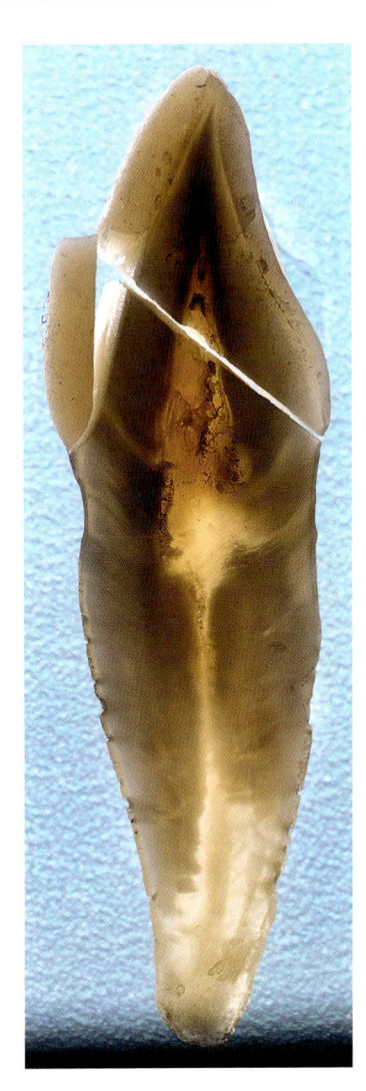

Figura 10.2 Falha adesiva de uma faceta laminada de porcelana.

de tração e torção.[11] Para que uma restauração tenha sobrevida, é desejável que iguale ou supere tais forças. Muitos sistemas cerâmicos atuais podem suportar as forças mastigatórias máximas encontradas nos dentes posteriores, apresentando resistência à fratura comparável à dos dentes naturais.[12] A resistência à fratura de uma cerâmica depende de sua resistência flexural e do módulo de elasticidade (ME) inerentes, bem como da habilidade do ceramista durante a confecção e a manipulação do material. Por exemplo, o autoglazeamento pode ser inadequado para selar as microirregularidades superficiais, enquanto o glazeamento sobreposto pode fechar os (tração), são encontrados, fato que não é reproduzido no cenário *in vitro*. O mesmo estudo também enfatizou infiltrações média e intensa com os cimentos de ionômero de vidro modificado por resina e de fosfato de zinco, respectivamente.[16]

Retenção

Retenção é a capacidade de uma restauração de resistir ao deslocamento em direção oposta à inserção. Ela depende principalmente da geometria do preparo, incluindo altura, largura, área superficial e grau de conicidade. O item que tem atraído maior atenção é o grau de conicidade.[17] É importante esclarecer a terminologia referente às angulações e configurações do preparo dentário. Conicidade refere-se ao ângulo de uma única parede, normalmente a mesial ou distal, enquanto o ângulo de convergência refere-se à combinação da conicidade de um dado preparo. Por exemplo, o ângulo de convergência ideal de 12° é derivado pela adição das duas paredes axiais (6° de conicidade mesial e 6° de conicidade distal). Ao reduzir a conicidade, obtém-se um aumento da retenção e da área superficial, mas os preparos excessivamente paralelos (de pequena conicidade) provocam assentamento incorreto.

Outro fator que determina o grau de retenção é o tipo de cimento. Os cimentos de fosfato de zinco convencionais têm sua adesão baseada no imbricamento com irregularidades da superfície interna da coroa e da superfície do dente, enquanto os cimentos de ionômero de vidro e resinosos criam ligações químicas com a prótese. Com a conicidade ideal de 6 a 12°, a escolha do cimento torna-se irrelevante para a retenção da coroa. Assim, a retenção não é comprometida quando a conicidade aumenta de 6 para 12°. Mas, como os cimentos convencionais não oferecem adesão, a sua dissolução pode predispor à microinfiltração ao longo do tempo. Na prática clínica, a média de conicidade dos preparos dentários varia entre 14 e 20°, tornando a seleção do cimento um fator crucial para a retenção.[18] Por exemplo, um aumento na conicidade de 6° para 24° reduz a retenção de todos os cimentos: fosfato de zinco em 42%, ionômero de vidro em 38% e resinosos em 20%. Além disso, os dois primeiros oferecem retenção semelhante (3,6 MPa), a metade do alcançado com cimentos resinosos (6,5 MPa), independentemente do grau de conicidade. Ainda, para uma conicidade de 24°, os cimentos resinosos oferecem retenção comparável à apresentada pelo fosfato de zinco em uma conicidade de 6°.

Os significados clínicos são os seguintes:

- O cimentos resinosos oferecem maior retenção.
- Os cimentos de fosfato de zinco e ionômero de vidro oferecem retenção semelhante nas conicidades de 6 a 12°, e a escolha do cimento é irrelevante (com as desvantagens de ausência de adesão, propriedades mecânicas inferiores, microinfiltração, manchamento marginal e sensibilidade pós-operatória).
- Quando a conicidade aumenta para 24°, os cimentos resinosos oferecem melhor retenção do que os cimentos de fosfato de zinco e ionômero de vidro.[19] O uso de cimentos resinosos em preparos não-ideais oferece superior adaptação marginal[20] e maior resistência à fratura,[21] especialmente quando a restauração é submetida a cargas oclusais intensas.[22]

A Tabela 10.2 sugere a opção ideal de cimento para os diferentes tipos de restauração.

Tabela 10.2 Seleção dos cimentos para os diferentes materiais restauradores

Material	Cimento ideal
Acrílico ou resina composta (coroa temporária)	ZOE, FZ
Liga de ouro	RAAP
Liga semi ou não-preciosa	RAAP
Cerâmica à base de sílica[i]	RPD, RAPD, RAAP
Cerâmica alúmina[ii]	RAAP
Cerâmica zircônia[iii]	RAAP
Próteses implanto-suportadas	ZOE[iv]

[i] Cerâmica à base de sílica – p. ex., feldspática, cerâmica vitrificada reforçada com leucita (Empress 1 – Ivoclar-Vivadent, Liechtenstein), cerâmica vitrificada com dissilicato de lítio (Empress 2 – Ivoclar-Vivadent, Liechtenstein).
[ii] Cerâmica alúmina – p. ex., cerâmica pura densamente sinterizada de óxido de alumínio (Procera, Nobel Biocare, Suécia), alúmina infiltrada com vidro (In-Ceram, Vita, Alemanha).
[iii] Cerâmica zircônia – p. ex., Cercon (Dentsply, Alemanha), Lava (3M-ESPE, Alemanha), Procera Zircon (Nobel Biocare, Suécia).
[iv] Alternativamente, usar cimento polimérico acrílico/uretano para implantes (ImProv, Nobel Biocare, Suécia).

Tratamento prévio do preparo

Duas superfícies requerem tratamento prévio: primeiramente, a dentina e o esmalte cortados após o preparo dentário, e, em segundo lugar, a superfície interna da restauração. Tradicionalmente, antes do advento dos sistemas adesivos, o dente preparado não era tratado; era feita a moldagem, a confecção do provisório e a restauração definitiva era cimentada com um cimento convencional. A introdução dos sistemas adesivos e a sua evolução ao longo da segunda metade do século passado revolucionaram o protocolo de cimentação. Atualmente, os sistemas adesivos são essenciais, não somente para restaurações diretas de resina composta e amálgama, mas também para quase todas as restaurações indiretas e próteses confeccionadas no laboratório.

São possíveis duas formas de tratamento prévio do dente preparado utilizando-se o sistema adesivo, tanto no momento da cimentação quanto imediatamente após o preparo dentário.[23] Numerosos estudos concluíram que a aplicação de sistema adesivo após o preparo produz uma camada híbrida mais ampla, com prolongamentos (*tags*) de resina mais longos e abundantes. Esses prolongamentos apresentam ME menor do que o cimento resinoso que vem a seguir, com uma capacidade inerente de absorção elástica, absorvendo os choques e estresses aplicados sobre a restauração.[24] Além disso, a resistência adesiva à microtração é maior, com menor ocorrência de microinfiltração e sensibilidade pós-operatória.

Sistemas adesivos

A introdução e a evolução dos sistemas adesivos dentinários revolucionou muitos procedimentos clínicos, entre eles a cimentação. Seu uso é lugar-comum na prática clínica contemporânea, em numerosas aplicações e tratamentos. Além disso, a cimentação de restaurações de porcelana pura utilizando sistema adesivo e cimento resinoso aumenta sua longevidade.[25]

Buonocore concebeu a adesão ao esmalte há mais de meio século com a introdução do condicionamento ácido.[26] Embora as restaurações de resina composta desse período fossem relativamente inferiores às atuais, a técnica de imbricamento da resina com os prismas de esmalte ainda é aplicável atualmente, da mesma forma que era em 1955. A adesão à dentina, por outro lado, provou ser muito mais ardilosa. A razão para isso é que a adesão a uma substância inorgânica, como o esmalte, é muito mais fácil do que ao complexo orgânico e inorgânico prevalente na dentina. Enquanto o mecanismo teórico da adesão dentinária é compreendido, seu alcance clínico ainda é ilusório. A discussão a seguir descreve o pensamento atual e a evolução dos sistemas adesivos.

Mecanismo da adesão dentinária

Percorrendo desde o esmalte até a polpa dentária, existe um aumento da fase orgânica e do conteúdo de água (Figuras 10.3 e 10.4). O esmalte inorgânico é hidrofóbico, enquanto a dentina e a polpa são hidrofílicas. Uma adesão viável somente é possível em ambiente hidrofóbico, por isso a fa-

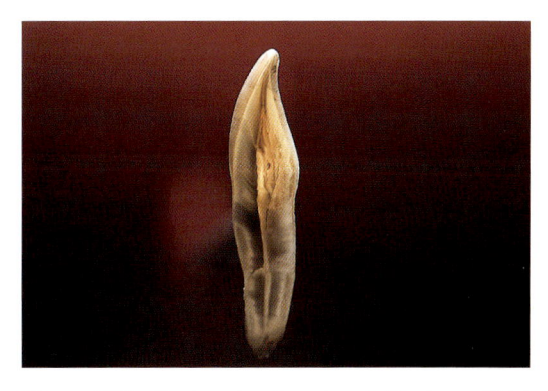

Figura 10.3 Dente natural seccionado (luz transmitida) mostrando os estratos de esmalte e dentina.

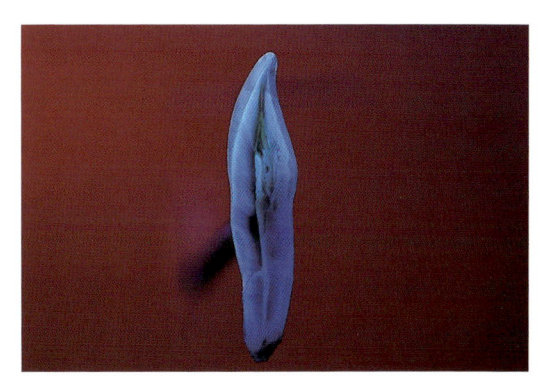

Figura 10.4 Dente natural seccionado (luz ultravioleta) mostrando os estratos de esmalte e dentina.

cilidade em obter adesão ao esmalte. Na dentina, o ambiente deve ser transitoriamente convertido em um estado hidrofóbico que conduza à adesão bem-sucedida; esse é o objetivo básico de todos os sistemas adesivos.

Os avanços tecnológicos e de materiais melhoraram a eficiência da adesão dentinária, por exemplo, a técnica de condicionamento total e o emprego de *primers* hidrofílicos nos agentes adesivos.[27,28] A adesão dentinária é micromecânica por natureza, descrita sucintamente como segue. O primeiro passo é remover a *smear layer* (Figura 10.5) pelo condicionamento, a fim de desmineralizar a fase inorgânica e expor os túbulos dentinários (Figura 10.6) e as fibras colágenas (Figura 10.7), que constituem a fase orgânica da dentina. A seguir, a superfície é tratada com *primer* (monômero, para criar um ambiente hidrofóbico), que facilita o último estágio da impregnação e penetração da resina encapsulando e estabilizando a rede de colágeno.[29] A entidade resultante é uma dentina reforçada com resina, recebendo uma denominação diferente dependendo de como é encarada: camada híbrida (união da resina às fibras colágenas),[30] zona de interdifusão (dentina permeada pela resina)[31] ou CDIR (camada de dentina infiltrada por resina).[32] A terminologia é irrelevante, mas o significado é a existência de conexão micromecânica entre a dentina e a resina, funcionando como uma adesão viável (Figura 10.8).

A aparência, o tamanho, a composição e a qualidade dessa camada híbrida tem atraído muita

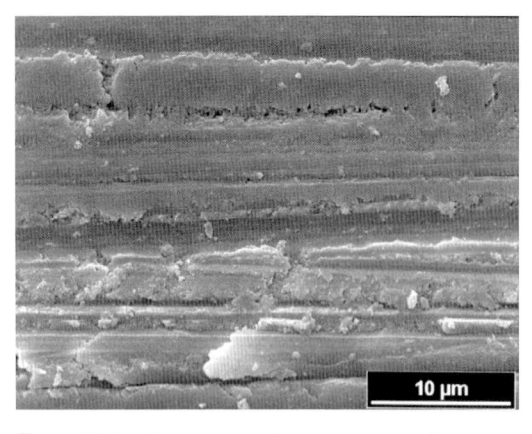

Figura 10.5 *Smear layer* após o preparo dentário.

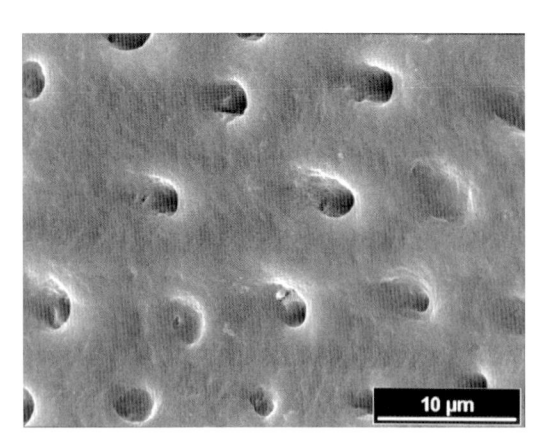

Figura 10.6 Túbulos dentinários expostos após a remoção da *smear layer*.

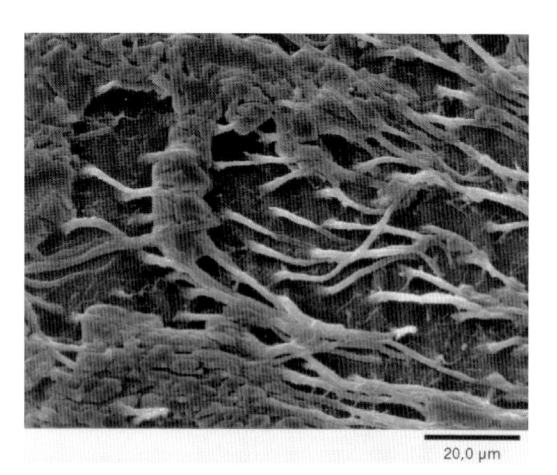

Figura 10.7 Fibras colágenas expostas após a remoção da *smear layer*.

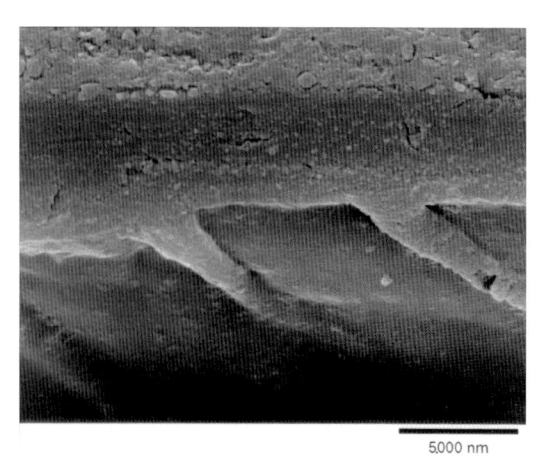

Figura 10.8 Formação da camada híbrida com os prolongamentos de resina no interior dos túbulos dentinários.

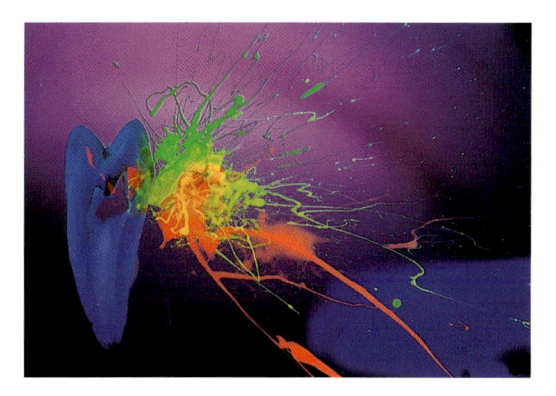

Figura 10.9 Os agentes de união multicomponentes necessitam da aplicação dos químicos individualmente para obter-se o resultado desejado. Primeiramente o condicionador (verde), depois o *primer* (amarelo) e finalmente o adesivo (vermelho).

Figura 10.10 Os agentes de união de componente único necessitam da aplicação de dois químicos para obter-se o resultado desejado. Primeiramente o condicionador (verde) e depois o *primer* combinado com o adesivo (vermelho).

atenção entre pesquisadores e clínicos. As dimensões dessa camada apresentam grandes variações, desde 2 até 10 μm, mas mesmo uma camada fina pode gerar adesão imediata de grande resistência.[33] Parece que a espessura e a morfologia da camada híbrida são menos importantes do que sua consistência e integridade (ausência de fendas, porosidades e espaços vazios), que são imprescindíveis para conseguir selamento e adesão dentinária duráveis e eficazes.[34]

Gerações

A obtenção de adesão dentinária eficaz baseia-se nos agentes utilizados para condicionar, preparar (*primer*) e selar os túbulos e estabilizar as fibras colágenas da dentina, previamente sustentadas pela fase inorgânica. Os sistemas adesivos são classificados em três tipos:

- Multicomponentes (Figura 10.9)
- De componente único (Figura 10.10)
- Autocondicionantes (Figura 10.11)

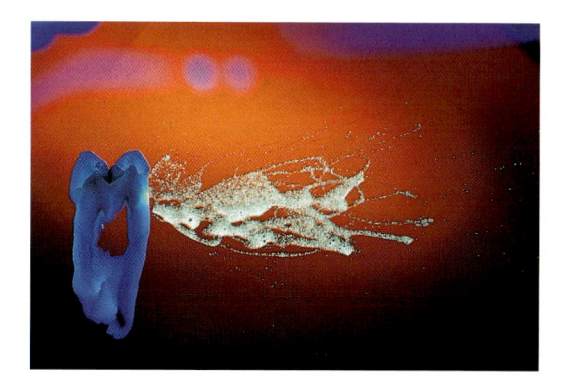

Figura 10.11 Os agentes de união autocondicionantes necessitam da aplicação de apenas um químico para que se obtenha condicionamento, *primer* e selamento/adesão.

Os adesivos multicomponentes exigem a aplicação de componentes individuais para cada estágio da adesão. Inicialmente, o condicionador, normalmente ácido fosfórico a 37%, é aplicado, e a superfície é lavada e seca para a remoção da *smear layer*. Um estudo recente concluiu que a combinação de ácido fosfórico e hidrofluorídrico resulta em melhor selamento marginal na interface cimento/dente.[35] O passo seguinte é a aplicação de um *primer*, que sofre evaporação, e, finalmente, uma resina adesiva é introduzida para selar os túbulos e formar a camada híbrida. Esses sistemas multicomponentes estão disponíveis em uma diversidade de apresentações e embalagens, constituindo a primeira, segunda, terceira e quarta gerações de adesivos dentinários.

Os sistemas de componente único combinam o *primer* e o adesivo em um só componente, mas ainda requerem o condicionamento total inicial do dente e são denominados de quinta geração; por exemplo, Scotchbond 1, Syntac e Single e Syntac Sprint. Finalmente, os agentes autocondicionantes dispensam o condicionamento incorporando iniciadores pirofosfato; por exemplo, Etch & Prime 3 (Dentsply, Alemanha) e iBond (Heraeus Kulzer, Alemanha) (Figura 10.12), que constituem a sexta e sétima gerações, respectivamente. Um adesivo autocondicionante recentemente introduzido no mercado é o iBond GI (Heraeus Kulzer, Hanau, Alemanha). O "i" é a abreviatura de "inteligente" ou "inovador", já que a necessidade de misturar os componentes antes da aplicação foi eliminada, enquanto "GI" significa a inclusão do dessensibilizante Gluma. Os constituintes do iBond incluem os três químicos necessários para a adesão dentinária, isto é, condicionador, *primer* e adesivo. O solvente é uma mistura de acetona (que promove a evaporação) e água (responsável pela hidratação das fibras colágenas e pelo mecanismo de autocondicionamento). Suas propriedades potencializam a força adesiva tanto à dentina quanto ao esmalte, excedendo 20 MPa, e reduzem a fenda marginal quase a zero.[36]

Os protocolos clínicos são cruciais para conseguir uma adesão eficaz e bem-sucedida, e todo o procedimento é extremamente sensível à técnica. É imprescindível que os componentes se infiltrem, se misturem e finalmente encapsulem a matriz colágena remanescente. Uma falha em qualquer desses estágios resulta no comprometimento que leva a deterioração pela água, infestação por bactérias e colapso das fibras colágenas, não mais suportadas pelos cristais de hidroxiapatita. Assim, as vantagens de reduzir o número de componentes são óbvias. O menor número de passos clínicos reduz a possibilidade de erro. Os agentes autocondicionantes são adesivos dentinários essencialmente "automáticos", tornando mais prática a adesão à dentina. O clínico não tem mais a obrigação do tempo preciso para a aplicação do condicionamento, do *primer* e do adesivo a fim de evitar o colapso e a penetração da matriz colágena, tão necessário quando da utilização dos sistemas multicomponentes.

Solventes

Os solventes são componentes significativos dos *primers*, precursores do adesivo. A função dos solventes é promover o umedecimento da dentina e agir como "caçadores" de água e carregadores do monômero para que este interaja com as fibras colágenas. Os solventes utilizados atualmente são hidrofílicos, classificados em orgânicos (acetona e etanol) ou inorgânicos (água) (Figuras 10.13 a 10.15).

A acetona é freqüentemente utilizada como solvente; ela tem um ponto de ebulição de 56,5°C, remove eficientemente a água do substrato, possibilita a penetração da resina e fornece uma adesão superior à dentina.[37] No entanto, ela não evita o colapso da matriz colágena se aplicada sobre dentina desidratada ou muito seca. Além disso, os agentes baseados em acetona são mais sensíveis à técnica, necessitando que as instruções do fabricante sejam seguidas à risca.

A água entra em ebulição a 100°C, sendo assim menos volátil do que a acetona. Isso resulta na retenção de água, obliterando a matriz colágena, impedindo a infiltração das moléculas de HEMA (resina adesiva) e, desse modo, reduzindo a qualidade da camada híbrida. Entretanto, a água tem como vantagem a capacidade de reerguer as fibras colágenas colapsadas, favorecendo a penetração do monômero[38] e eliminando a necessidade de manter a dentina úmida.

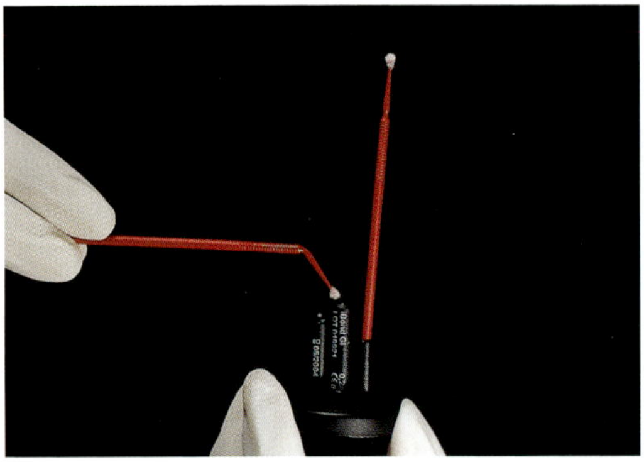

Figura 10.12 Um exemplo de adesivo autocondicionante é o iBond (Heraeus Kulzer).

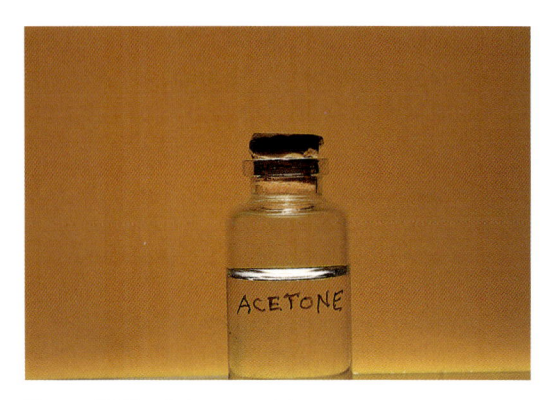

Figura 10.13 Solvente orgânico: acetona.

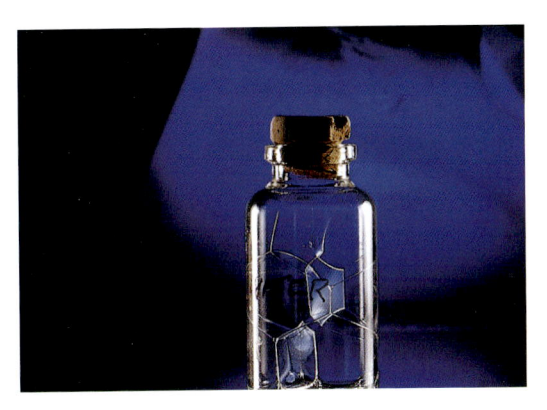

Figura 10.14 Solvente inorgânico: água.

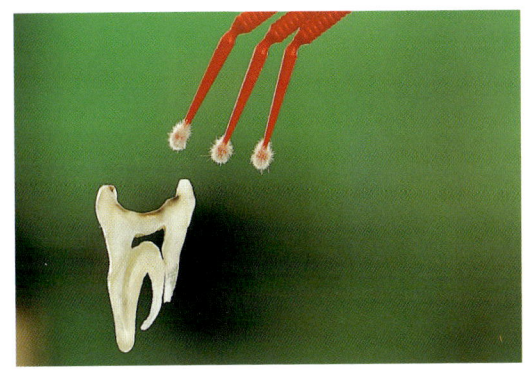

Figura 10.16 Protocolo de aplicação do sistema adesivo: três camadas de adesivo autocondicionante são aplicadas sucessivamente em todas as faces da cavidade.

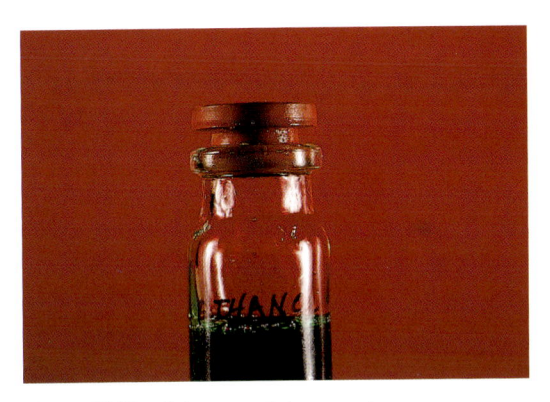

Figura 10.15 Solvente orgânico: etanol.

O etanol tem um ponto de ebulição de 78°C, entre a acetona e a água, estando presente em muitos sistemas adesivos de quinta geração. Os agentes com base no etanol são menos sensíveis à técnica do que os com base na acetona e mais eficientes na remoção de água do que os sistemas à base de água. Muitas formulações disponíveis no mercado exploram os benefícios de cada solvente utilizando uma combinação para obter resultados ótimos; isto é, em uma mistura de acetona e água, a água estabiliza a evaporação da acetona e promove o umedecimento da dentina, enquanto a acetona estimula a evaporação da água, facilitando a penetração do monômero e do adesivo.[39]

Eficácia

A eficácia da adesão normalmente é avaliada por meio de dois parâmetros: a fenda marginal na interface cimento/dente e a força de adesão. Como comparação, as forças de adesão médias ao esmalte variam de 23 a 25 MPa. A avaliação da força de adesão à dentina é vaga, dependendo muitas vezes do modelo experimental *in vitro* e dos critérios de mensuração. A força de adesão à dentina varia de 3,5 MPa até 25 MPa, chegando a igualar a do esmalte.[40] Esses dados devem ser considerados com cautela, já que não representam um ambiente clínico; eventualmente, mais pesquisas com ensaios clínicos poderão revelar valores confiáveis.

O segundo fator utilizado para avaliar a eficácia adesiva é a abertura marginal na interface cimento/dente. Novamente, não se chegou a valores definitivos, entre 0 e 10 μm,[41] mas tornar mínima essa fenda é essencial para o sucesso e a longevidade. Grande abertura marginal resulta em cáries, patologias pulpares, alteração de coloração e, ao final, na deterioração do agente cimentante resinoso. No entanto, a integridade marginal não é influenciada somente pelo agente de união, mas também pelos procedimentos clínicos, como o desenho do preparo, o adequado isolamento (fio retrator ou dique de borracha), a técnica de aplicação e as formas de fotopolimerização (Figuras 10.16 a 10.18).

Numerosos trabalhos relataram que os agentes mais modernos de componente único e autocondicionantes, mesmo com camada híbrida fina (0,5 μm), apresentaram capacidades adesivas semelhantes às dos sistemas tradicionais multicomponentes.[42,43,44,45]

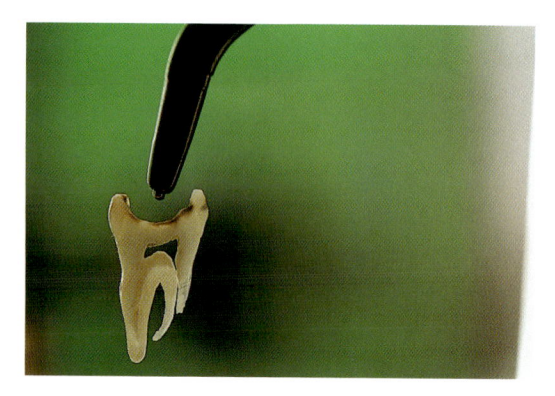

Figura 10.17 Protocolo de aplicação do sistema adesivo: o ar é utilizado para evaporar o solvente acetona do adesivo dentinário.

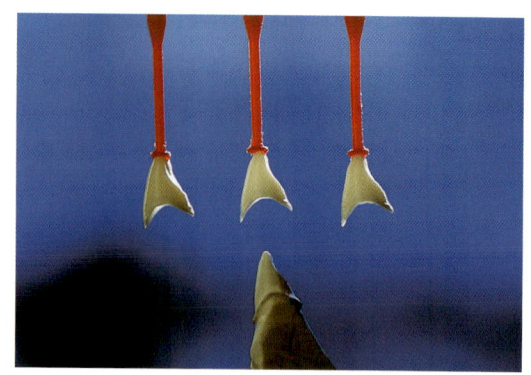

Figura 10.19 A superfície interna dos casquetes Procera apresenta rugosidade superficial inerente.

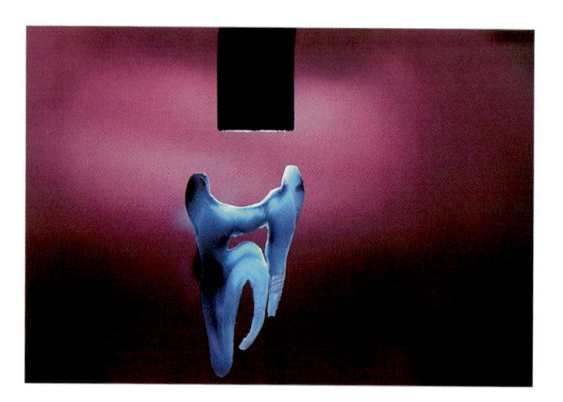

Figura 10.18 Protocolo de aplicação do sistema adesivo: a fotopolimerização durante 30 segundos completa o processo adesivo.

Tratamento prévio da superfície interna da restauração

Após o tratamento prévio do dente preparado, o passo seguinte, antes da cimentação, é o pré-tratamento da superfície interna da restauração. O tratamento prévio da superfície de aderência varia de acordo com o material utilizado na prótese, podendo ser classificado em mecânico e químico.

O objetivo de qualquer aumento mecânico da rugosidade superficial é aumentar a adesão por retenção micromecânica. Próteses pré-fabricadas pelos sistemas de CAD/CAM e de usinagem apresentam rugosidade superficial inerente devido ao processo de confecção (Figura 10.19). Essa rugosidade é análoga à obtida pelo condicionamento com ácido hidrofluorídrico das cerâmicas com base de sílica para aumentar o imbricamento micromecânico. A criação de rugosidades com brocas diamantadas e discos de óxido de alumínio é útil nas superfícies metálicas, mas sua criação em excesso ou indiscriminada nas cerâmicas inicia a formação de fissuras, provocando o enfraquecimento ou fraturas. O condicionamento superficial com jato de óxido de alumínio (partículas de 50 a 100 μm) produz efeito semelhante ao instrumento rotatório nas cerâmicas frágeis, iniciando microfraturas e comprometendo, assim, a resiliência física. Isso é particularmente significativo nas porcelanas mais fracas, feldspáticas ou vitrificadas reforçadas com leucita, mas menos importante nas cerâmicas de alta resistência, como alúmina ou zircônia. Entretanto, os agentes cimentantes têm-se mostrado eficientes no selamento dessas microfraturas ao mesmo tempo que esse procedimento gera um aumento significativo da adesão.[46]

O tratamento químico prévio gera imbricação micromecânica ou adesão química verdadeira. Nas cerâmicas com base de sílica, o ácido fosfórico (37%) somente descontamina, sem exercer nenhum efeito sobre a topografia da superfície interna, mas o uso do ácido hidrofluorídrico (5 a 9,5%) por 5 minutos descontamina e condiciona a porcelana, criando alívio superficial pronunciado e indentações em forma de túnel, e, em conjunto com um silano, forma ligações químicas na interface cimento/restauração. A força de adesão (cerca de 22 MPa), independentemente do cimento resinoso e do sistema adesivo, é máxima quando a superfície interna é tratada com uma combinação de ácido hidrofluorídrico e silano.[47]

O uso do ácido hidrofluorídrico em cerâmicas de alta resistência, como alúmina e zircônia, não produz efeito sobre a rugosidade superficial para aumentar o imbricamento micromecânico. A aplicação de silano nesse tipo de cerâmica é controversa. Teoricamente, já que a alúmina ou a zircônia puras não possuem sílica, não se formam ligações silano-sílica. No entanto, alguns estudos defendem o uso de silano, pois ele aumenta a capacidade de umedecimento da superfície.[48] Um trabalho relatou a maior força de adesão inicial (21 MPa) e após o envelhecimento artificial (16 MPa), utilizando jateamento, silano e cimento resinoso auto-adesivo autopolimerizável.[49]

Os *primers* cerâmicos e os cimentos auto-adesivos são outra forma de conseguir união química na interface cimento/restauração. Os *primers* cerâmicos multicomponentes mais modernos podem ser usados como substitutos do tratamento prévio com ácido hidrofluorídrico e silano nas cerâmicas com base de sílica, tornando mais rápido o procedimento, sem comprometer a força de adesão ou sua integridade.[50] A utilização de um *primer* cerâmico em conjunto com os cimentos resinosos (resina auto-adesiva de polimerização dual e resina auto-adesiva autopolimerizável) é pré-requisito para que exista uma união química com as cerâmicas alúmina e zircônia. Alguns estudos defendem a abrasão com jateamento de óxido de alumínio (Al_2O_3)[51] e a aplicação de um agente silano em combinação com um agente cimentante resinoso que contenha MDP (Clearfil SE Bond e Clearfil Porcelain Bond Activator, Kuraray, Tóquio, Japão) para aumentar a força adesiva mesmo após o envelhecimento das cerâmicas à base de zircônia.[52] É importante ressaltar que a composição química e a fabricação de subestruturas de zircônia específicas, com diferentes morfologias em sua superfície interna, é única para cada produto comercial. Assim, as conclusões derivadas de um único estudo podem não ser aplicáveis para todas as próteses de zircônia. Além disso, o fator significativo para conseguir uma alta força de adesão à zircônia é a aplicação de um adesivo contendo MDP e do agente silano, independentemente do cimento resinoso. Isso se confirma quando da utilização de silano juntamente com um adesivo sem MDP, resultando em uma adesão mais fraca às cerâmicas alúmina e zircônia.[53] A Tabela 10.3 traz um resumo do tratamento prévio de diferentes superfícies internas para que se obtenha adesão máxima.

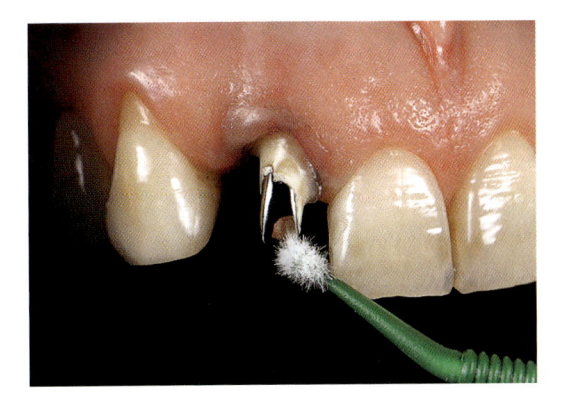

Figura 10.20 Primer para metais aplicado no núcleo metálico.

PRÁTICA CLÍNICA

A cimentação não deve ser considerada o estágio final da confecção de uma prótese. De fato, é o penúltimo estágio, precedendo a manutenção periódica e a revisão para assegurar a sobrevivência e a compatibilidade da prótese com os tecidos circundantes, moles e mineralizados. O que vem a seguir é a seqüência clínica para cimentação:

(1) Remover a restauração temporária terapêutica (Figura 10.21).
(2) Isolar o dente preparado com fio retrator (Figura 10.22) (Dica 10.1). O isolamento do dente antes da cimentação tornou-se, recentemente, ponto de discussão. Alguns trabalhos afirmam que a presença da umidade ambiental[54] e a contaminação pela saliva não provocam efeitos adversos sobre a força de adesão.[55,56] Entretanto, esses novos conceitos necessitam de validação mais aprofundada e, na opinião do autor, provavelmente é mais prudente isolar para obter uma adesão dentinária confiável e evitar o extravasamento inadvertido para os tecidos moles, o que evita as queimaduras transitórias e reversíveis pelo ácido. O fio funciona como barreira entre o epitélio juncional e o cimento, o que assegura a integridade do espaço biológico, bem como permite a visualização clara das margens do preparo e a manutenção de um campo seco e livre de contaminação (Dica 10.2).
(3) Lavar o preparo com água para remover os remanescentes do cimento provisório.

(4) Limpar o preparo com pedra-pomes misturada a uma pasta de clorexidina a 0,2%, lavar e secar (sem ressecar) com um jato suave de ar morno (Figura 10.23).

(5) Colocar a prótese sobre o preparo para verificar o assentamento e a oclusão corretos (Dicas 10.3 e 10.4).

(6) Tratamento prévio da superfície interna da prótese. O tipo de tratamento prévio depende do material de que foi confeccionada a prótese (ver Tabela 10.3) (Dica 10.5).

(7) Tratamento prévio do preparo. Usar o sistema adesivo de sua preferência, de acordo com as instruções do fabricante. Ao utilizar um sistema autocondicionante três-em-um (Dica 10.5), condicionar o esmalte remanescente e a dentina esclerótica com ácido fosfórico 37% durante 20 segundos, lavar e secar (sem ressecar), aplicar o sistema adesivo. Alternativamente, ao utilizar um sistema adesivo de quinta geração, condicionar todo o preparo com ácido fosfórico 37% durante 20 segundos, lavar e secar (sem ressecar) antes de aplicar o *primer* e o adesivo sucessivamente (Dica 10.7). A maior força de adesão (de 15 a 20 MPa) à dentina é conseguida utilizando-se sistemas adesivos fotopolimerizáveis ou de polimerização química; os sistemas duais alcançam força de adesão de 8 a 12 MPa. Isso porque os sistemas adesivos de polimerização dual têm aditivos a seus solventes, os quais diluem a mistura desejada de *primer* e adesivo necessária para formar uma camada híbrida viável[57] (Figura 10.24) (Dica 10.8).

(8) Escolher o cimento apropriado, a partir da Tabela 10.2, para cada restauração e manipular de acordo com as instruções do fabricante.

(9) Carregar o cimento na superfície interna da prótese e assentar passivamente sobre o preparo (Figura 10.25).

(10) Uma vez assentada corretamente, remover gentilmente o fio retrator de dentro do sulco gengival, juntamente com o excesso de cimento (Figura 10.26) (Dica 10.9).

(11) Usar fio ou fita dental ou Super Floss (Oral-B) para remover o excesso de cimento interproximal.

(12) Aplicar um gel bloqueador do oxigênio (Oxyguard II, Kuraray, Osaka, Japão) ao redor da margem para minimizar a camada de inibição por oxigênio.

(13) Aplicar leve pressão sobre a prótese até que o cimento esteja completamente polimerizado, ou fotopolimerizar quando for cimento dual (Figura 10.27).

(14) Remover o gel bloqueador do oxigênio com hastes de algodão.

(15) Cortar os excessos de cimento polimerizado ao redor das margens com lâmina de bisturi número 12 (Figura 10.28).

(16) Irrigar o sulco gengival com solução de clorexidina a 0,2% para remover os remanescentes de cimento e promover a saúde gengival (Figura 10.29).

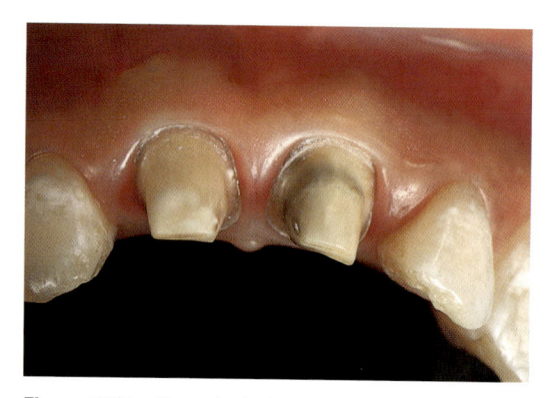

Figura 10.21 Protocolo de cimentação: remover o provisório.

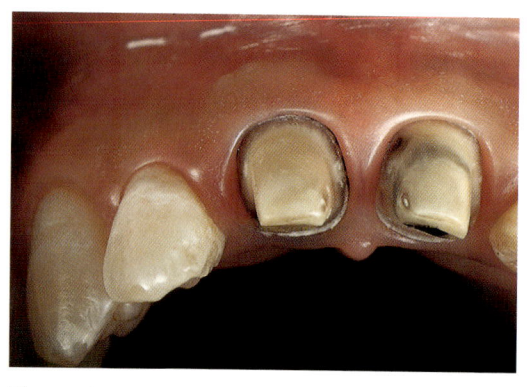

Figura 10.22 Protocolo de cimentação: isolar o dente com fio retrator (incisivo central direito).

Tabela 10.3 Tratamento prévio da superfície interna

Material/tratamento prévio	Acrílico ou resina composta (coroa temporária)	Liga de ouro	Liga semi ou não-preciosa	Cerâmica à base de sílica[i]	Cerâmica alúmina[ii]	Cerâmica zircônia[iii]	Próteses implanto-suportadas
Instrumento rotatório	N	S	S	N	N	N	N
Jato de óxido de alumínio	S[iv]	S[iv]	S[iv]	N	S[iv]	S[iv]	N
Álcool	S	N	N	N	N	N	N[v]
Estanho	N	N	S[vi]	N	N	N	N
Ácido fosfórico (37%)	S	N	N	N	N	N	N
Ácido hidrofluorídrico (5 a 9,5%)	N	N	N	S	N	N	N
Silano	N	N	N	S[vii]	S[vii]	S[vii]	N
Primer cerâmico	N	N	N	S[viii]	S	S	N

S : Sim.
N : Não.

[i] Cerâmica à base de sílica – p. ex., feldspática, cerâmica vitrificada reforçada com leucita (Empress 1 – Ivoclar-Vivadent, Liechtenstein), cerâmica vitrificada com dissilicato de lítio (Empress 2 – Ivoclar-Vivadent, Liechtenstein).
[ii] Cerâmica alúmina – p. ex., cerâmica pura densamente sinterizada de óxido de alumínio (Procera, Nobel Biocare, Suécia), alúmina infiltrada com vidro (In-Ceram, Vita, Alemanha).
[iii] Cerâmica zircônia – p. ex., Cercon (Dentsply, Alemanha), Lava (3M-ESPE, Alemanha), Procera Zircon (Nobel Biocare, Suécia).
[iv] Após o jateamento, limpar a restauração em banho de ultra-som para remover todos os traços de pó de óxido de alumínio.
[v] Traços de álcool após a limpeza da superfície interna da prótese podem causar necrose das células epiteliais do ligamento transmucoso, ou bainha, ao redor do implante.
[vi] O tratamento prévio da superfície interna com um primer para metais (p. ex., Alloy Primer, Kuraray, Osaka, Japão) anula o estanho (Figura 10.20).
[vii] O silano apresenta prazo de validade relativamente curto, sendo mais eficaz quando morno. Assegurar que o silano não seja utilizado após o vencimento e que a superfície interna da restauração seja aquecida (p. ex., com secador de cabelo) antes da aplicação.
[viii] Como substituto para o ácido hidrofluorídrico e o silano.

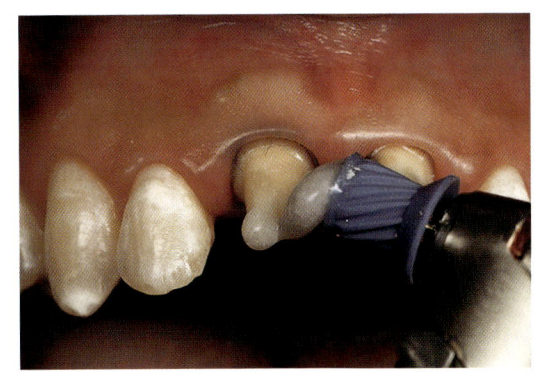

Figura 10.23 Protocolo de cimentação: limpar o preparo com pasta de clorexidina e pedra-pomes.

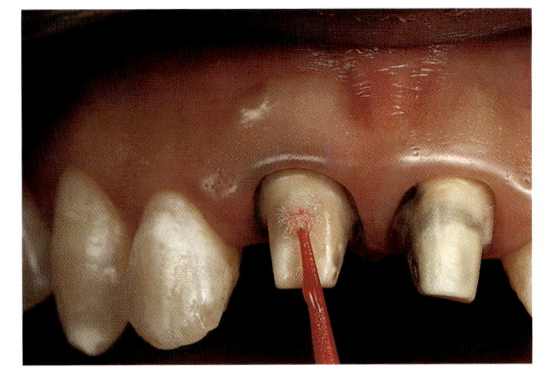

Figura 10.24 Protocolo de cimentação: aplicar o sistema adesivo.

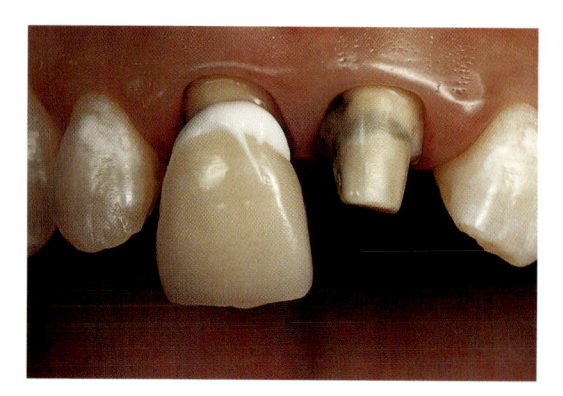

Figura 10.25 Protocolo de cimentação: assentar a coroa carregada com cimento sobre o reparo.

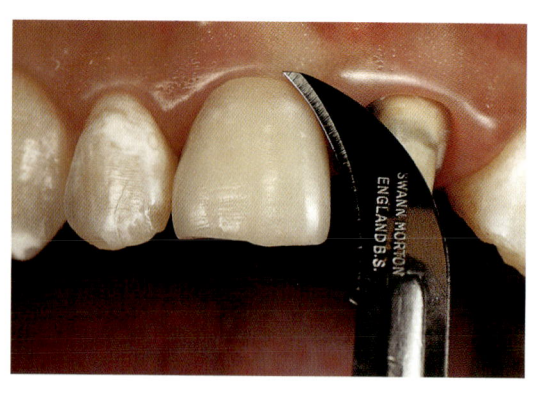

Figura 10.28 Protocolo de cimentação: remover os excessos de cimento endurecido com uma lâmina de bisturi número 12.

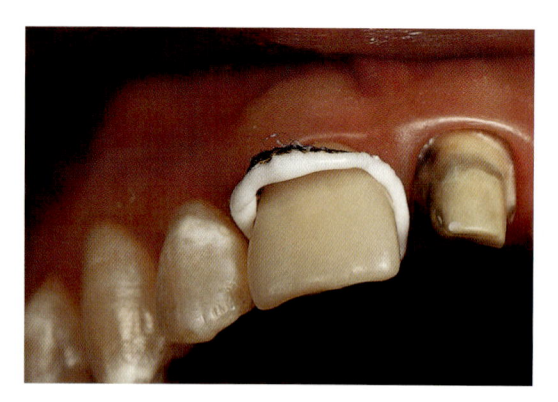

Figura 10.26 Protocolo de cimentação: remover o fio retrator.

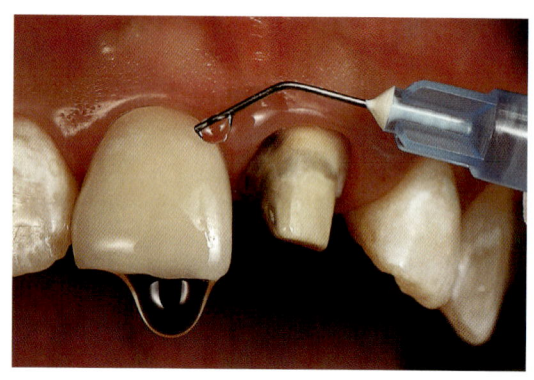

Figura 10.29 Protocolo de cimentação: irrigar com solução de clorexidina.

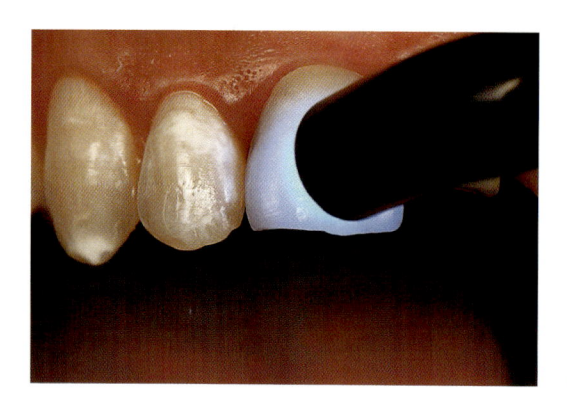

Figura 10.27 Protocolo de cimentação: fotopolimerizar quando utilizar cimentos duais ou fotopolimerizáveis.

Dicas

- Dica 10.1: Usar fio retrator seco, não-impregnado, para absorver o fluido crevicular.
- Dica 10.2: Evite o uso de fio retrator ao redor de implantes, pois o trauma da colocação do fio danifica o epitélio juncional da bainha transmucosa. Isso resulta na indesejável recessão gengival e na possível migração apical do espaço biológico, com subseqüente perda óssea ao redor do sítio de fixação do implante. Esse fato é particularmente relevante no biótipo gengival fino e de festonado pronunciado.
- Dica 10.3: Quando a margem da coroa é subgengival ou difícil de visualizar, usar uma pasta de silicone para prova, como a Fit Checker (GC, Tóquio, Japão), para confirmar o assentamento.
- Dica 10.4: A oclusão já deve ter sido finalizada com o provisório e no estágio de prova. Entretanto, pequenos ajustes podem ser realizados com irrigação abundante e meticulosamente polidos para selar as irregularidades superficiais (microfraturas) com brocas diamantadas de granulação fina (partículas menores de 20 µm), brocas de tungstênio carbide para acabamento (lanceolada 20 a 30), pontas de silicone e pastas diamantadas para polimento.
- Dica 10.5: O tratamento prévio da superfície interna pode ser delegado ao assistente e realizado antes ou ao mesmo tempo que o tratamento prévio do preparo. Esse procedimento assegura que o dente pré-tratado após a aplicação do sistema adesivo não fique sem supervisão do profissional, evitando a contaminação deletéria pelos fluidos orais.
- Dica 10.6: É recomendado que se utilize o sistema adesivo correspondente do mesmo fabricante do cimento, assegurando compatibilidade química entre os dois produtos.
- Dica 10.7: Os seguintes pontos devem ser atentados antes de utilizar o sistema adesivo. Muitos solventes presentes nos adesivos dentinários são extremamente voláteis, e o fechamento do frasco após o uso é imprescindível. A seguir, a solução deve ser refrigerada (de 4 a 10°C), assegurando a consistência dos componentes, e trazida à temperatura ambiente uma hora antes do uso. Além disso, os frascos parados por muito tempo provocam a separação do solvente e dos ingredientes ativos; assim, agitar o frasco antes do uso é essencial para que ocorra novamente a mistura desses componentes a fim de que o adesivo funcione da maneira esperada. Finalmente, prefira os dispensadores de dose única ao invés dos frascos, pois isso assegura a esterilidade, a facilidade de uso e a consistência química.
- Dica 10.8: Falhas no umedecimento pelo adesivo dentinário ocorrem devido à evaporação insuficiente do solvente. Após a aplicação e um curto período de pausa, secar o adesivo com um jato suave de ar até que não seja detectado nenhum movimento do líquido e a superfície adquira aparência brilhante; dependendo da área do preparo, isso leva, normalmente, 10 a 15 segundos.
- Dica 10.9: Evitar o uso de cimentos autopolimerizáveis juntamente com adesivos dentinários autocondicionantes, já que estes formam uma camada de "inibição acídica" que interfere na completa reação de cura desse tipo de cimento.

Referências bibliográficas

1. Piwowarczyk, A., Lauer, H.-C. and Sorensen, J.A. (2004) In vitro shear bond strength of cementing agents to fixed prosthodontic restorative materials. *J Prosthet Dent*, **92,** 265-273
2. Diaz-Arnold, A.M., Vargas, M.A. and Haselton, D.R. (1999) Current status of luting agents for fixed prosthodontics. *J Prosthet Dent*, **81(2),** 135-141
3. Knobloch, L.A., Kerby, R.E., Seghi, R., Berlin, J.S. and Lee, J.S. (2000) Fracture toughness of resin-based luting cements. *J Prosthet Dent*, **83,** 204-209
4. Komine, F., Tomic, M., Gerds, T. and Strub, J.R. (2004) Influence of different adhesive resin cements on the fracture strength of aluminum oxide ceramic posterior crowns. *J Prosthet Dent*, **92,** 359-364
5. Kern, M. and Thompson, V.P. (1995) Bonding to glass infiltrated alumina ceramic: adhesive methods and their durability. *J Prosthet Dent*, **73,** 240-249
6. Wegner, S.M. and Kern, M. (2000) Long-term resin bond strength to zirconia ceramic. *J Adhes Dent*, **2,** 139-147
7. Tay, F.R., Sub, B.I., Pashley, D.H. *et al.* (2003) Factors contributing to the incompatibility between simplified-step adhesives and the selfcured or dual cured composites. Part II. Single bottle, total-etch adhesives. *J Adhes Dent*, **5(2),** 91-105
8. Nikaido, T., Kunzelmann, K.H., Chen, H. *et al.* (2002) Evaluation of thermal cycling and mechanical loading on the bond strength of a self-etching primer system to dentine. *Dent Mater*, **18,** 269-275
9. Sorensen, J.A. and Munksgaard, E.C. (1996) Relative gap formation adjacent to ceramic inlays with combination of resin cements and dentine bonding agents. *J Prosthet Dent*, **76,** 472-476
10. Strub, J.R. and Beschnidt, M. (1998) Fracture strengths of five different all-ceramic crown systems. *Int J Prosthodont*, **11,** 602-609
11. Morena, R., Lockwood, P.E. and Fairhurst, C.W. (1986) Fracture toughness of commercial porcelains. *Dent Mater*, **2,** 58-62
12. Attia, A and Kern, M. (2004) Fracture strength of allceramic crowns luted using two bonding methods. *J Prosthet Dent*, **91,** 247-252
13. Romao, W. Jr, Miranda, W.G. Jr, Cesar, P.F. and Braga, R.P. (2004) Correlation between microleakage and the cement thickness in three Class II inlay ceramic systems. *Oper Dent*, **29(2),** 212-218
14. Tay, F.R., Pashley, D.H., Yiu, C.K. *et al.* (2003) Factors contributing to the incompatibility between simplified-step adhesives and the chemically-cured or dual cured composites. Part I. Single-step, selfetching adhesives. *J Adhes Dent*, **5(1),** 27-40
15. Ettinger, R.L., Kambhu, P.P., Asmussen, C.M. and Damiano, P.C. (1998) An in vitro evaluation of the integrity of stainless steel crown margins cemented with different luting agents. *Spec Care Dent*, **18,** 78-83
16. Xin-Hua, G. and Kern, H. (2003) Marginal discrepancies and leakage of all-ceramic crowns: Influence of luting agents and aging conditions. *Int J Prosthodont*, **16,** 109-116
17. Goodcare, C.J., Campagni, W.V. and Aquilino, S.A. (2001) Tooth preparation for complete crowns: an art form based on scientific principles. *J Prosthet Dent*, **85,** 363-376
18. Smith, C.T., Gary, J.J., Conkin, J.E. and Franks, H.L. (1999) Effective taper criterion for the full veneer crown preparation in preclinical prosthodontics. *J Prosthodont*, **8,** 196-200
19. Zidan, O. and Ferguson, G.C. (2003) The retention of complete crowns prepared with different tapers and luted with four different cements. *J Prosthet Dent*, **89,** 565-571
20. Sorensen, J.A., Kang, S.K. and Avera, S.P. (1991) Porcelain-composite interface microleakage with various porcelain surface treatments. *Dent Mater*, **7,** 118-123
21. Burke, F.J. (1996) Fracture resistance of teeth restored with dentine-bonded crowns: the effect of increased tooth preparation. *Quintessence Int*, **27,** 115-121
22. el-Mowaft, O. (2001) The use of resin cements in restorative dentistry to overcome retention problems. *J Can Dent Assoc*, **67,** 97-102
23. Ozturk, N. and Aykent, F (2003) Dentin bond strengths of two ceramic inlay systems after cementation with three different techniques and one bonding system. *J Prosthet Dent*, **89,** 275-281
24. Uno, S. and Finger, W.J. (1995) Function of the hybrid layer as a stress-absorbing layer in resin-dentine bonding. *Quintessence Int*, **26,** 733-738
25. Attia, A. and Kerm, M. (2004) Influence of cyclic loading and luting agents on the fracture load of two all-ceramic crown systems. *J Prosthet Dent*, **92,** 551-556

26. Buonocore, M. (1955) A simple method of increasing the adhesion of acrylic filling materials to enamel surfaces. *J Dent Res*, **34**, 849-853

27. Fusayama, T., Nakamura, M., Kurosaki, N. and Iwaku, M. (1979) Non-pressure adhesion of a new adhesive restorative resin. *J Dent Res*, **58**, 1364-1370

28. Nakabayashi, N., Ashizawa, M. and Nakamura, M. (1992) Identification of a resin-dentine hybrid layer in vital human dentine created in vivo: Durable bonding to dentine. *Quintessence Int*, **23**, 135-141

29. Finger, W.J., Lee, K.S. and Podsum, W. (1996) Monomers with low oxygen inhibition as enamel dentine adhesives. *Dent Mater*, **12**, 256

30. Perdigao, J., Lambrechts, P., van Meerebeek, B., Tome, A.R., VanHerle, G. and Lopes, A. (1996) Morphological field emission-SEM study of effect of six phosphoric acid etching agents on human dentine, *Dent Mater*, **12**, 262

31. van Meerebeek, B., Dhem, A., Goret-Nicaise, M., Braem, M., Lambrechts, P. and VanHerle, G. (1993) Comparative SEM and TEM examination of the ultrastructure of the resindentine interdiffusion zone. *J Dent Res*, **72**, 495-501

32. Prati, C., Chersoni, S., Mongiorgi, R. and Pashley, D.H. (1998) Resin-infiltrated dentine layer formation of new bonding system. *Operative Dent*, **23**, 185-194

33. Prati, C., Chersoni, S., Mongiorgj, R. Pashley, D.H. (1998) Resin-infiltrated dentine layer formation of new bonding system. *Operative Dent*, **23**, 185-194

34. Yoshiyama, M., Carvalho, R., Sano, H., Horner, J., Brewer, P. and Pashley, D.H. (1995) Interfacial morphology and strength of bonds made to superficial versus deep dentine. *Am J Dent*, **8**, 279-302

35. Szep, S., Langner, N., Bayer, S., Bornichen, D., Schulz, C., Gerhardt, T., Schriever, A., Becker, J. and Heidemann, D. (2003) Comparison of microleakage on one composite with phosphoric acid or a combination of phosphoric and hydrofluoric acid and bonded with several systems. *J Prosthet Dent*, **89**, 161-169

36. Dunn, J.R. (2003) iBond: the seventh generation, one bottle dental bonding agent. *Compendium*, **24**(2), 14-18

37. Kanca, J. (1992) Resin bonding to wet substrate. 1. Bonding to dentine. *Quintessence Int*, **23**, 39-41

38. Manhart, J., Weber, K., Mehl, A. and Hickel, R. (1999) Marginal quality of dentine adhesives/composites in mixed class V cavities. *J Dent Res*, **78**, 444-447

39. Abate, P.F., Rodriguez, V.I. and Macchi, R.L. (2000) Evaporation of solvent in one-bottle adhesives. *J Dent*, **8**, 437-440

40. Finger, W.J., Lee, K.S. and Podsum, W. (1996) Monomers with low oxygen inhibition as enamel dentine adhesives. *Dent Mater*, **12**, 256

41. Harming, M., Reinhardt, K.J. and Bott, B. (1999) Self-etching primer vs phosphoric acid: an alternative concept for compositeto-enamel bonding. *Oper Dent*, **24**, 172-180

42. Tani, C. and Finger, W.J. (2002) Effect of smear layer thickness on bond strength mediated by three all-inone self etching priming adhesives. *J Adhes Dent*, **4**, 283-289

43. Ernst, C.P., Holzmeier, M. and Willershausen, B. (2003) In vitro shear bond strength of self etching adhesives. Abstract IADR Goteborg, Paper 29757

44. Vargas, M.A., Cobb, D.S. and Denehy, G.E. (1997) Interfacial micromorphology and shear bond strength of single-bottle primer/adhesives. *Dent Mater*, **13**, 316-324

45. Geirsson, J., Ritter, A.V., Heymann, H.O. and Swift, E.J. (2001) Enamel and dentine bond strengths of a new self-etching dental adhesive. *Compend Contin Educ Dent*, **22**(12), 8-11

46. Burke, F.J., Fleming, G.J., Nathanson, D. and Marquis, P.M. (2002) Are adhesive technologies needed to support ceramics? An assessment of the current literature. *J Adhes Dent*, **4**, 7-22

47. Stewart, G.P., Jain, P. and Hodges, J. (2002) Shear bond strength of resin cements to both ceramic and dentine. *J Prosthet Dent*, **88**, 277-284

48. Madani, M., Chu, F.C., McDonald, A.V. and Smalkes, R.J. (2000) Effects of surface treatments on shear bond strengths between a resin cement and an alumina core. *J Prosthet Dent*, **83**, 644-647

49. Blatz, M.B., Sadan, A., Arch, G.H. and Lang, B.R. (2003) In vitro evaluation of long-term bonding of Procera AllCeram alumina restorations with a modified resin luting agent. *J Prosthet Dent*, **89**, 381-387

50. Attia, A. and Kern, M. (2004) Fracture strength of allceramic crowns luted using two bonding methods. *J Prosthet Dent*, **91**, 247-252

51. Wegner, S.M. and Kern, M. (2000) Long-term resin bond strength to zirconia ceramic. *J Adhes Dent*, **2**, 139-147

52. Blatz, M.B., Sadan. A., Martin, J. and Lang, B. (2004) In vitro evaluation of shear bond strength of resin to densely-sintered high-purity zirconium-oxide ceramic after longterm storage and thermal cycling. *J Prosthet Dent*, **91**, 356-362

53. Wegner, S.M., Gerdes, W and Kern, M. (2002) Effect of different artificial ageing conditions on ceramic-composite bond strengths. *Int J Prosthodont*, **15**, 267-272

54. Finger, W.J. and Tani, C. (2002) Effect of humidity on bonding strength of self-etching adhesives to dentine. *J Adhes Dent*, **4**, 277-282

55. El-Kalla, I.H. (1999) Saliva contamination and resin micromorpholgical adaptation to cavity walls using single-bottle adhesives. *Am J Dent*, **12**(4), 172-176

56. Taskonak, B. and Sertgoz, A. (2002) Shear bond strength of saliva contaminated 'one-bottle' adhesives. *J Oral Rehab*, **29**, 559-564

57. Stewart, G.P., Jain, P. and Hodges, J. (2002) Shear bond strength of resin cements to both ceramic and dentine. *J Prosthet Dent*, **88**, 277-284

Índice

0,618 (proporção áurea), 60, 61

A

Aberrações
   cromáticas, 95-96, 100
   esféricas, 95-96, 100
Abertura marginal, *ver* integridade da margem
Abordagem sistemática, 16
Abrasão, 125
Acetona, 216
Ácido fosfórico, 166-167, 214-215, 217-220
Ácido hidrofluorídrico, 72-73, 215, 217-218
Acomodação, 94-95, 100
Acuidade visual, 95-96
Adaptação neuromuscular, 46, 50
Adaptação sensorial, 101-102
Adesão (consentimento do paciente), 190
Adesão química, 210, 218-219
Adesão, 209-210
Adesivo
   camada, 168, 210
   falha, 84, 210
   resina, 166-167, 215, 216
Adesivo para moldeira, 194-195, 197-199

Adesivos dentinários, 72, 114-115, 136-137, 147-148, 150-151, 153, 156-158, 166-167, 176-179, 194-195, 207-208
   adesão, 214, 215
   aplicação do *primer, 214, 215*
   condicionamento, 214-215
   eficácia, 217-218
   gerações, 215-216
   mecanismo, 212-215
   monômeros, 214, 216
   solventes, 216-217, 223
Adstringente, *ver* agentes hemostáticos
Agentes cimentantes, *ver* cimentos
Agentes hemostáticos, 185, 194-195, 198-199
Água, 216
Alergia, 72
Alterações de coloração, 81, 96-97, 118-119, 125, 133-134, 142, 144, 147-148, 163, 173-174, 212-213, 217
Alúmina infiltrada com vidro, 79
Alúmina, densamente sinterizada, 72
Alvéolo, 132-133
Amálgama,
   adesivo, 115
   núcleos, 116

Ameias incisais, 60, 163-164
Análise de cor, 97-99, 101-102, 104-111
   instrumental, 107-108, 110-111
   ocular, 109-111, 162
   par constante, 99
   relativa, 108, 110-111
Análise de elementos finitos, 146-147
Anatomia do periodonto, 36-37
Ângulo de convergência, 147-148, 162, 210, 212-213
Ângulo nasolabial, 54
Apicectomia, 162
APT (avaliação, planejamento e tratamento), 15, 150-151, 156-157
Arco facial, 195-197, 202
Arquitetura óssea, 62-63
Articulação temporomandibular (ATM), 35-36, 46-48
Articulador dentário, *ver* articulador semi-ajustável
Articulador semi-ajustável, 182-183, 196, 202, 205-206
Articulador, *ver* articulador semi-ajustável
Assentamento passivo, 176-177, 202-203, 219-220
Atividade muscular, 47-48

Atraumático, 192-194
Atrição, 125
Avaliação do risco, 17-18, 29-30, 189
Avaliação, 15, 25-26

B

Banho de ultra-som, 221
Bastonetes, 95-96, 110-111
Biocompatibilidade, 69, 72, 119-120, 166-167
Biofilme, ver placa bacteriana
Bioforma, ver periodontal, bioforma
Biomecânica, 113, 128
Biótipo, ver periodontal, biótipo
Brilho, 103-104, 107-108
Broca Gates-Glidden, 134, 136
Broca Peeso, 134, 136
Brocas, 146-159

C

CAD/CAM, 77-80, 84, 147, 157-158, 202-203, 217-218
Caixas, 114, 117-118, 136-137
Caixas, 114, 157-158
Cálculo da previsão do risco, 20
Camada de inibição acídica, 136-137, 209, 223
Camada de inibição do oxigênio, 162, 179-180, 194-195, 219-220
Camada de ozônio, 103-104
Camada híbrida, 166-167, 168, 207-208, 210, 212-214, 217, 219-220
Câmera digital, 108
Canais radiculares, 122
Canal receptor do pino
    formas, 134, 136
    modificação, 134, 136
Captura visual, 91
Cariostático, 116, 125, 207-208
Casquete, 81
Cerâmica pura, 69
Cerâmica vitrificada de dissilicato de lítio, 77-78
Cerâmica vitrificada reforçada com leucita, 72, 76-77
Cerâmicas
    alúmina, 84, 126, 218-219
    confecção, 74-75
    de alta resistência, 81
    de camada dupla, 72, 84, 147-148
    de camada única, 72, 147-148, 201
    lingotes, 122-123
    monobloco, 122-123
    pinos, 119
    propriedades mecânicas, 119
    seleção, 87-88
    sílica, 72, 74-75, 218-219
    zircônia, 82-84, 86-88, 126, 212-213, 218-219, 221
Cérebro
    corpo caloso, 97-98
    processamento de baixo para cima, 97-98
    processamento de cima para baixo, 97-98
Cerestore, 84
Ciclos térmicos, 209-212
CIE Lab, 94-95, 105
Cimentos resinosos, adesivo, 73
Cimentos, 115, 124
    fosfato de zinco (FZ), 147, 207-208
    ionômero de vidro (IV), 207-208
    ionômero de vidro modificado por resina (IVR), 207-208
    óxido de zinco e eugenol (ZOE), 177, 207-208
    resinas auto-adesivas autopolimerizáveis (RAAP), 209
    resinas auto-adesivas de polimerização dual (RAPD), 207-208
    resinas de polimerização dual (RPD), 147, 207-208
    seleção, 212-213
Cinza neutro, 100-102, 110-111
Clareamento, 125
Clorexidina, 177, 205-206, 219-221
Cobertura de cúspides, 114
Coeficiente de expansão térmica, 72, 207-208
Colorímetro, 93-94, 108
Complexo dentogengival, 38, 43-44, 154
Comportamento neuromuscular aprendido, 45
Compósitos fluidos, 116-118, 122-124, 135-137, 173-177
Comprimento de onda, 92-93
Condicionamento, 210, 212-214
Conectividade óptica, 206
Conectores, 83-84, 86-88

Cones, 95-96
Cônico, 147-148, 210, 212-213
Constância do brilho, 101-102
Construção, 116, 117-118, 135, 157-158
Contatos no lado de balanceio, 45-46
Contatos no lado de trabalho, 45-46
Contração de polimerização, 117-118, 168, 172-174, 181-182
Cor,
    aceitável, 101-102
    análise objetiva, 107-108, 110-111
    análise subjetiva, 108-111
    cegueira, 96-97, 100
    coincidência, 102-103, 205-206
    complementar, 96-97, 125
    constância, 101-102
    contexto, 100
    coordenadas, 93-94, 99, 106-107
    diferença, 101-102
    dimensões, 92-93
    espaços, 93-94
    estimulação, 91-92
    experiência, 91-92
    percepção consciente, 91-92
    percepção paraconsciente, 91-92
    percepção subconsciente, 91-92
    percepção, 91
    perceptível, 101-102
    prescrição, 106-107
    sensação, 91
    temperatura, 91-92, 99
    teoria de estágio único, 96-97
    teoria de múltiplos estágios, 96-97
    teorias, 96-97
    tradução, 92-93, 99
    visão, 91
Cores primárias, 93-94, 108
Coroa
    comprimento, 43-44, 114, 117-118, 162
    contorno, 169-171
    forma, 169
    margens, 144-147, 151-153, 156, 169-170, 162, 169, 176-177, 191-192, 194-195, 202-203, 210
    metalocerâmica, 69, 72-73, 83, 209, 211-212
    preparo, 151-152, 212-213
Coroa de porcelana fundida ao metal, 84

Corrosão, 69, 72, 118-119, 125
Córtex cerebral, 97-98
Córtex visual, 96-98
Crista óssea alveolar, 38, 43-44, 143, 145-146, 151-153, 156, 191-192, 205-206
Cristais de hidroxiapatita, 216
Cristalino, 94-95
Croma, 92-94, 102-103, 105, 107, 110-111
Cromática(o)
  adaptação, 101-102, 110-111
  esquema, 96-97
  estabilidade, 72, 171
  mapa, 108-111
  visão, 95-96
Curvas espectrais
  distribuição de força, 91-92, 99
  refletância, 92-94, 99, 108
  resposta, 96-97
  sensibilidade, 93-94
  transmitância, 93-94, 99, 108

D

Decisão baseada em evidências, 20-23, 29-30
Deformação cíclica, 132-133
Dente
  morfologia, 60, 163, 173-174
  preparo, 147-148, 151-152, 162
  redução, 147-148, 151-152
  tamanho, 59
  três em um, 148-149
Dentina
  desinfecção, 166-167
  dessensibilização, 166-167
  esclerótica, 219-220
  umidade, 217
Dentina coronária, 133-134
Depressão, 204
Desgaste, 47, 53, 72, 80, 117-118, 158-159, 163, 207-208
Deslaminação, 79, 83-84, 87-88
Desoclusão canina, 47
Detector, 94-95
Diagnóstico, 17-18, 27
  2D, 18
  3D, 18-19
Diastema, 57-58, 151-152, 154, 163-164
Dicor, 84

Diferença apenas perceptível, 101-102
Dimensão vertical de oclusão (DVO), 48-50, 141-142, 174-175
Dique de borracha, 117-119, 122, 133-134, 136-137, 157-158, 217
Dispositivo VVA, 108
Distorção viscoelástica, 197-198
Documentação fotográfica, 108
Dominância, 60
Dose única, 223
Dureza à fratura, 72-74, 166-167, 172-174, 207-208
Dureza, 72

E

Efeito férula, 114, 121-122, 131-134
Eficiência de corte, 150-152
Eletrocirurgia, 184
E-mail, 110-111
Empress 15, 76-78, 84, 106-107, 125, 212-213, 221
Empress 16, 77-79, 106-107, 125, 128, 202, 212-213, 221
Enceramento diagnóstico, 17-18, 23-24, 27, 45-46, 175-176, 178-179
Energia radiante, 91-92, 94-95
Ensaios clínicos, 21, 83, 84
Envelhecimento, 56-57, 209
Enxertos de tecido mole, 162
Epitélio juncional longo, 39-40
Epitélio juncional, 38, 40-41
Equilíbrio, 57-58
Erosão, 125
Erupção passiva alterada, 40-41
Erupção passiva, 40-41
Escala de cinza, 92-93
Escala Vita 3D-Master, 94-95, 105
Escala Vita Clássica, 105
Escalas de cor, 104-107
  limitações, 107
Escoamento viscoso, 211-212
Esmalte
  brilho, 107
  cobertura, 102-104, 108
  espessura, 107
  fissuras, 148-149
  língüeta, 147
  textura, 107
  translucidez, 107
Espaço biológico, 38-41, 136-137, 143, 184, 190-192, 219-220

Espaço negativo, 58
Espectro eletromagnético, 91-92
Espectro visível, 91-92
Espectrofotômetro, 93-94, 108
Espessura, vestibulolingual, 60
Esplintagem, 163
Estabilidade dimensional, 181-182, 185, 195, 197
Estética agradável, 52; 53, 65-67
Estética dentária, 51-67
Estética rosa, 65, 146-147, 166, 195, 197
Estresse por corrosão, 73
Etanol, 216-217
Evidenciador de contatos, 204, 206
Exame
  escrito, 16
  estético, 16
  oclusal, 16
  tátil, 16
  visual, 16
Exame, 16, 25-26
Exames tecnológicos, 16, 27
Excursões laterais, 46-47
Expansão higroscópica, 207-208
Extrusão ortodôntica, 114, 117-118, 162

F

Faceta laminada de porcelana, 76-77, 147-148
Fadiga estática, 73
Falha coesiva, 84, 210
Falhas de Griffith, 73
Fator LIRS, 54-55
Fibra, 120, 166-167
Fibra/matriz colágena, 214
Fio retrator, 133-134, 136-137, 143, 145-146, 153-154, 156, 176-177, 184, 191-193, 217, 218-220, 223
  técnica do fio duplo, 194-195, 197
Fio/fita dental, 177, 219-220
Fluorescência, 103-105, 107-108, 110-111, 205-206
Fonética, 50-51, 163, 205-206
Força de adesão, 130-131, 207-208, 210-212, 216-220
Força de cisalhamento, *ver* força de adesão
Força de mordida, 74, 80
Forças coesivas, 53, 57-58

Forças de cisalhamento, 122-123, 133-134
Forças segregantes, 53
Fossas, 114, 117-119, 136-137, 157-158
Fotopolimerização, 217-220, 222
Fóvea, 95-96, 110-111
Frágil, 72, 173-174, 210
Fratura radicular, 131-133
Fratura, 47-48, 73-74, 116-118, 121, 129-130, 141, 147-148, 201-202, 211-212, 217-218
Fulcro, 57-58
Fumo, 189
Função de grupo, 46

G
Gel bloqueador do oxigênio, 219-220
Gel de glicerina, 153, 156, 194-195
Gengiva, 36-37
Gengival,
   assimetria, 64
   contorno, 64, 204-206
   curetagem, 184
   exposição, 63-64
   festonado, 41, 163, 166
   fio, *ver* fio retrator
   recessão, 42, 143, 162, 184
   retração, 185
   sulco, 38, 145-146
   zênite, 62-63, 163-164
Geometria da margem, 146-147, 210
Glazeamento, 157-158, 201, 211-212
Guia anterior, 47-48
Guia canina, 46, 47

H
Hemisfério cerebral, 97-98
Hidrofílico, 185-187, 207-208, 212-214
Hidrofóbico, 188-189, 212-214
Higiene oral, 169, 190
Histórico, 16-18, 25-26
   dentário, 16
   médico, 16
   nutricional, 16

I
Id, 52
Imbricamentos, 163-164
Implante festonado, 49-50
Implante parabólico, 49-50
Implantes, 21-22, 29-30, 37-38, 43-50, 162, 187-188, 221, 223
Incandescência, 103-104
In-Ceram Alúmina, 79, 84
In-Ceram Spinell, 79
Inclinação axial, 60, 163-164, 202
Indentações, 114
Inlays, 76-77, 79, 156-157, 188-189
Inserção conjuntiva, 38
Insípido, 187-188
Integridade da margem (abertura marginal), 77-78, 146-147, 162, 168, 172-174, 176-177, 202-203, 205-208, 211-212, 217
Interação da luz, 69
Interface dente/coroa, 42-44
Interface entre materiais, 125, 128-130
Interferência de matiz, 100
Interferências, 45-46, 49-50, 209-210
Ionômero de vidro, 115-116, 207-208
Íris, 94-95
Isaac Newton, 91-92

J
Jateamento, 217-219
Junção amelocementária, 38, 153, 156

L
lâmina de bisturi nº 12, 219-220, 222
Leis da geometria, 52
Liberação de fluoreto, 125, 207-208
Limiar absoluto, 101-102
Limiar de diferença, 101-102
Limiar mínimo, 101-102
Linha das comissuras, 57-58
Linha de terminação, *ver* coroa, margens
Linha do sorriso, 58
Linha estética gengival, 64-65
Linha interpupilar, 53, 205-206
Linha média dentária, 57-58, 163-164
Linha média facial, 53
Livre de hemorragia, *ver* não-hemorrágico

Longevidade, 72, 83, 211-212
Lubrificante, 136-137
Luminescência, 103-104
Luvas, 186-187, 198-199
Luz do dia, 99, 100, 109

M
Mamelões, 108
Manchamento por tetraciclina, 96-97, 125
Manchamento, *ver* alterações de coloração
Margem em chanfro, 147
Margem gengival livre, 36-38, 43-44, 143, 145-146, 151-153, 156, 162, 166, 169, 190, 191-192, 204-206
Mascaramento, 133-134
Mastigação, 47, 210
Materiais de moldagem
   hidrocolóides irreversíveis, 185
   hidrocolóides reversíveis, 185
   poliéteres, 186-188
   polissulfetos, 185
   propriedades, 186-188
   silicones de adição, 187-189
   silicones de condensação, 186-187
Matiz, 92-93, 95-96, 102-103, 105, 108, 110-111
Matriz conformada a vácuo, 175-176, 178-179
Meio separador, 136-137, 176-179
Metamerismo (do objeto e do observador), 99-100, 108
Microabrasão, 125
Microinfiltração, 114, 116-118, 129-131, 134, 136, 162, 166-168, 211-214
Mistura automatizada, 184
Modelos de estudo, 16
Módulo de elasticidade (ME), 72, 74, 117-120, 130-132, 166-167, 173-174, 211-214
Moldagens
   interarcos, 181-182
   intra-arcos, 181-182
Moldagens biológicas
   de dupla fase, 182-183
   de fase única, 182-183
   definição, 181

dentárias, 193-195, 197
    múltiplos vazamentos, 31, 185, 195, 197, 202
    desinfecção, 186-187, 195, 197-199,
    determinante primário, 188-194
    determinante secundário, 181-189
    gengivais, 195, 197–198, 205-206
    passivas, 184, 194-195, 197-198
Moldagens, *ver* moldagens biológicas
Moldeiras, 181-183
Monobloco, 122-123, 128
Monômero fosfato adesivo (MDP), 207-210, 218-219
Monômero, 153, 156, 166-167, 169, 172-174, 176-177, 179-180, 186-187
Morfofisiológico, 59

N
Não-hemorrágico, 190-194
Necrose por álcool, 221
Necrose pulpar, 148-150, 168, 179-180
Núcleo
    materiais, 115-118
    tipos, 128-130

O
Objetivos do tratamento, 29-30
Obturação, 134, 136
Oclusão, 49-50, 163, 182-183, 219-220
    estresse, 80, 116, 118-119, 131-132, 210-212
    guia anterior, 163
    não-axial, 118-119, 122-123, 129-130, 133-134, 147, 209
    oclusão cêntrica (OC), 45, 176-177, 182-183, 204-206
    parafunção, 156-157
    relação cêntrica (RC), 45, 163, 182-183, 204-206
Odontologia cosmética, 60
Onlays, 76-77, 79, 114, 188-189
Opalescência, 104-105, 107-108, 110-111
Óptica
    capacidade, 70-71
    propriedades, 72

P
Padrão em cera, 122-123, 124
Papel articular, 204-206
Papila interdental, 62-63
Papila, 62-63, 163, 197-198, 204
Partículas de diamante, 148-151
Peça de mão, 147
Perfil de emergência, 146-147, 169-170, 176-177, 190-193, 195, 197-199, 202-206
Perfil facial, 54-55
Período de avaliação cromática, 101-102, 110-111
Periodontal
    bioforma, 40-42, 163-164, 189
    biótipo, 40-42, 189, 191-192, 223
    bolsa, 143, 144
    ligamento, 39-40, 49-50
    saúde, 189
Periquemáceas, 202
Petrolato, 176-180
Pinos
    ativos (rosqueados), 122
    cerâmicos, 119, 129-130, 132-133, 188-189
    colocação, 132-137
    comprimento, 132-133
    cônicos, 121
    deslocamento, 129-131
    diâmetro, 132-133
    dureza, 131-132
    estéticos, 125-128
    falhas, 130-131
    fibra, 119
    fraturas, 130-132
    paralelos, 121
    passivos, 118-119, 122
    plásticos, 136-137
    pré-fabricados, 124, 130-131
    retenção, 130-131
    seleção, 129-130
    temporários, 136-137
    transmissor da luz, 122-123, 125-127, 135, 188-189
Pinos, 114, 118-119, 156-157
Pitágoras, 60
Placa bacteriana, 169, 171
Planejamento do tratamento, 17-18, 24-25, 27, 30, 34
Plano E de Rickett, 54

Plano incisal, 53, 57-58, 141-143, 163-164
Polimento, 169, 173-174, 177, 201, 204, 223
Polimerização, *ver* fotopolimerização
Polivinil siloxanos, *ver* materiais de moldagem, silicones de adição
Pôntico ovalado, 162-163, 165
Pontos de contato, 197-198, 202, 204-206
Porcelana
    camada de cobertura, 71
    de baixa fusão, 72
    feldspática, 72, 74-75, 125
    propriedades ópticas, 103-105
Preencher, 116
Preenchimento, 169, 173-174
Pré-tratamento do preparo, 212-214, 219-223
Primer cerâmico, 209-210, 218-219
Primer para metais, 218-219, 221
Primer, 166-167
Procera, 80, 84, 125, 147-148, 151-152, 156-159, 202, 209, 212-213, 217-218, 221
Processo de cera perdida, 74-75, 77-78, 84, 118-119, 150-151
Profilaxia, 153-154, 156, 190
Programação neuromuscular, 49
Progressão dente-a-dente, 60
Proporção áurea, 60, 61
Proporção bela, 60
Proporções, repetição, 60
Proposta do plano de tratamento, 22-23
Prótese parcial fixa (PPF), 79, 82-84, 122, 143, 165
Protetor gengival Zekrya, 154, 158-159
Prova, 30, 32, 34, 223
    extra-oral, 202-204
    intra-oral, 205-206
    pré-glazeamento, 157-159, 197-198, 205-206
Psicofísica, 91
Pupila, 95-96

Q
Queimaduras acídicas, 218-219

R

Radiolucidez, 120
Radiopacidade, 119
Raízes, 124
Razão largura/comprimento, 59
Reação de polimerização exotérmica, 166-168, 172-176
Recuperação elástica, 185
Reforço por dispersão, 77-78
Representação explícita, 97-98
Representação implícita, 97-98
Resistência à compressão, 147-148, 207-209
Resistência à fratura, 119-120, 124, 207-208, 211-213
Resistência à ruptura, 185, 188-189
Resistência à tensão, 147-148, 207-208
Resistência flexural, 72, 76-77, 120, 166-167, 172-173, 211-212
Resistência, 114, 147, 162, 210
Resposta adaptativa, 49
Resposta propioceptiva, 113
Restauração temporária terapêutica (provisório), 134, 136, 150-151, 153, 156-158, 190, 201, 205-206, 218-219
  cimentos, 177
  confecção
    técnica direta, 176-177
    técnica direta-indireta, 178-179
    técnica indireta, 178-179
  materiais
    confecção, 173-180
    metálica, 175-176
    plástica, 175-176
    polimetil metacrilato (PMMA), 172-173
    polivinil etilmetacrilato (PVEMA), 172-174
    propriedades, 171-174
    resina bis-GMA, 173-174
    resina composta bisacrílica, 173-174
    seleçao, 177
    uretano dimetacrilato (UDMA), 173-174
  matrizes, 174-175
  polimento, 177
  reforço, 166-167, 178-179
  selante de superfície, 178-179
Retenção micromecânica, 122, 209-210, 214, 217-218
Retenção, 114, 147, 161, 210, 212-213
Retina, 94-95
Rugosidade superficial, 150-151, 162-163, 171, 217-218

S

Selamento apical, 132-133
Selante de superfície, 179-180
Sensibilidade pós-operatória, 117-118, 150-151, 166-168, 176-177, 211-214
Sensível à técnica, 216
Senso cinético, 150-151
Separação de fase, 223
Sexo, personalidade, idade (SPI), 60
Silano, 72, 209-210, 218-219, 221
Simetria do sorriso, 59
Simetria horizontal, 53, 57-58
Simetria radial, 57-58
Sinterizado, 76-77
  completo, 82
  densamente, 80, 83
  parcialmente, 79
  pré, 83
Sistema de Munsell, 93-94, 100, 106-107
Sistema estomatognático, 46, 47
Smear layer, 166-167, 176-177
Sobrecarga cíclica, 209, 211-212
Sobrecontorno, 146-147, 169-171, 191-192, 197-198, 204-206
Sobremordida, 163-164
Sorriso gengival, 62-63
Sorriso perfeito, 52, 59
Subcontorno, 169-171, 191-192, 197-198, 205-206
Subestrutura, 72
Sucesso do tratamento, 36-37
Superfície interna, 72, 83, 87-88, 202-203, 207-208, 210, 223
  pré-tratamento, 212-214, 217-221
Suporte transmucoso, 197-199, 202-203, 205-206, 223

T

Taxa de falha, 83
Taxa de sobrevida, 83, 84, 121, 143
Taxa de sucesso, 83, 121
Tecido periimplantar, 43-44
Tempo de trabalho, 184
Teoria do processo-oponente de Hering, 96-97, 100
Teoria hidrodinâmica de Brannstrom, 166-167
Teoria tricromática de Young-Helmholtz, 96-97
Textura, 107, 108, 141, 205-206
Tomografia computadorizada, 17-19
Transdução, 94-95
Transformação de fase, 82
Transformação estética radical, 24-25, 59
Translucidez incisal, 205-206
Transluminação, 117-118
Transmissão da luz, 125, 133-135
Tratamento baseado em evidências, 21-23, 25-33
Tríade saúde, função e estética (SFE), 35-36, 83, 113, 141, 158-159, 161
Triângulos negros, 143, 144, 146-147, 163-164
Troquéis, 202-204
Túbulos dentinários
  bloqueio, 166-167, 176-177
  selamento, 166-167, 194-195, 215

U

Ultravioleta, 92-93, 103-104, 110-111, 212-214
Usinagem, 79, 217-218

V

Valor
  alto, 82, 96-97, 103-104, 107, 126, 202
  baixo, 92-93, 102-104
Valor, 92-93, 95-96, 108, 110-111
Varredura, 80, 88-89
Vidro injetado com magnésio e alúmina, 79
Visão acromática, 95-96
Visão, 95-97
Viscosidades, 187-188
Volátil, 216, 223

Z

Zircônia, 82-83, 87-88, 125, 212-213, 218-219